T0224079

Guida alla valutazione medico-legale del danno neurologico

Angelo Sghirlanzoni • Umberto Genovese

Guida alla valutazione medico-legale del danno neurologico

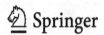

Springer

Angelo Sghirlanzoni
Policlinico S. Marco
Zingonia (BG)

Umberto Genovese
Sezione Dipartimentale di Medicina Legale
e delle Assicurazioni
Università degli Studi di Milano

Con il contributo di
Michelangelo Bruno Casati
Sezione Dipartimentale di Medicina Legale
e delle Assicurazioni
Università degli Studi di Milano

Sylvie Piacentini
IRCCS Istituto Neurologico Carlo Besta
Milano

ISBN 978-88-470-2073-3   ISBN 978-88-470-2074-0 (eBook)

DOI 10.1007/978-88-470-2074-0

© Springer-Verlag Italia 2012

9 8 7 6 5 4 3 2 1   2012 2013 2014

Copertina: Ikona S.r.l., Milano

Impaginazione: Graphostudio, Milano
Stampa: Grafiche Porpora S.r.L., Segrate (MI)

Springer-Verlag Italia S.r.l., Via Decembrio 28, I-20137 Milano
Springer fa parte di Springer Science+Business Media (www.springer.com)

Indice

Prima parte (Angelo Sghirlanzoni e Umberto Genovese)

Demenze e oligofrenia

Disturbi del linguaggio e delle funzioni simboliche

Sindromi neurologiche focali e malattie dei motoneuroni

Disturbi del movimento

Seconda parte (Angelo Sghirlanzoni)

Prefazione

Fare diagnosi è una sorta di processo indiziario in cui l'anamnesi suggerisce le possibili ipotesi di malattia e gli esami forniscono le prove. Nel nostro caso, il medico-legale realizza la sintesi finale con un giudizio riguardante l'eventuale presenza e il grado di una menomazione.

Scopo di questa *Guida alla valutazione medico-legale del danno neurologico* è di facilitare il procedimento che, partendo dall'osservazione del periziando, ne diagnostica la sindrome e ne quantifica l'invalidità.

Per raggiungere il nostro obiettivo abbiamo diviso il volume in due parti. I capitoli della prima comprendono le tabelle delle invalidità neurologiche corredate da un commento neurologico e medico-legale. I capitoli della seconda parte analizzano le sindromi neurologiche prive di specifici riferimenti tabellari, ma di innegabile impatto sulla qualità della vita, come le sindromi dolorose croniche, quelle da ipotensione arteriosa neurogena, le ipersonnie. La *Guida* si chiude con la presentazione di due argomenti di orientamento generale che riguardano i deficit neurologici "non organici" e i principali test neuropsicologici. Infatti, le malattie neurologiche di origine psicogena equivalgono all'1-9% di tutte le diagnosi neurologiche, mentre circa un terzo dei nuovi pazienti neurologici ambulatoriali ha sintomi non spiegabili con un'entità patologica organica o che possono esservi ricondotti solo in parte; inoltre, affezioni molto frequenti come gli esiti di trauma cranico e le demenze pongono problemi valutativi la cui risoluzione richiede una testistica neuropsicologica raffinata; conoscerne il significato aggiunge competenza e autorità a coloro che sono chiamati a esprimere il giudizio medico finale.

Nel complesso, con un taglio molto pratico, il volume espone lo *stato dell'arte* dei diversi ambiti valutativi medico-legali e offre un insieme organo-funzionale rivolto soprattutto al medico- legale, ma anche al neurologo certificatore e a tutti i Colleghi che, operando in ambito pubblico o privato (Responsabilità Civile, Assicurazione Privata, Infortunistica del Lavoro, Invalidità Civile), sono chiamati a esprimere la propria competente autorevolezza nei confronti dei periziandi. Addirittura, la *Guida alla valutazione medico-legale del danno neurologico* può essere utile al Medico di Medicina Generale che voglia confortare con il suo consiglio le valutazioni di invalidità riguardanti i pazienti che assiste quotidianamente.

Per il resto, prendiamo in prestito le conclusioni dell'Introduzione dell'ultima edizione[1] della *Guida alla valutazione medico-legale del danno biologico e dell'invalidità permanente* dei compianti R. Luvoni, L. Bernardi e F. Mangili, nelle quali

---

[1] Giuffrè, Milano, 2002.

viene ricordato che una Guida "non si pone certo come obiettivo di risolvere di per sé ogni caso concreto, né di sostituirsi al medico valutatore, il quale, solo, è in grado di plasmare con l'intelligente uso dei dati a sua disposizione la valutazione relativa, se conosce i criteri che la governano, criteri che si devono attingere in opere ben più complete per estensione e profondità e delle quali si forniranno le opportune indicazioni bibliografiche".

Un caloroso ringraziamento a Donatella Rizza e a Roberto Garbero di Springer per la cura e l'intelligente competenza con le quali hanno collaborato alla realizzazione di questo volume.

Angelo Sghirlanzoni
Umberto Genovese

Breve guida all'utilizzo delle tabelle valutative

Le tabelle risultano uno "strumento valutativo" sicuramente imperfetto, ma anche un elemento insostituibile nella quotidiana pratica di valutazione medico-legale[1], impedendo, di fatto, un'"anarchia" *valutativa*, che a priori condurrebbe a una "lotteria" fondata su apprezzamenti e percentualizzazioni della menomazione affidati alla "sensibilità" del singolo medico valutatore, le quali non consentirebbero, a priori, di raggiungere un'*omogeneità* del risarcimento. *Omogeneità* che risulta garanzia indispensabile per conquistare la difficoltosa meta di quell'*equità*, a cui si dovrebbe tendere anche nell'osservanza dell'art. 32 della Costituzione.

Sulla base di quanto espresso nell'introduzione, si vuole qui riportare solo una schematica esposizione delle diversità e, talvolta, delle similitudini degli specifici ambiti valutativi delle voci tabellari riportate, non addentrandoci nelle molteplici peculiarità applicative, le quali si devono necessariamente dare per scontate in un testo con le finalità indicate. Ferme restando le evidenti e notevoli diversità che emergono tra il confronto di alcuni ambiti, si possono però individuare alcune similitudini, che possono agevolare il raggiungimento dell'esatta percentualizzazione anche mediante una consultazione "trasversale", utilizzando, ovviamente, un processo di "analogia ragionata e motivata".

Schema degli ambiti valutativi	
Responsabilità civile (RC)	La valutazione deve essere formulata in riferimento al danno biologico, con ciò intendendosi "la lesione temporanea o permanente all'integrità psico-fisica della persona suscettibile di accertamento medico-legale *che esplica un'incidenza negativa sulle attività quotidiane e sugli aspetti dinamico-relazionali della vita del danneggiato*, indipendentemente da eventuali ripercussioni sulla sua capacità di produrre reddito" (art. 138, 139 d.lgs. n. 209/2005)

(*cont.*)

---

[1] Mangili F (1997) Le caratteristiche più importanti per rendere utili le tabelle valutative. In: Addito Salis Grano (ed) Il metodo tabellare in ambito medico-legale e giuridico quale riferimento di indennizzi equi ed uniformi. Collana Medico Giuridica M. Gioia, LitoTipografia Vigo Cursi, Pisa.

Assicurazione Privata (AP), Polizza Infortuni, Polizza Malattia	La valutazione deve essere formulata in riferimento ai valori tabellati in polizza. In *Polizza Infortuni*, in caso di menomazioni non espressamente considerate dalla tabella, ci si riporterà, con riferimento per analogia, alla voce prevista che ha maggior attinenza per sede della menomazione. Ovvero, ancora, qualora manchi del tutto un qualsiasi riferimento tabellare che possa essere utilizzabile, tenendo conto della complessiva diminuzione della capacità allo svolgimento di qualsiasi lavoro (cosiddetta invalidità generica), indipendentemente dalla professione dell'assicurato (alcune polizze presenti in commercio prevedono ancora l'aggettivazione a qualsiasi lavoro "proficuo", che in realtà appare pleonastica, ininfluente, atteso che l'utilità economica è scontatamente nella natura stessa del lavoro). In *Polizza Malattia*, il riferimento è alla perdita o diminuzione, definitiva e irrimediabile, della capacità lavorativa e quest'ultima, a sua volta, viene intesa o come generica o come specifica o semispecifica: infatti, nel primo caso è qualificata come capacità di esercizio di un qualsiasi lavoro proficuo (detta anche ultragenerica); e nel secondo caso come capacità di esercizio della propria professione o mestiere, ovvero di ogni altro lavoro confacente alle attitudini ed abitudini dell'assicurato.
Infortunistica del Lavoro (IL)	La valutazione deve essere formulata in riferimento al danno biologico, con ciò intendendosi "la lesione dell'integrità psicofisica, suscettibile di accertamento medico-legale" (art. 13 d.lgs. 38/2000)
Invalidità Civile (IC)	La valutazione deve essere formulata in riferimento alla "capacità lavorativa, che deve intendersi come capacità lavorativa generica con possibilità di variazione in più del valore base, non superiore a cinque punti percentuale, nel caso in cui vi sia anche incidenza sulle occupazioni confacenti le attitudini del soggetto (capacità semispecifica) e sulla capacità lavorativa specifica. Le variazioni possono anche essere nel senso di una riduzione, non maggiore di cinque punti, quando l'infermità risulti non avere incidenza sulla capacità lavorativa semispecifica e specifica" (D.M. 5.02.1992).

Parte prima

Angelo Sghirlanzoni e Umberto Genovese

I valori percentuali indicati sono tratti dalle tabelle di cui al D.M. 3 luglio 2003 e al D.Lgs. 209/2005, al D.Lgs. 38/2000, al D.M. 5.02.1992, da quelle delle polizze ANIA più comunemente in uso e da quelle elaborate anche da uno dei presenti autori in *Guida alla valutazione medico-legale dell'invalidità permanente* di E. Ronchi, L. Mastroroberto, U. Genovese, Giuffrè Editore, Milano, 2009.

Approccio al periziando

Primo contatto

Alzarsi, andare incontro alla persona che si deve esaminare, salutarla con una stretta di mano non è solo frutto di normale educazione, ma è segno di interesse e può offrire a utili indicazioni.

Guardare il periziando mentre si avvicina alla scrivania permette di valutarne il cammino, di osservare in un contesto non del tutto innaturale la sua capacità di muoversi in modo indipendente e armonico. Dal contatto della mano si possono trarre impressioni che riguardano la consistenza e il trofismo della muscolatura, la forza della stretta, la presenza di difficoltà di contrazione e di rilassamento. Una mano sudaticcia e fredda può essere ovvio indice di ansia; la mano ipostenica e atrofica o con muscolatura anelastica può indicare sofferenza nervosa radicolare o periferica; mentre una mano ipertonica può deporre per una sofferenza di origine centrale.

Anamnesi

Il passo successivo è quello di invitare il periziando a sedersi e chiedergli se conosce il motivo dell'accertamento.

Ovviamente in sede medico-legale non è possibile contare a priori sulla piena collaborazione del soggetto, che può tacere o esagerare segni e sintomi, malattie pregresse o loro possibili cause.

Durante l'anamnesi il medico ha comunque l'opportunità di studiare l'interlocutore nel suo comportamento, attitudini, reazioni emotive, espressività; il tono di voce, la mimica, l'eventuale facilità al pianto, l'irrequietezza, le incertezze, la timidezza; la possibile presenza di ipomimia e bradicinesia o di un impaccio motorio lateralizzato possono rappresentare utili chiavi interpretative e valutative.

Raccogliere l'anamnesi non è in ogni caso procedura semplice e richiede capacità ed esperienza, talvolta superiori a quelle necessarie a eseguire un accurato esame neurologico. È intuitivo quanto sia importante una registrazione precisa e dettagliata degli eventi premorbosi, ancor più se la finalità dell'accertamento risulta essere, per esempio, quella assicurativa privata.

Di principio, due sono i modi in cui si ricostruisce la storia della menomazione da valutare. Con tutte le gradazioni tra i due estremi, il periziando può essere lasciato libero di raccontare la sua storia, rinviando a una seconda fase l'indagine mirata; oppure, dopo una breve fase preliminare, il soggetto può essere indotto a rispondere solo alle nostre specifiche domande. Il primo metodo richiede più tempo; il suo rischio è quello di diluire l'essenza degli avvenimenti in una serie di subordinate riguardanti elenchi di specialisti e di esami scarsamente significativi; questo metodo permette però di apprezzare meglio le caratteristiche di personalità del nostro interlocutore. Il secondo è più incisivo, facilita spesso la raccolta di dati maggiormente utili perché più precisi; è certamente più freddo e distaccato, ma ha il grande vantaggio di richiedere meno tempo.

A. Sghirlanzoni, U. Genovese, *Guida alla valutazione medico-legale del danno neurologico,* © Springer-Verlag Italia 2012

Per quanto riguarda i sintomi, questi andranno indagati procedendo in modo da capire le loro caratteristiche rispetto al come, al dove e al quando, il loro esordio e il loro sviluppo. Deve essere in ogni caso chiara la necessità di determinare il preciso significato di parole improprie o di ambiguità del linguaggio.

La modalità di comparsa dei sintomi deve essere specificata in dettaglio e non solo per ovvie finalità medico-legali (si pensi alla polizza malattia). Se nelle malattie cerebrovascolari l'insorgenza dei deficit è acuta, ictale, come di colpo (*stroke*) ed è seguita da progressivo miglioramento, nei tumori l'esordio è graduale, subacuto, spesso in mesi, ma l'andamento è progressivo. Nell'arteriosclerosi cerebrale e nella sclerosi multipla si possono avere remissioni ed esacerbazioni acute, sempre con una progressiva ingravescenza del carico lesionale; mentre nelle malattie degenerative la sintomatologia è cronica, costantemente peggiorativa negli anni, priva di drammatiche recrudescenze.

Da qui l'utilità di rilevare:
1. le modalità di esordio della sofferenza neurologica (qualora, naturalmente non sia di origine traumatica), l'eventuale presenza di fasi prodromiche o di malattie temporalmente correlate o di fattori scatenanti, come le affezioni febbrili per le malattie immunitarie;
2. l'intensità, la qualità e la durata dei sintomi; in una nevralgia il dolore può presentarsi a fitte, "scosse", magari subentranti, ma ciascuna della durata di pochi secondi; la sintomatologia dolorosa può essere pulsante e della durata di ore in un'emicrania; è gravativa o urente o indefinibile e della durata di giorni in una cefalea tensiva; è terebrante e della durata di poche decine di minuti in una cefalea a grappolo; si aggrava di giorno in giorno, prevale nelle ore notturne, tende a risolversi una volta alzati nell'ipertensione endocranica;
3. la monofasicità, l'ingravescenza, l'intermittenza o la remittenza dei sintomi, tipica quest'ultima della sclerosi multipla in fase iniziale;
4. la localizzazione: la nevralgia trigeminale raramente si limita o esordisce alla branca oftalmica; l'emicrania o la cefalea a grappolo hanno invece la sede oculare come principale e tipica localizzazione.

In generale, un'anamnesi accurata che accerti la presenza di minzione imperiosa, di piccola incontinenza o di difficoltà a iniziare il mitto è sufficiente a determinare la presenza o meno di disturbi vescicali la cui origine neurologica va differenziata dalle possibili cause prostatiche.

Allo stesso modo è per gran parte anamnestica la distinzione tra impotenza da perdita della libido e da deficit dell'erezione.

La presenza di residuo vescicale può essere confermata dalla fuoriuscita di urina provocata dalla compressione post-minzionale della parte bassa dell'addome.

Nei casi dubbi la presenza di un ristagno può essere accertata tramite cateterismo o ecografia post-minzionale.

Va ricordato che i deficit sfinterici si possono esprimere non solo con perdita, ma anche con ritenzione sia urinaria sia fecale, e che i disturbi sfinterici di origine neurologica sono spesso accompagnati da alterazione della sensibilità sellare.

È scontato sottolineare che il medico valutatore esperto adatta il suo modo di condurre l'anamnesi all'interlocutore, ma soprattutto, tra le informazioni disponibili, sceglie e valorizza solo quelle utili a confermare o a smentire le ipotesi che formula di mano in mano.

La raccolta dell'anamnesi è già un primo, fondamentale momento di valutazione dello stato di coscienza e delle capacità intellettuali di un paziente. Un ulteriore passo, ineludibile in caso di dubbia o certa presenza di deficit, include semplici test di orientamento spazio-temporale e di memoria. L'esame della memoria può essere effettuato testando la memoria immediata (*span* di memoria), quella di breve e di lungo termine. Nel concreto, lo *span* di memoria è dato dal numero di cifre non correlate tra di loro che il paziente è in grado di ripetere subito dopo che gli sono state enunciate dall'esaminatore con il ritmo di una cifra al secondo. Il livello minimo normale di ripetizione è di quattro cifre.

La memoria a breve termine si esamina chiedendo che vengano ripetute tre parole bisillabe (per esempio, "casa", "rete", "sale") immediatamente dopo averle ascoltate e dopo cinque minuti. La prima ripetizione serve ad avere la certezza che il paziente le abbia capite.

Test di memoria di più lungo termine possono essere effettuati chiedendo il nome dei figli del paziente, magari con la data di nascita, o dei suoi congiunti; di richiedere il nome del presidente del Consiglio, di quello della Repubblica o di altri personaggi dello sport o dello spettacolo.

Un test di attenzione e di calcolo può essere la sottrazione successiva di 7 in 7 da 100.

Un eventuale test di linguaggio include un test specifico di linguaggio spontaneo (per esempio, si può chiedere a un uomo di spiegare nel dettaglio tutto quello che fa e tutto quello che usa per tagliarsi la barba, mentre a una donna per fare la pasta al sugo). Seguirà poi un test di denominazione (per esempio, l'orologio e le sue parti; una penna e le sue parti) e un test di ripetizione di frasi tipo "prima di salire sul treno i viaggiatori prendono i biglietti" oppure "la sera si accendono le luci nelle case, nelle vie e nelle piazze".

Un test di comprensione uditiva può essere effettuato chiedendo al paziente di eseguire ordini multipli tipo: "con l'indice sinistro si tocchi l'orecchio destro".

Nel caso, con modalità simili, potranno essere effettuati anche test di lettura e di scrittura.

Il cosiddetto *Mini Mental* comprende in forma molto semplice, ma codificata, tutti questi elementi di valutazione neuropsicologica.

La capacità di giudizio del paziente può essere anche testata chiedendo l'interpretazione di proverbi o di modi di dire come "tanto va la gatta al lardo che ci lascia lo zampino" oppure domandando in che cosa siano simili l'uva e la pera; quale sia la differenza tra un nano e un bambino; un camion e una corriera; una bugia e un errore.

L'*esame obiettivo neurologico* è indirizzato dalle ipotesi diagnostiche ed è mirato a confermarle; richiama quello che in ambito giudiziario è rappresentato dalla ricerca delle "prove" dopo la raccolta degli "indizi". Richiederà di essere eseguito con maggior cura nell'esplorazione degli apparati che si prevede siano interessati dal processo patologico.

Una *rapida valutazione neurologica* può essere portata a termine osservando come il periziando mantiene la stazione eretta a occhi aperti e chiusi; come cammina, come lo fa sulle punte e sui talloni, come riesce a eseguire la marcia del

Esame neuropsicologico

Esame neurologico

funambolo o *in tandem*, cioè con il piede di avanzamento in linea con quello di appoggio e con il tallone di avanzamento che tocchi la punta del piede di appoggio, rimasto indietro. Questo esame permette di ottenere in due, tre minuti, una stima attendibile della forza degli arti inferiori, dei movimenti automatici di accompagnamento dei superiori, dello stato delle sensibilità profonde (eventuale positività del Romberg), della destrezza e della coordinazione motoria.

Escluso il caso della demenza degenerativa, difficilmente risulta portatore di importanti alterazioni neurologiche chi, in assenza di significativi precedenti anamnestici, esegua bene queste manovre.

Un ulteriore, importante accorgimento è quello di osservare il paziente mentre si sveste e si riveste; si possono cogliere in questo modo atteggiamenti spontanei di confronto con un più formale esame neurologico.

Per quanto riguarda le alterazioni a carico dei nervi cranici si rimanda allo specifico capitolo (Cap. 10).

Marcia

Particolare attenzione andrà posta alla marcia. La *marcia falciante* è propria della sindrome piramidale; quella *a piccoli passi con riduzione dei movimenti* pendolari di accompagnamento degli arti superiori è indice di deficit extrapiramidale; quella *steppante* (con ptosi del piede di avanzamento) indica deficit della muscolatura estensoria dei piedi dovuta a lesione del nervo peroneo profondo o delle radici, dalla IV lombare alla prima sacrale, o dei motoneuroni lombo-sacrali, come in caso di esiti di poliomielite o della variante pseudopolinevritica di Patrikios della sclerosi laterale amiotrofica.

La *marcia anserina* indica compromissione della muscolatura glutea e del cingolo lombare; quella scarsamente fluida che peggiora alla chiusura degli occhi è dovuta a deficit delle sensibilità profonde; il cammino del paziente cerebellare è cauto, irregolare, titubante, a base allargata e non peggiora significativamente a occhi chiusi.

Il *paziente non organico* presenta in genere una zoppia di fuga, tipicamente antalgica; tende cioè ad abbreviare il tempo di appoggio su un arto, pur in assenza di lesioni ortopediche che la possano provocare. Oppure può apparire incapace di camminare pur risultando normale all'esame eseguito in posizione supina. Inoltre, cammina con molti movimenti superflui e oscillazioni ampie al punto da richiedere maggior abilità di marcia di quella normalmente richiesta. L'*astasia-abasia*, cioè l'incapacità di stare in piedi e di camminare, in assenza di congrui deficit neurologici, è stata codificata dopo la prima guerra mondiale come sindrome tipica del paziente non organico [1].

Dopo quelle di equilibrio e di marcia, le prove di *coordinazione motoria* più utilizzate sono l'indice-naso e la tallone-ginocchio. L'atassia lieve o latente è meglio evidenziata se questi movimenti sono eseguiti contro lieve resistenza, come una leggera pressione sul braccio o sulla coscia dell'arto in movimento.

Il paziente non organico può eseguire queste prove in modo erratico, con movimenti di lusso o puntando con precisione a un bersaglio diverso, come la guancia o la cresta tibiale.

Stenia

La *forza muscolare* si valuta sia globalmente sia per distretti muscolari. Il mantenimento, per almeno due minuti, della posizione ad arti superiori protesi e supinati è indice di normalità per quanto riguarda la resistenza alla fatica e la stenia globale degli arti superiori. La resistenza/stenia globale degli arti inferiori si misura sulla capacità del paziente supino di mantenere gli arti inferiori sollevati a squadra dal piano del letto per almeno due minuti.

La valutazione della stenia segmentaria prevede l'esame di gruppi muscolari specifici [2].

Tono

Tra i diversi modi di valutazione del *tono muscolare* quello probabilmente più semplice prevede che l'esaminatore muova in modo alternativamente rapido e lento le articolazioni su cui insistono i gruppi muscolari in esame; di solito, vengono testate le articolazioni del polso, del gomito e di anca-ginocchio.

L'*ipertono spastico* piramidale si apprezza meglio come resistenza vibrante al movimento rapido, seguita da improvvisa risoluzione del tono "riflesso del coltello a serramanico". L'*ipertono plastico* extrapiramidale è valutato soprattutto come resistenza costante "come tubo di piombo" al movimento articolare lento passivo.

L'*ipotono* derivante da atrofia muscolare, areflessia, lesioni cerebellari si esprime con un'aumentata escursione articolare.

I *riflessi osteo-tendinei* sono in genere analizzati dopo il sistema motorio.

Riflessi

La contrazione muscolare riflessa deve essere non solo guardata, ma palpata con la mano che stringe leggermente il muscolo in azione. Infatti, in caso di grave atrofia muscolare, anche alla presenza di ipervivacità della risposta riflessa, possono mancare una evidente contrazione del muscolo e il conseguente spostamento del segmento osseo; in questi casi sarà più facile palpare che vedere la contrazione riflessa.

Il *riflesso bicipitale*, il *tricipitale* e il *brachioradiale* sono i riflessi più importanti dell'arto superiore. Sono rispettivamente mediati dai segmenti cervicali C_5 e C_6, da C_6, C_7 e C_8 e da C_5 e C_6.

I *riflessi rotuleo* e *achilleo* sono i più importanti per l'arto inferiore. Sono mediati dai segmenti L_2, L_3 e L_4, il primo, da L_5 a S_1 e S_2, il secondo.

I riflessi osteo-tendinei possono variare di intensità a seconda dello stato di rilassamento o di tensione del paziente. Nel caso, è opportuno valutarli più volte prima di ratificarne l'anormalità.

Escludendo l'iperreflessia estrema o l'assenza di risposta, è spesso più informativo valutare le asimmetrie di lato piuttosto che la vivacità delle risposte riflesse. L'assenza di un riflesso non è certa se non confermata dopo manovre di facilitazione e di potenziamento della risposta muscolare quali la chiusura forzata dei denti o dei pugni ecc. (manovra di Jendrassik). Va ricordato che nel 3-10% degli individui ci può essere assenza di uno o più riflessi senza segno di malattia neurologica, e che gli achillei sono spesso inevocabili nelle persone che hanno superato i 70 anni [3].

Il paziente ansioso può avere movimenti di risposta più ampi e rapidi o addirittura anticipati rispetto alla percussione.

I *riflessi superficiali* più importanti sono gli addominali e il cutaneo-plantare.

I *riflessi addominali* consistono in una contrazione dei muscoli addominali sottostanti l'area cutanea sollecitata con una stimolazione vagamente nocicettiva. Si effettua di solito un ampio sfregamento cutaneo con una punta smussa; il riflesso si manifesta con una deviazione della linea alba e dell'ombelico verso il lato stimolato. I riflessi addominali sono assenti in caso di sofferenza piramidale, ma possono esserlo anche in caso di lassità muscolare, come nelle pluripare e negli obesi.

Il *segno di Babinski* è rappresentato dall'estensione dell'alluce conseguente a stimolazione plantare leggermente nocicettiva; il Babinski è prova semeiotica tra le più importanti della neurologia ed è indice di sofferenza piramidale. L'estensione è fisiologica nella prima infanzia e nella stimolazione dell'area sottostante le articolazioni metatarso-falangee.

Il test è stato introdotto dal neurologo che gli ha dato il nome per distinguere le paralisi organiche da quelle isteriche.

In generale è opportuno valutare le *sensibilità* all'inizio dell'esame quando il paziente si ritiene sia più collaborante.

Di regola il paziente deve tenere gli occhi chiusi.

A sua volta, l'esaminatore:
- non deve suggerire le risposte;
- deve chiedere se gli stimoli vengano avvertiti allo stesso modo nelle varie regioni del corpo e non domandare: "sente più qui o qui?", ma: "sente allo stesso modo qui e qui?";
- deve ricordare che i deficit sensitivi si esprimono spesso con allodinia, cioè con sensazioni dolorose provocate da stimolazioni che non lo sono;
- per meglio rilevare eventuali differenze di sensibilità, è preferibile che confronti aree simmetriche e corrispondenti del corpo, a destra e a sinistra;
- eseguire l'esame procedendo dall'area ipoestesica all'area normale in modo di delimitare meglio un eventuale "livello" sensitivo, cioè una linea di demarcazione tra sensibilità normale e patologica.

La *sensibilità per il freddo* può essere testata facendo uso del manico metallico del martelletto raffreddato sotto acqua corrente e asciugato. Per il caldo basta spesso appoggiare il dito dell'esaminatore sulle varie parti del corpo che abbiano temperatura più bassa. Si può anche procedere concordando con il paziente che va definita come "fredda" (o "più fredda") la sensazione provocata dal martelletto e come "calda" (o "più calda") quella procurata dal dito; si prosegue poi toccando l'area cutanea da esaminare alternativamente, ma con sequenza non determinata, ora con il dito, ora con il martelletto e annotando la presenza di eventuali zone ipo-o disestesiche. L'esame della *discriminazione tra caldo e freddo* non deve essere effettuato confrontando le risposte a provette contenenti ghiaccio rispetto a provette in cui sia stata versata acqua molto calda; in primo luogo perché il test sarebbe troppo grossolano; per secondo perché le temperature estreme provocano dolore.

La *sensazione tattile* può essere testata in vari modi: con un batuffolo di cotone o sfiorando la cute con un dito. In tutti i casi, al paziente verrà richiesto di confermare l'avvenuto tocco; per la discriminazione *tatto-puntura* gli si chiederà eventualmente di distinguere la sensazione tattile da quella prodotta dalla punta di un ago o di uno stuzzicadenti che sia sufficientemente acuta da procurare una sensazione dolorosa. Ovviamente la sensibilità dolorifica può essere esaminata isolatamente.

Nelle lesioni radicolari, come quelle da ernia dei dischi lombari o cervicali, la sensibilità dolorifica definisce meglio della tattile le corrispondenze con le radici lese perché le fibre dolorifiche provenienti da radici contigue sono meno embricate delle fibre tattili; questa loro caratteristica rende possibile la delimitazione clinica delle strisce di cute rese ipoestesiche da sofferenze monoradicolari.

L'esame della *sensibilità statochinestesica* prevede la definizione del grado minimo di movimento percepibile. Si effettua in genere sottoponendo a movimenti passivi le falangi distali delle dita delle mani (in genere l'anulare, che ha la minor rappresentazione corticale) e dei piedi. La persona normale coglie il più piccolo spostamento che l'esaminatore sia in grado di realizzare.

La *pallestesica* si misura per mezzo di un diapason a 128 Hz (il "la" della scala musicale) con due contrappesi posti sui bracci della forchetta sui quali è disegnato un triangolo isoscele. La base del diapason viene posta sulla prominenza ossea da esaminare: prima articolazione metacarpo-falangea, prima articolazione metatarso-falangea, malleolo tibiale ecc. La vibrazione dello strumento provoca l'intersezione dei triangoli con la comparsa di un'immagine di clessidra il cui incrocio

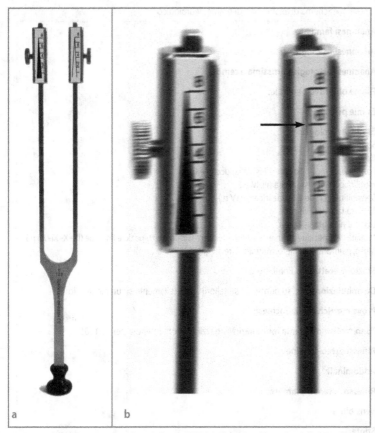

Fig. 1.1 a Diapason per la valutazione della sensibilità pallestesia (vibratoria). b Il punto di incrocio della clessidra formata dal triangolo in movimento è indice della sensibilità (*freccia*)

fa da riferimento per una scala da 1 a 8 che permette di misurare il grado di sensibilità del paziente (Fig. 1.1). La persona normale è in grado di avvertire sul pollice la vibrazione fino al "fuori scala". Per l'alluce, è considerato come probabilmente patologico un valore di scala inferiore a 6/8; è certamente patologico un valore inferiore a 5/8.

Il paziente *non organico* presenta in generale deficit sensitivi che non corrispondono ai territori anatomici di distribuzione nervosa. Spesso il paziente non organico denuncia anestesia estesa esattamente alla linea mediana o una perdita assoluta di tutte le sensazioni cutanee; le aree di anestesia appaiono in genere nettamente demarcate, ma possono cambiare da un esame all'altro. È quindi opportuno segnare su appositi schemi la distribuzione dei deficit rilevati di volta in volta.

Va comunque ricordato che il disturbo sensitivo è avvertito e lamentato dal paziente prima che dimostrato dall'esaminatore, mentre il deficit motorio, soprattutto se cronico o lentamente ingravescente, è spesso dimostrato dall'esaminatore prima che percepito dal paziente.

Tabella 1.1 Schema di anamnesi e di esame neurologico

Anamnesi familiare:
Anamnesi fisiologica:
Anamnesi patologica prossima e remota:
Esame obiettivo generale:
Esame psichico:
Esame neurologico: Segni meningei Olfatto (I n.) … Fondo, *visus* e pupille con riflessi alla luce (II e III n.) Motilità oculare estrinseca (III, IV n.) Sensibilità facciale e m. masticatori (V n.) Motilità facciale (VII n.) Udito e nistagmo (VIII n.) Motilità velo pendulo; stenia m. sterno-cleido-mastoideo e trapezio e linguale (IX- X- XI- XII n.) Muso, palmo-mentoniero, mandibolare: negativi
Stazione eretta: …; Romberg …
Deambulazione: …; su punte …; su talloni …; saltellamento su un piede solo …
Prove metriche e diadocinesi:
Tono, trofismo e stenia muscolari: Mingazzini I e II: mantenute per … 120".
Riflessi osteo-tendinei:
Addominali:
Riflesso cutaneo-plantare:
Sensibilità:
Sfinteri:

Bibliografia essenziale

1. Martin JP (1977) A short essay on posture and movement. J Neurol Neurosurg Psychiatry 40:25-29
2. Sghirlanzoni A, Lauria G, Pareyson D (2002) Localizzazione delle lesioni nel Sistema Nervoso Periferico. 4th edition. I&V Publisher, Milano
3. De Jong RN (1979) The Neurological Examination. 4th edition. Lippincott Williams and Wilkins, Philadelphia

Sindromi prefrontali

2

Tabelle di valutazione

Responsabilità civile (RC)	%
Sindrome prefrontale psicorganica: forma lieve	10-20
Sindrome prefrontale psicorganica: forme medio/gravi	21-50

Assicurazione privata (AP)	ANIA%	INAIL%
Sindrome prefrontale psicorganica: forma lieve	10-20	13-27
Sindrome prefrontale psicorganica: forme medio/gravi	21-50	28-66.5

Infortunistica del lavoro (IL)	%
Sindrome prefrontale psicorganica non grave	Fino a 20
Sindrome prefrontale psicorganica grave o severa	> 20

Invalidità civile (IC)	%
Esiti di sofferenza organica accertata strumentalmente che comporti isolati e lievi disturbi del comportamento	11-20
Esiti di sofferenza organica accertata strumentalmente che comporti disturbi del comportamento di media entità	21-30
Esiti di sofferenza organica accertata strumentalmente che comporti gravi disturbi del comportamento	41-50

A. Sghirlanzoni, U. Genovese, *Guida alla valutazione medico-legale del danno neurologico*,
© Springer-Verlag Italia 2012

Le discipline RC, AP e IL bipartiscono l'argomento sindrome prefrontale in forme di contenuto rilievo clinico (RC-AP: forme lievi; IL: forme non gravi) e forme di significativo rilievo clinico (RC-AP: forme medio/gravi; IL: forme severe o gravi). A fine classificativo, l'attribuzione di una determinata sindrome prefrontale a una delle due categorie dipende dall'entità della compromissione delle singole funzioni esecutive, dal numero di funzioni esecutive effettivamente compromesse e dall'eventuale sinergia invalidante dei deficit contemporaneamente vigenti.

Con specifico riferimento al dettato tabellare IC, si deve invece rilevare – in aggiunta alla gradazione tripartita delle sindromi prefrontali (forme lievi, forme medie e forme gravi) – l'espressa centralità valutativa delle anomalie comportamentali e l'inderogabile dipendenza dei deficit esecutivi (deficit mnesici, anomalie di condotta e globale deterioramento intellettivo) da danno cerebrale oggettivabile mediante esami neuropsicologici, neuroradiologici e/o neurofisiologici. La centralità del requisito di oggettivabilità del danno cerebrale cagionante la sindrome prefrontale richiama quanto già previsto per le valutazioni IC in tema di deterioramento mentale.

Le sindromi prefrontali psicorganiche sono caratterizzate da deterioramento mentale provocato da lesioni strutturali dei lobi frontali (prefrontali) oppure da affezioni mediche generali [1].

L'eziologia di queste sindromi è molto varia ed è riportata nella Tabella 2.1.

Tabella 2.1 Possibili cause di sindrome prefrontale

Traumi contusivi del distretto cefalico, insulti elettrici o radioattivi
Malattie neurodegenerative (corea di Huntington, malattia di Parkinson)
Malattie cerebrovascolari
Tumori endocranici, idrocefalo
Sclerosi multipla
Malattie primitive psichiatriche
Infezioni dell'encefalo e delle meningi
Arteriti e collagenopatie
Deficit nutrizionali, alterazioni endocrine

Queste sindromi sono caratterizzate da deficit delle funzioni esecutive, ossia delle abilità di livello superiore identificabili nella capacità combinata di pianificare, programmare, modificare e dunque verificare un'azione volta al raggiungimento di un determinato scopo (v. Cap. 19). Tali abilità complesse caratterizzano il comportamento umano; ciononostante le alterazioni neurologiche e psicologiche provocate dalle lesioni frontali non sono usualmente rilevabili con l'esame neurologico di routine e corrono il costante rischio di essere misconosciute o quantomeno sottovalutate.

Non esiste una sindrome frontale univocamente definita, ma piuttosto operazioni specifiche controllate da differente regioni del lobo frontale.

I pazienti con lesioni prefrontali hanno in genere difficoltà di giudizio pratico e di comportamento adeguato; la disabilità sociale che ne deriva è la loro caratteristica più disturbante. I disordini da lesione prefrontale possono essere raggruppati in tre categorie principali (Tabella 2.2): disordini da disorganizzazione o deficit delle funzioni esecutive, disordini da disinibizione e perdita di iniziativa con apatia [2].

Tabella 2.2 Caratteristiche principali delle sindromi prefrontali [3]

Disorganizzazione
Deficit mnesico
Deficit di pianificazione e organizzazione
Difficoltà di modificare un programma
Comportamento stimolo-dipendente
Dissociazione verbo-manuale
Disinibizione
Maniacalità
Familiarità eccessiva
Comportamento sociale incongruo
Iperattività
Comportamenti ripetitivi
Perseverazione
Dipendenza ambientale
Apatia
Deficit di motivazione
Inibizione
Disinteresse
Riduzione del linguaggio spontaneo
Indolenza

Questi disordini vengono di regola ricondotti a lesioni della corteccia prefrontale dorso-laterale che sovraintende alla programmazione motoria, alla generazione di ipotesi, al passaggio da una situazione all'altra (cioè alla modificazione del programma in corso) e ancora all'esecuzione controllata di una serie di azioni finalizzate al raggiungimento di uno specifico obiettivo.

Il paziente con disordini prefrontali può prolungare e/o continuare indefinitamente una serie di atti o sequenze motorie, oppure può ripetere le stesse risposte a istanze e situazioni diverse: il problema di rilievo clinico non risiede nella risposta, che di per sé può anche essere corretta, ma nella sua inidonea perseverazione.

Disordini da
disorganizzazione

Questi pazienti sono inoltre incapaci di attenzione selettiva: non possono, per esempio, sostenere una conversazione a più voci perché incapaci di isolare e di ascoltare solamente quanto detto dalla persona che interessa.

Collegata e dipendente dalla corteccia prefrontale dorso-laterale è anche la cosiddetta *working memory*, cioè la facoltà di mantenere le informazioni in un deposito temporaneo per il tempo sufficiente a risolvere il problema dato.

Disordini da disinibizione: deficit di autocontrollo e impulsività

Tali disordini vengono di regola ricondotti a lesioni interessanti la corteccia orbito-frontale.

La difficoltà di interrompere un comportamento in atto si manifesta come impulsività, iperreattività e disinibizione. In massima sintesi, il paziente prefrontale disinibito si comporta come se patisse una generale perdita dell'autocontrollo.

Disordini da apatia: sindrome da inerzia patologica

La sindrome da inerzia patologica è principalmente dovuta a lesioni della corteccia orbitaria mediale ed è caratterizzata da riduzione della spontaneità e della capacità di iniziativa. Nelle forme lievi i pazienti mancano di ambizione e di intraprendenza, ma sono ancora in grado di svolgere attività usuali anche discretamente complesse; i pazienti più gravemente compromessi possono eseguire solamente semplici atti routinari e attività domestiche consuete. Ai parenti il paziente appare inizialmente come pigro e disinteressato. Nelle forme più gravi, la perdita di iniziativa si trasforma in apatia e mutismo con incapacità di iniziativa e di eloquio spontaneo con possibili sintomi di accompagnamento come disturbi della marcia e incontinenza sfinterica.

Altre componenti delle sindromi prefrontali

1. *Mancanza di consapevolezza (anosognosia)*: il paziente può avere difficoltà nel percepire i propri errori, nell'interpretare correttamente una situazione sociale e nell'assumere atteggiamenti consoni alle emozioni altrui. In alcuni pazienti, la mancata consapevolezza tende a manifestarsi con violazione delle regole sociali e assenza di riservatezza.
2. *Atteggiamento concreto e perdita della capacità di astrazione*: il paziente può perdere l'abilità di cogliere concetti astratti con conseguente tendenza a interpretare tutto in maniera letterale e concreta.
3. *Anomalie nella regolazione del tono dell'umore*: il lobo frontale interviene anche nella regolazione del tono dell'umore e la dicitura *sindrome pseudo-depressiva* deriva dal tentativo di definire in modo sintetico i cambiamenti psicologici, la riduzione dell'iniziativa e la depressione del tono dell'umore.

Altri possibili deficit attribuiti a lesioni frontali sono l'ecolalia, l'ecoprassia, la confabulazione, la bulimia, il collezionismo afinalistico [4].

Le disfunzioni prefrontali provocano quindi deficit cognitivi ben noti e misurabili e alterazioni di comportamento più difficilmente caratterizzabili e quantificabili.

Strumenti diagnostici

Per la valutazione intellettuale globale sono solitamente impiegati test quali il *Mini Mental State Examination* (MMSE), il *Milan Overall Dementia Assessment* (MODA) e la scala *Wechsler Adult Intelligence Scale* (WAIS) (v. Cap. 19).

Questi test richiedono tipicamente di affrontare un problema per volta; l'inizio del compito è segnalato dall'esaminatore e la sua conclusione è chiaramente definita. Il paziente non deve organizzare e pianificare il proprio comportamento nel tempo né decidere la priorità con cui dedicarsi a due o più compiti; non ha la necessità di prevedere la conseguenza dell'azione e di progettare il comportamento in una prospettiva anche futura. Non esaminando proprio quelle abilità "esecutive" compromesse nelle lesioni frontali e necessarie per l'espletamento di tante attività della vita quotidiana [4], questi test possono risultare assolutamente nella norma anche in presenza di patologia significativamente invalidante.

Per valutare la capacità di attenzione selettiva (abilità di selezionare uno o due stimoli target ignorando gli stimoli distraenti), si applicano test di attenzione "divisa" (v. Cap. 19).

Il *test della Torre di Londra* (v. Cap. 19) è invece uno dei test più usati per la valutazione delle abilità di pianificazione.

I *test di fluenza verbale* (v. Cap. 19) mirano a definire la presenza di deficit di funzioni esecutive quali attenzione, capacità di iniziativa, capacità di recupero dei dati mnesici e *working memory*: al soggetto è classicamente richiesto di elencare, entro un tempo massimo prefissato e della durata convenzionale di 60 secondi, il maggior numero di parole di una data categoria (per esempio, parole di senso compiuto aventi in comune la lettera iniziale). I test di fluenza grafica richiedono al paziente l'esecuzione del maggior numero di disegni nel rispetto delle condizioni inizialmente fornite dall'esaminatore.

La *Frontal Assessment Battery* (FAB) è uno strumento di facile e rapida applicazione, che può essere somministrato utilmente anche in ambulatorio [5] e che combina al proprio interno sei distinte sezioni differentemente esploranti la funzione esecutiva prefrontale (Tabella 2.3)

L'approccio clinico al paziente prefrontale va spesso completato con indagini di neuroimaging (TAC e RMN) che permettono di evidenziare la presenza di atrofia cerebrale o di altre potenziali cause di alterazioni neuro-comportamentali, oppure con indagini PET (rCMRglc) che permettono di valutare il metabolismo del glucosio a livello corticale.

Tabella 2.3 Frontal Assessment Battery (FAB) [5]

Sei test da usare al letto del paziente (tempo richiesto: circa 10 minuti).
Vengono riportati in corsivo gli ordini dati dall'esaminatore al paziente.

1. Somiglianza (concettualizzazione)
"In che cosa sono simili una banana e un'arancia?"
In caso di fallimento totale – risposta: "Non sono simili" – oppure di fallimento
parziale – risposta: "Entrambe hanno la buccia" – aiutare il paziente:
"La banana e l'arancia sono entrambe…" – ma assegnare valore 0 a
questa risposta e comunque non aiutare il paziente per i due successivi item.
"In che cosa sono simili un tavolo e una sedia?"
"In che cosa sono simili un tulipano, una rosa e una margherita?"

Punteggio: solo le risposte categoriali (frutta, mobili, fiori) sono considerate corrette.

3 risposte corrette	3
2 risposte corrette	2
1 risposta corretta	1
Nessuna risposta corretta	0

2. Fluenza fonemica (flessibilità mentale)
"Dica il maggior numero possibile di parole che cominciano con la lettera S,
qualsiasi parola eccetto cognomi o nomi propri
Se il paziente non fornisce nessuna risposta entro i primi 5 secondi, aiutarlo:
"Per esempio, serpente…"
Se il paziente si ferma per oltre 10 secondi, stimolarlo:
"Qualsiasi parola che cominci con la lettera S…"
La prova dura complessivamente 60 secondi.

Punteggio: ripetizioni o variazioni (scarpa, scarpone), cognomi o nomi propri
non sono contate come risposte corrette.

Più di 9 parole	3
Da 6 a 9 parole	2
Da 3 a 5 parole	1
Meno di 3 parole	0

3. Serie Motorie (programmazione)
"Guardi con attenzione quello che faccio…"
L'esaminatore – seduto di fronte al paziente – effettua tre volte da solo e
con la mano sinistra la cosiddetta serie di Luria (pugno-taglio-piatto).
"Ora faccia lo stesso con la mano destra, prima con me e poi da solo."
L'esaminatore effettua tre volte la stessa serie con il paziente, poi gli chiede
di continuare da solo.

Punteggio:

Il paziente effettua da solo e correttamente 6 serie consecutive	3
Il paziente effettua da solo e correttamente almeno 3 serie consecutive	2
Il paziente sbaglia da solo, ma effettua correttamente almeno 3 serie consecutive con l'esaminatore	1

(cont.)

Il paziente non riesce a effettuare 3 serie consecutive neppure con l'esaminatore	0

4. Istruzioni contrastanti (sensibilità all'interferenza)
"Batta due volte quando io batto una volta sola."
Per essere sicuri che il paziente abbia capito le istruzioni,
si effettua una serie di tre prove del tipo 1-1-1.
"Batta una volta sola quando io batto due volte."
Per essere sicuri che il paziente abbia capito le istruzioni,
si effettua una serie di tre prove del tipo 2-2-2.
L'esaminatore effettua poi la serie seguente: 1-1-2-1-2-2-2-1-1-2.

Punteggio:	
Nessun errore	3
1 o 2 errori	2
Più di 2 errori	1
Il paziente batte come l'esaminatore per almeno 4 prove consecutive	0

5. Go – No go (controllo inibitorio)
"Batta una volta sola quando io batto una volta sola."
Per essere sicuri che il paziente abbia capito le istruzioni,
si effettua una serie di tre prove del tipo 1-1-1.
"Non batta quando io batto due volte."
Per essere sicuri che il paziente abbia capito le istruzioni,
si effettua una serie di tre prove del tipo 2-2-2-2.
L'esaminatore effettua la serie seguente: 1-1-2-1-2-2-2-1-1-2.

Punteggio:	
Nessun errore	3
1 o 2 errori	2
Più di 2 errori	1
Il paziente batte come l'esaminatore per almeno 4 prove consecutive	0

6. Comportamento di prensione (autonomia ambientale)
L'esaminatore è seduto di fronte al paziente.
Il paziente posiziona le proprie mani sulle ginocchia con le palme rivolte in alto.
Senza dire nulla e senza guardare il paziente, l'esaminatore porta le sue mani
vicino a quelle del paziente e ne tocca i palmi – contemporaneamente
da ambo i lati – osservando se il paziente spontaneamente le afferra.
Se il paziente afferra le mani dell'esaminatore, l'esaminatore prova
di nuovo dopo avergli specificamente detto: *"Non prenda le mie mani."*

Punteggio:	
Il paziente non afferra le mani dell'esaminatore	3
Il paziente esita o chiede cosa deve fare	2
Il paziente afferra le mani senza esitazione	1
Il paziente afferra le mani dell'esaminatore anche dopo che gli ha chiesto di non farlo	0

Punteggio totale: .../18

Bibliografia essenziale

1. American Psychiatric Association (1994) Diagnostic and Statistical Manual of Mental Disorders. 4th edition. Washington DC
2. Filley CM (2000) Clinical neurology and executive dysfunction. Seminars in speech and language 21(2):95-108
3. Lyketsos CG, Rosenblatt A, Rabins P (2004) Forgotten frontal lobe syndrome or "Executive Dysfunction Syndrome". Psychosomatics 45(3):247-255
4. Faglioni P (1990) Il Lobo Frontale. In: Denes G and Pizzamiglio L (eds) Manuale di Neuropsicologia. 2nd edition. Zanichelli, Milano, pp 701-750
5. Dubois B, Slachevsky A, Litvan I, Pillon B (2000) The FAB: a Frontal Assessment Battery at bedside. Neurology 12;55(11):1621-1626

Deterioramento mentale

3

Tabelle di valutazione

Responsabilità civile (RC)	%
Deterioramento mentale – stati deficitari semplici sostenuti da lesioni del tessuto cerebrale con evoluzione in atrofia cerebrale	20-50
Deterioramento mentale generale fino alla demenza totale	> 50

Assicurazione privata (AP)	ANIA%	INAIL%
Deterioramento mentale – stati deficitari semplici sostenuti da lesioni del tessuto cerebrale con evoluzione in atrofia cerebrale	20-50	27-66,5
Deterioramento mentale generale fino alla demenza totale	> 50	> 66,5

Infortunistica del lavoro (IL)	%
Deterioramento mentale, sostanzialmente comparabile a stato deficitario semplice	Fino a 50
Deterioramento mentale generale	> 50
Demenza vera	> 90

Invalidità civile (IC)	%
Alzheimer con deliri o depressione ad esordio senile	100
Demenza iniziale	61-70
Demenza grave	100
Esiti di sofferenza organica accertata strumentalmente che comporti isolati e lievi disturbi di memoria	11-20
Esiti di sofferenza organica accertata strumentalmente che comporti disturbi di memoria di media entità	21-30
Esiti di sofferenza organica accertata strumentalmente che comporti gravi disturbi di memoria	41-50

A. Sghirlanzoni, U. Genovese, *Guida alla valutazione medico-legale del danno neurologico,*
© Springer-Verlag Italia 2012

**Commento
medico-legale**

In ambito di RC e di AP a tipo *polizza infortuni*, la casistica è tipicamente rappresentata da lesioni traumatiche del tessuto cerebrale che danno come esito atrofia parenchimale e che provocano stati deficitari di differente portata (con un ventaglio di varianti cliniche ininterrottamente esteso dalla menomazione di singola funzione fino alla vera e propria demenza). In ambito di AP a tipo *polizza malattia*, IL e IC, sono compresi invece tanto casi di origine post-traumatica, quanto evenienze morbose da causa non violenta. Queste ultime sono spesso intimamente correlate con la fisiopatologia dell'invecchiamento, hanno andamento ingravescente e appaiono quindi preferibilmente e più agevolmente ricomprese all'interno della tutela IC per la non facile dimostrazione di una causa professionale[1] – ambito INAIL – e del combinato di vincolo anagrafico all'assicurabilità della persona, clausole procedurali dipendenti dall'epoca di formale insorgenza della malattia e specifica cadenza temporale dell'accertamento dei postumi invalidanti – ambito AP a tipo polizza malattia.

**Commento
neurologico**

Il deterioramento mentale è la perdita patologica delle facoltà intellettive. Il termine *demenza*, che da un punto di vista neurologico è sinonimo di deterioramento mentale e che meglio di quest'ultimo corrisponde ai criteri tassonomici internazionali, identifica sia la malattia sia il suo sintomo principale [1], cioè la perdita acquisita e definitiva delle funzioni cognitive, grave al punto da interferire con le attività della vita quotidiana [2]. Nel dettaglio, la demenza è caratterizzata da un insieme di deficit che coinvolgono tutti gli aspetti cognitivi; in essa sono classicamente compromessi la memoria, l'orientamento, la capacità di apprendimento, la percezione video-spaziale, il linguaggio, la prassia costruttiva e ancora le funzioni esecutive superiori quali pianificazione, organizzazione e sequenzialità.

Demenza

La *demenza* è, per definizione, acquisita e deve essere nettamente distinta dall'*oligofrenia*, che è congenita e che può essere considerato valido sinonimo della dicitura *ritardo mentale*. Il termine demenza indica la perdita della ricchezza intellettuale precedente; l'oligofrenia o "ritardo mentale" indica uno stato di congenita e permanente povertà cognitiva.

L'oligofrenia verrà specificamente trattata nel capitolo successivo e avrà quale unico espresso riferimento tabellare l'ambito IC, interessandosi tale disciplina – a differenza degli altri – di soggetti "*affetti da minorazioni congenite o acquisite, anche a carattere progressivo, compresi gli irregolari psichici per oligofrenie di carattere organico o dismetabolico, insufficienze mentali derivanti da difetti sensoriali o funzionali*"[2].

I sintomi fondamentali della demenza sono sintetizzati nella Tabella 3.1.

---

[1] Specialmente se extra-tabella e a significativa distanza temporale dall'applicazione nella lavorazione imputata.
[2] Art. 2 della Legge n. 118 del 10 marzo 1971.

Tabella 3.1 Demenza: sintomi e criteri diagnostici [modificata da 3]

1. Perdita di memoria (obbligatorio per la diagnosi) sia verbale sia non verbale, la quale appare più evidente nell'apprendimento di nuove informazioni. La gravità del deficit può essere definita come:
lieve: il deficit è sufficientemente grave da interferire con le attività della vita quotidiana, ma non al punto di impedire l'autonomia personale;
medio-grave: il deficit è tale da rappresentare un serio ostacolo per una vita indipendente; è mantenuta la sola capacità di utilizzare abilità molto usuali o molto ben apprese; le novità sono acquisite solo in modo occasionale e per brevi periodi di tempo; possono essere perdute le informazioni riguardanti i luoghi di residenza e attività recenti; possono essere dimenticati anche i nomi di persone di frequentazione abituale;
grave: quadro caratterizzato dalla completa incapacità di acquisire nuove informazioni e dalla frammentarietà della possibilità di utilizzare abilità precedenti; può essere perduta la capacità di riconoscere anche i membri della propria famiglia.
2. Perdita di altre capacità cognitive con deterioramento della possibilità di valutazione e di pensiero (per esempio per pianificare e organizzare) e della possibilità di processare e utilizzare le informazioni disponibili. Il deficit può essere ancora una volta:
lieve: il deficit è tale da interferire con le attività della vita quotidiana, ma non è tale da impedire l'autonomia personale;
medio-grave: la perdita delle capacità cognitive è tale da rendere necessaria un'assistenza nelle attività della vita quotidiana, compresa la gestione dei soldi; è presente solo la capacità di eseguire semplici compiti casalinghi, ma con progressiva riduzione dell'idoneità a svolgerli;
grave: la perdita delle capacità cognitive provoca l'assenza di ogni ideazione intellegibile.
NB: La demenza è un insieme di deficit che coinvolgono diversi aspetti cognitivi. In caso di compromissione disomogenea delle diverse funzioni intellettuali, la gravità della demenza è meglio espressa dal grado di perdita della capacità intellettuale più compromessa (per esempio, un lieve deficit della memoria che si associ a un deficit medio-grave delle altre capacità cognitive indica la presenza di demenza di entità medio-grave). Per differenziare la demenza da patologie potenzialmente reversibili (come l'ematoma subdurale o l'idrocefalo normotensivo) il deficit intellettuale deve avere una durata di almeno 6 mesi. La diagnosi è ulteriormente supportata dalla presenza di altri deficit delle funzioni corticali come afasia, agnosia e aprassia.

Pare opportuna una digressione dedicata alla sola disciplina IC (Tabella 3.2) e incentrata sulle disposizioni ex D.M. del 5 febbraio 1992 specificamente prodotte per l'ottenimento di un'omogenea gradazione delle forme di demenza ed espressamente previste per il deficit di memoria (necessariamente collegato a un danno cerebrale dimostrabile mediante esami neuropsicologici, neuroradiologici e/o neurofisiologici), per i disturbi del comportamento (anch'essi necessariamente associati a un danno organico cerebrale dimostrabile mediante esami neuropsicologici, neuroradiologici e/o neurofisiologici) e per il deterioramento intellettivo.

Tabella 3.2 Invalidità civile: classificazione del deficit di memoria dei disturbi di comportamento e del deterioramento intellettivo

Deficit di memoria	
Lieve	Presenza di deficit della memoria di fissazione che interferisce solo occasionalmente con le attività della vita quotidiana
Medio	Deficit marcato della memoria di fissazione, che interferisce molto frequentemente con le attività della vita quotidiana
Grave	Deficit della memoria di fissazione e della memoria autobiografica, presenza di disorientamento spazio-temporale
Disturbi del comportamento	
Lievi	Riduzione incostante dell'iniziativa psicomotoria e comunicativa, e/o modico aumento dell'irritabilità, e/o occasionali accessi di comportamento violento non interpretabili come reazioni a stimoli ambientali; disturbi che non interferiscono in misura significativa con la possibilità di una vita di relazione sostanzialmente normale
Medi	Frequente riduzione dell'iniziativa psicomotoria e comunicativa, e/o aumento significativo della irritabilità, e/o frequenti accessi di comportamento violento non interpretabili come reazione a stimoli ambientali; disturbi che interferiscono in misura significativa con la possibilità di una vita di relazione normale
Gravi	Riduzione stabile dell'iniziativa psicomotoria e comunicativa; sistematica instabilità del tono dell'umore; frequenti accessi di comportamento violento non interpretabili come reazioni a stimoli ambientali, grave interferenza con la normale vita di relazione

(cont.)

Deterioramento intellettivo	
Lieve	Deficit di memoria lieve associato ad almeno due dei seguenti segni: disorientamento temporale; afasia lieve; disturbi del comportamento lievi insorti contestualmente ad altri segni
Medio	Deficit grave di memoria, disorientamento temporale, afasia lieve e media, autosufficienza nelle necessità personali della vita quotidiana
Grave	Deficit grave di memoria, disorientamento temporo-spaziale, afasia media e grave, disturbi del comportamento, dipendenza da altri per le necessità personali della vita quotidiana, disturbi sfinterici

Non essendo disponibili markers biologici in vivo, la diagnosi di demenza è sostanzialmente clinica. Gli esami di imaging encefalico (TAC e RMN) e l'elettroencefalografia possono essere utili per la diagnosi, ma di regola non sono indicativi della sua reale gravità. Gli esami strumentali hanno un ruolo prioritario nel confermare la possibile origine degenerativa della demenza oppure nell'identificarne altre cause (Tabella 3.3).

Note di diagnosi

Tabella 3.3 Cause di demenza [modificata da 4]

	% sul totale
Malattia	
Malattia di Alzheimer	50-60
Demenza vascolare	10-20
Farmaci e tossine (alcol compreso)	1-5
Masse intracraniche (tumori, ascessi, masse subdurali)	1-5
Anossia	
Traumi	
Traumi cranici	1-5
Idrocefalo normoteso	1-5
Malattie neurodegenerative	
Malattia di Parkinson	1
Malattia di Huntington	1
Paralisi sopranucleare progressiva	1
Malattia di Pick	1
Sclerosi laterale amiotrofica	

(cont.)

Degenerazioni spino-cerebellari	
Leucodistrofie	
Malattia di Wilson	
Infezioni	
Creutzfeld-Jakob	
AIDS	1
Encefaliti virali	
Leucoencefalopatia multifocale progressiva	
Neurosifilide	
Meningiti batteriche croniche	
Meningiti micotiche	
Deficit nutrizionali	
Sindrome di Wernicke-Korsakoff (deficit di B1/tiamina)	1
Deficit di B12 e/o di folati	
Pellagra	
Deficit metabolici	
Demenza dialitica	
Ipo- ed iper-tiroidismo	
Grave insufficienza renale	
Sindrome di Cushing	
Insufficienza epatica	
Malattie delle paratiroidi	
Malattie infiammatorie croniche	
Lupus, altre malattie del collagene con vasculite cerebrale	1
Sclerosi multipla	1
Malattia di Whipple	
Demenza dovuta ad altre malattie internistiche o a eziologia multipla	

NB: La mancata specificazione della percentuale indica una prevalenza inferiore all'1% dei casi totali.

Test diagnostici

Alcuni test consentono di stabilire la presenza di deficit cognitivi e di misurarne l'entità. La loro somministrazione ripetuta permette di valutare la progressione del deterioramento cognitivo.

Il *Mini Mental State Examination* (MMSE) (Cap. 19) [5] è il test più usato in Italia, perché facile da somministrare e dotato di buona specificità. È solitamente il primo test al quale sono sottoposti i pazienti con sospetto decadimento mentale.

Il suo punteggio totale è compreso tra un minimo di 0 e un massimo di 30 punti: un punteggio superiore a 26 è da considerarsi normale; un punteggio pari a 25-26 è considerato borderline; 24/30 è il punteggio di cut-off validato per la diagnosi di demenza [6]; un punteggio compreso tra 10 e 24 è indice di demenza da lieve a moderata; un punteggio inferiore a 10 è indicativo di una grave compromissione cognitiva e comportamentale.

Nel caso della demenza di Alzheimer, che rappresenta il 60% di tutte le demenze, la perdita di punteggio tende a essere nell'ordine di 3-4 punti l'anno [2], ma può variare da 1,9 fino a più di 5 l'anno, secondo la rapidità di progressione della malattia.

Il *Milan Overall Dementia Assessment* (MODA) (Cap. 19) [7] è un test italiano che trova sempre più largo uso nella valutazione dei deficit cognitivi. È costituito da una batteria in cui i dati sono raccolti sia con domande poste ai familiari, sia con test somministrati direttamente al paziente. Il punteggio può variare da un minimo di 0 a un massimo di 100. Rispetto al MMSE è più accurato, perché ispeziona domini cognitivi più numerosi. Una performance superiore a 89 è considerata normale; un punteggio inferiore a 85,5 è considerato sotto il cut-off di normalità; i soggetti con punteggi compresi tra il minimo di 85,5 e il massimo di 89 non possono essere formalmente certificati come *normali* o *deficitari*.

Ci sono circostanze cliniche in cui è utile paragonare i risultati ottenuti con la somministrazione del MODA e del MMSE. È possibile convertire i punteggi dell'uno nel punteggio dell'altro e viceversa applicando le seguenti formule [8]:
- punteggio MODA = 2,53 × punteggio MMSE + 21,55 (per esempio un punteggio MMSE di 12 è tradotto in un punteggio MODA di 51,9);
- punteggio MMSE = 0,25 × punteggio MODA + 1,05 (per esempio un punteggio MODA di 70,5 equivale a un punteggio MMSE di 18,7).

La *Wechsler Adult Intelligence Scale* (WAIS) (Cap. 19) valuta il livello d'intelligenza globale del soggetto, riassunto nel punteggio numerico del cosiddetto quoziente intellettivo (QI). Questo test è anche utilizzato per determinare l'eventuale presenza di deterioramento mentale che è considerato patologico quando è uguale o superiore al 20%.

Prognosi della demenza

Dall'esordio della demenza, i pazienti hanno sopravvivenza media di poco superiore ai 4 anni (4,1 anni i maschi, 4,6 le femmine). Entrando nel dettaglio delle classi anagrafiche, la sopravvivenza è in media di 10,7 anni per i pazienti di età compresa tra i 65 e i 69 anni; di 5,4 anni per i pazienti di età compresa tra i 70 e i 79 anni; di 4,3 per i pazienti di età compresa tra gli 80 e gli 89 anni; di 3,8 anni per i pazienti di età pari o superiore ai 90 anni.

Fattori prognostici significativi sono dunque il sesso e l'età di insorgenza. A questi si aggiunge il grado di salute psicofisica all'esordio: i pazienti in cattive condizioni di salute hanno una sopravvivenza media di circa 3,8 anni, mentre quelli con salute fisica eccellente hanno una sopravvivenza media di circa 4,9 anni [9].

Bibliografia essenziale

1. Bugiani O, Marcon G (2009) Terapia delle demenze degenerative primarie. In: Sghirlanzoni A (ed.) Terapia delle Malattie Neurologiche. 2nd edition. Springer-Verlag Italia, Milano, pp 187-207
2. American Psychiatric Association (1994) Diagnostic and Statistical Manual of Mental Disorders. 4th edition. Washington DC
3. World Health Organization (1993) The ICD-10 Classification of Mental and Behavioural Disorders: Diagnostic Criteria for Research. Geneva
4. Bosser M (1992) Dementia. In: Asbury AK, McKhann GM, McDonald (eds) Disease of the Nervous System: Clinical Neurobiology. 2nd edition. Saunders, Philadelphia, p 789
5. Folstein MF, Folstein SE, McHugh PR (1975) Mini Mental State Examination "Mini-mental state". A practical method for grading the cognitive state of patients for the clinician. J Psychiatr Res 12(3):189-198
6. Measso G, Cavarzeran F, Zappalà G et al. (1993) The mini-mental state examination: Normative study o fan Italian random sample. Dev Neuropsychol 977-985
7. Brazzelli M, Capitani E, Della Sala S et al. (1994) A neuropsychological instrument adding to the description of patients with suspected cortical dementia: the Milan overall dementia assessment. J Neurol Neurosurg Psychiatry 57(12):1510-1517
8. Cazzaniga R, Francescani A, Saetti C, Spinnler H (2003) How to calculate an MMSE score from a MODA score (and vice versa) in patients with Alzheimer's disease. Neurol Sci 24(4):261-267. 9. Xie J, Brayne C, Matthews FE (2008) Survival times in people with dementia: analysis from population based cohort study with 14 year follow-up. BMJ 336(7638):258-262

Ritardo mentale: sindromi malformative, congenite e perinatali

4

Tabelle di valutazione

Invalidità civile (IC)	
	%
Insufficienza mentale lieve	41-50
Insufficienza mentale media	61-70
Insufficienza mentale grave	91-100
Microcefalia (con esclusione di deficit di altre funzioni)	25
Paralisi cerebrale infantile con emiplegia o atassia	91-100
Mielomeningocele lombare	45
Sindrome di Down – Trisomia 21	75
Sindrome di Down – Trisomia 21 con ritardo mentale grave	100
Trisomia 18 (sindrome di Edwards)	100
Sindrome di Hartnup	95
Idrocefalo derivato	31-40

Come già anticipato nel precedente capitolo, questo ambito menomativo non essendo "acquisito", risulta tabellato soltanto in IC e la dizione utilizzata, "insufficienza mentale", è del tutto corrispondente a quella di "ritardo mentale" (RiMent) presente nella letteratura internazionale.

Il ritardo mentale (RiMent) è un'alterazione dello sviluppo che si manifesta prima dei 18 anni e impedisce il raggiungimento di un quoziente intellettivo (QI) superiore a 70, contro un normale di 100 [1]. Contrariamente a quanto avviene per la demenza, la diagnosi di ritardo mentale non richiede obbligatoriamente una compromissione della memoria.

Commento neurologico

Il RiMent può essere classificato come:
1. *lieve*, se il quoziente intellettivo è compreso tra 50-55 e 69;
2. *moderato*, tra 35-40 e 50-55;
3. *grave*, tra 20-25 e 35-40;
4. *molto grave*, se inferiore a 20-25;
5. *di gravità indeterminata*, quando il paziente non è testabile.

Ritardo mentale

A. Sghirlanzoni, U. Genovese, *Guida alla valutazione medico-legale del danno neurologico*, © Springer-Verlag Italia 2012

A tale riguardo, pare opportuno ricordare per l'IC quanto indicato nelle tabelle del
D.M. 5.02.1992 (Tabella 4.1) sia per i deficit delle funzioni intellettive, sia per
quelli della funzione psichica.

Tabella 4.1 Invalidità Civile (D.M. 5.02.1992)

Insufficienza intellettiva lieve	Deficit di memoria lieve associato ad almeno due dei seguenti segni: disorientamento temporale; afasia lieve; disturbi del comportamento lievi insorti approssimativamente insieme ad altri segni.
Insufficienza intellettiva media	Deficit grave di memoria, disorientamento temporale, afasia lieve e media, autosufficienza nelle necessità personali della vita quotidiana.
Insufficienza intellettiva grave	Deficit grave di memoria, disorientamento temporo-spaziale, afasia media e grave, disturbi del comportamento, dipendenza da altri per le necessità personali della vita quotidiana, disturbi sfinterici.
Deficit della funzione psichica lieve	QI accertato mediante test di WAIS tra 60 e 70%; disturbi emotivi apprezzabili a seguito di stress psichici; capacità di lavoro proficuo conservata, senza necessità di supervisione; capacità di affrontare i problemi economici e assistenziali.
Deficit della funzione psichica media	QI accertato mediante test di WAIS tra 50 e 60%; disturbi emotivi apprezzabili a seguito di stress psichici lievi; capacità al lavoro proficuo conservata, ma con necessità di supervisione; capacità di affrontare i problemi economici e assistenziali più semplici; necessità di un tutore o di un'assistenza sociale adeguata per i problemi più complessi.
Deficit della funzione psichica grave	QI accertato mediante test di WAIS tra 40 e 50%; disturbi emotivi gravi e frequenti; farmacoterapia con necessità di controlli frequenti e terapia psicologica di appoggio; capacità al lavoro proficuo abolita; necessità di un tutore o di un'assistenza sociale adeguata per tutti i problemi economici e assistenziali.

Tabella 4.2 Ritardo mentale: incidenza [3]

Ritardo psicomotorio (< 5 anni)*	54,4%
Ritardo mentale	45,6%
Ritardo mentale lieve	39,00%
Ritardo mentale moderato	29,00%
Ritardo mentale grave	39,00%

Tabella 4.3 Ritardo mentale: diagnosi nota

Sindromi genetiche	31,00%
Paralisi cerebrale infantile	29,00%
Disturbi pervasivi dello sviluppo	13,6%
Malformazioni del SNC	8,1%
Malattie metabolico-degenerative	8,1%
Malattie neuromuscolari	6,7%
Sindromi neurocutanee	2,8%
* ritardo psicomotorio = ritardo mentale (bambini di età inferiore a 5 anni).	

Il RiMent è presente nel 3% dei neonati, di questi il 2,5% ha un ritardo lieve, lo 0,4% moderato e lo 0,1% grave [2], con un rapporto maschio/femmina di 1,6/1.

Il RiMent si manifesta in oltre la metà dei pazienti autistici o portatori di paralisi cerebrale ed è il denominatore comune della maggior parte delle malattie del Sistema Nervoso Centrale (SNC) del bambino [3].

Nelle Tabelle 4.2 e 4.3 sono riportate l'incidenza e le cause di RiMent riscontrate in un gruppo di pazienti italiani.

Si definisce microcefalia la riduzione della circonferenza cranica che superi di tre deviazioni standard quella media della popolazione corrispondente per età e sesso. Il microcefalo può essere primario o secondario. Quello primario ha origine genetica con possibile ereditarietà autosomica dominante, oppure è associato a diverse sindromi tra le quali la Down e la sindrome di Edwards. Quello secondario o non genetico ha cause diverse che vanno dall'esposizione a radiazioni, a infezioni (specialmente congenite da citomegalovirus, rosolia, toxoplasmosi) a tossici, alla sofferenza ischemica-anossica.

Microcefalia

La paralisi cerebrale infantile è solitamente provocata da asfissia connatale ed è ormai quasi esclusiva dei nati pre-termine. La sua incidenza è di 2/1000 nati vivi.

Se il deficit motorio coinvolge i quattro arti, la prognosi è determinata dalla gravità della paralisi. La tetraplegia isolata comporta un aumento del rischio relativo di morte di 3,8 volte superiore a quella della popolazione dei bambini cerebrolesi non tetraparetici.

I bambini che devono essere nutriti per sondino hanno mortalità molto maggiore di quelli in grado di alimentarsi per bocca, probabilmente perché l'incapacità di nutrirsi in modo naturale si associa ad altre gravi alterazioni funzionali.

Paralisi cerebrale infantile

Mielomeningocele

Il termine *disrafismo spinale* include i quadri patologici che derivano dall'incompleta formazione/saldatura delle strutture mediane del rachide e dell'occipite.

I disrafismi spinali possono essere occulti o aperti. Il termine "occulto" indica un difetto non visibile perché ancora coperto dalla cute. In questo caso non si osservano in genere processi distruttivi a carico del midollo, ma solo displasie di grado variabile.

Il meningocele e il mielomeningocele sono malformazioni "disrafiche" aperte, spesso definite come "spina bifida cistica", perché il difetto di saldatura degli archi vertebrali posteriori porta alla formazione di una tumefazione cistica visibile esternamente. Nell'80% dei casi la loro localizzazione è lombare e, ancora nell'80% dei casi, queste malformazioni sono rivestite da cute non integra.

I meningoceli (erniazione delle sole meningi) generalmente non si associano a deficit neurologico.

Nei mielomeningoceli (erniazione di meningi e midollo spinale), la regione priva di copertura contiene anche le radici e il midollo spinale. La sindrome neurologica che ne consegue è caratterizzata da paraparesi o paraplegia, ipo-anestesia a carico degli arti inferiori e sellari, deficit del controllo sfinterico. Il mielomeningocele è spesso associato a stiramento verso il basso delle strutture cerebellari, in particolare delle tonsille (sindrome di Arnold-Chiari).

Sindrome di Down

Nella valutazione tabellare dell'IC, quella di Down è la sindrome più rilevante.

La sindrome, anche nota come mongoloidismo, è provocata da una trisomia del cromosoma 21 o da una sua traslocazione (3%). L'incidenza di 1/700-800 nascite rende questa sindrome la più comune causa identificabile di RiMent. Il deficit è spesso moderato (QI 50-60), ma può variare tra 20 e 70.

Testa rotonda, mani tozze con unica plica palmare, epicanto, rima palpebrale obliqua verso l'alto, lingua ingrossata sono le caratteristiche morfologiche classiche del Down.

Circa il 20% dei pazienti affetti da Down manifesta problemi comportamentali: *attention-deficit/hyperactivity disorder* (ADHD), depressione, deficit del linguaggio, aggressività, autismo.

Negli ultimi 20-30 anni l'attesa di vita del paziente Down si è accresciuta fino a raggiungere l'età adulta. Escludendo il primo anno dalla nascita, dal secondo anno in poi la caduta dell'aspettativa di vita rispetto ai normali è del 10% fino a 30 anni (da 74 a 64%) e del 20% tra i 40 e i 70 anni (57 verso 37%) (Tabella 4.4) [4].

Probabilmente l'aumento della mortalità dopo i 40 anni dipende dalla demenza, simile a quella di Alzheimer, che interessa i pazienti Down anche in età relativamente giovanile.

Il confronto sull'aspettativa di vita è solitamente effettuato tra pazienti Down e pazienti con RiMent di qualsiasi altra causa, perché le singole cause di RiMent non-Down sono rare a sufficienza da rendere difficili i confronti tra le malattie specifiche. L'aspettativa di vita dei pazienti Down e non-Down è simile fino ai 35 anni. A partire da tale età la percentuale di mortalità raddoppia ogni 6,3 anni nel Down (errore standard [ES] = 0,4), mentre raddoppia ogni 9,6 anni nelle sindromi non Down (ES = 0,3) e ogni 8 anni nel normale. In tutte e due le popolazioni Down e non Down, l'attesa di vita diminuisce nettamente con la maggiore gravità del deficit mentale: è complessivamente di soli 35-40 anni per i bambini di 1-5 anni portatori di insufficienza molto grave, di 52 anni per quelli con deficit lieve (Tabella 4.4).

Tabella 4.4 Aspettativa di vita nei normali e nei pazienti con ritardo mentale lieve o medio, sia Down sia non Down [modificata da 4]

Età (anni)	Normale (anni)	S. di Down	% del normale	S. non Down
1	75,0	55,4	74	64,8
5	71,2	51,8	73	62,0
10	66,2	47,5	72	57,9
15	61,3	43,1	70	53,5
20	56,6	38,8	69	49,1
25	51,9	34,5	67	44,9
30	47,1	30,2	64	40,5
35	42,5	25,8	61	36,3
40	37,6	21,4	57	32,1
45	33,0	17,2	52	28,2
50	28,6	13,4	46	24,2
55	24,4	11,0	45	20,4
60	20,5	8,2	40	17,3
65	16,9	6,2	37	14,2
70	13,5	5,0	37	11,6
75	10,6	3,5	33	10,1

NB: Dalla tabella si evince che un individuo normale di 50 anni ha un'aspettativa di vita di altri 28,6 anni, contro i 13,4 di un paziente Down (pari al 46% del normale) e i 24,2 di una persona con ritardo mentale non-Down.

La sindrome di Edwards ha incidenza di 1/6500 nati ed è possibile causa di microcefalia. L'alterazione che ne è alla base è una trisomia del cromosoma 18. Gli affetti hanno basso peso alla nascita e presentano malformazioni costituite da microstomia, micrognazia, impianto basso delle orecchie, piede valgo convesso, dita deformi in flessione, cardiopatia congenita, poligiria ed eterotopie corticali.

Trisomia 18 (sindrome di Edwards)

La malattia di Hartnup, nota anche come dermatosi simil-pellagrosa, è un disturbo autosomico recessivo dell'assorbimento degli aminoacidi neutri, particolarmente del triptofano. I pazienti presentano eruzioni cutanee simili a quelle della pellagra, atassia cerebellare e grossolana aminoaciduria.

Malattia di Hartnup

L'idrocefalo consiste in una dilatazione dei ventricoli cerebrali da aumento della volume liquorale. Le sue cause sono molteplici (malformative, infiammatorie, ostruttive, ex vacuo, da eccessiva produzione o da deficit di assorbimento liquorale). La sintomatologia classica da esso provocata si riassume nella triade costituita da disturbi del cammino, alterazioni sfinteriche, deficit intellettuali. La deriva-

Idrocefalo

zione del liquor dai ventricoli cerebrali ha lo scopo di ridurre la pressione endocranica eventualmente presente.

Nota medico-legale

Pare opportuno per ultimo riportare una circolare ministeriale (Ministero del Tesoro Direzione dei Servizi Vari e delle Pensioni di Guerra 26 marzo 1997, n. 30) inerente alla "valutazione medico-legale della sindrome di Down in invalidità civile e requisiti per la concessione dell'indennità di accompagnamento".

Al fine di un corretto giudizio medico-legale appare fondamentale sottoporre il paziente ai test psicometrici per la valutazione del Q.I. (test di Wais, testi di Wechsler-Bellevue etc.), tenendo però presente che i gradi del Q.I. stesso (D.M. 5.2.1992) costituiscono solo un guida e vanno integrati anche in rapporto all'età, con ulteriori e importanti informazioni concernenti il quadro clinico generale, il curriculum scolastico, le attività post-scolastiche, il comportamento o le potenzialità del comportamento nei comuni atti della vita quotidiana, la capacità di adattamento etc.

Indubbiamente non tutti i casi sono uguali, ma in un certo numero di soggetti osservati, si rilevano percentuali di invalidità inferiori al 100%. La capacità lavorativa della persona Down è ampiamente confermata da diversi e concreti inserimenti nel mondo del lavoro.

Solo nel caso di condizioni primarie e/o complicate che rendono compatibile l'applicazione degli articoli di cui alle leggi n. 18/1980 e n. 508/1988, per il determinarsi dei relativi requisiti sanitari, è possibile concedere l'indennità di accompagnamento. Vanno allora specificate chiaramente nel giudizio diagnostico le motivazioni che giustificano l'eventuale riconoscimento (cfr. anche D.M. 5.2.1992, pag. 15).

In tal senso è bene rappresentare che "... per atti quotidiani della vita devono intendersi quelle azioni elementari che espleta quotidianamente un soggetto normale di corrispondente età e che rendono il minorato, che non è in grado di compierle, bisognevole di assistenza continua" (circolare del Ministero della Sanità, Dir. Gen. Serv. Di Medicina Sociale, del 4 dicembre 1981). Analoghi indirizzi sono anche recepiti nella circolare direttoriale di questa Direzione Generale (n. 14 del 1992) che fornisce indicazioni sulla corretta valutazione della materiale capacità del soggetto di espletare autonomamente e sufficientemente quel minimo di funzioni di accudimento della persona e di relazione, indispensabili per lo svolgimento degli atti quotidiani, non lavorativi, della vita. Per i minori di anni 18, la concessione dell'indennità di frequenza (L. n. 289/1990) risponde all'esigenza di assicurare un sostegno per chi, a seguito della minorazione, necessiti di ricorso continuo e anche periodico a trattamenti riabilitativi o terapeutici.

In conclusione: il problema medico-legale che, di norma, si pone nei soggetti con sindrome di Down, non è quello di riconoscere l'infermità, solitamente ben evidenziabile sul piano clinico specie nelle forme tipiche, quanto soprattutto quello di valutarne la diversa espressività morbosa e cioè la diversa gravità.

Si tratta di stabilire a quale dei codici tabellari debba farsi riferimento e se coesistano i requisiti per l'applicazione della legge n. 18/1980 (indennità di accompagnamento) o, in subordine, quelli della legge n. 289/1990 (indennità di frequenza) mediante una valutazione approfondita delle patologie riscontrate (con particolare riguardo alla gravità del ritardo mentale e alle capacità nel porre in essere gli atti della vita quotidiana) tenendo conto dei costanti criteri di valutazione del concorso e/o coesistenza di altre infermità.

In tal senso, si dimostrano fondamentali, ai fini di una valutazione coerente, la collaborazione tra paziente e medico attraverso l'indagine anamnestica volta a determinare l'esatto svolgersi del curriculum vitae e di una giornata "tipo" dell'interessato e il supporto qualificato della documentazione sanitaria presentata (dati genetici, rapporto scolastico o dell'insegnante di sostegno, cartelle cliniche, attestati U.S.L. etc.).

Bibliografia essenziale

1. American Psychiatric Association (1994) Diagnostic and Statistical Manual of Mental Disorders. 4th edition. Washington DC
2. Greydanus DE, Pratt HD (2005) Syndromes and disorders associated with mental retardation. Indian J Pediatr 72:859-864
3. Pantaleoni C, Doz M, Bulgheroni S et al. (2007) Neurodiagnostic for children with mental retardation. In: Riva D, Bulgheroni S, Pantaleoni C (eds) Mental Retardation. Mariani Foundation Paediatric Neurology: 18. John Libbey Eurotest, pp 13-17
4. Strauss D, Eyman RK (1996) Mortality of people with mental retardation in California with and without Down syndrome, 1986-1991. AJMR 100:643-653

5

Afasie

Tabelle di valutazione

Responsabilità civile (RC)		%
Afasia motoria o dell'area di Broca, forma lieve		10-20
Afasia motoria o dell'area di Broca, dalla forma media alla forma grave		21-45
Afasia senso-percettiva o dell'area di Wernicke	forma lieve	10-20
	forma media	21-45
	forma grave	46-60
Afasia globale, forma da media a grave (fino alla impossibilità di comprendere il linguaggio parlato)		60-80

Assicurazione privata (AP)		ANIA %	INAIL %
Afasia motoria o dell'area di Broca, forma lieve		10-20	13-27
Afasia motoria o dell'area di Broca, dalla forma media alla forma grave		21-45	28-60
Afasia senso-percettiva o dell'area di Wernicke	forma lieve	10-20	13-27
	forma media	21-45	28-60
	forma grave	46-60	61-80
Afasia globale, forma da media a grave (fino alla impossibilità di comprendere il linguaggio parlato)		60-80	80-100

(cont.)

A. Sghirlanzoni, U. Genovese, *Guida alla valutazione medico-legale del danno neurologico*,
© Springer-Verlag Italia 2012

Infortunistica del lavoro (IL)

		%
Afasia non fluente (linguaggio agrammatico o telegrafico, comprensione sufficiente, ripetizione ed espressione orale ridotte o abolite, la denominazione degli oggetti può rilevare risposte parafasiche. I pazienti sono consci della propria menomazione e sono depressi. Si adattano alla vita quotidiana per la comprensione sufficientemente intatta)	sfumata	10
	lieve	Fino a 20
	media	Fino a 30
	grave	Fino a 45
Afasia fluente (comprensione orale e ripetizione abolite, espressione orale abbondante, scorrevole, priva di sostantivi e con molte parafasie o gergofasie. I pazienti non si rendono conto del loro deficit e spesso vengono considerati psicotici data la mancanza di emiparesi. Le forme lievi possono evolvere verso un'afasia di conduzione o verso una afasia anomica)	sfumata	Fino a 20
	lieve	Fino a 35
	media	Fino a 45
	grave	Fino a 65
Afasia globale (gravi turbe della comprensione, della ripetizione, dell'espressione, della lettura e della scrittura. Disabilità cronica e severa)	media	Fino a 65
	grave	> 80

Invalidità civile (IC)

	%
Afasia lieve (disturbo del linguaggio lieve: la produzione orale e/o scritta veicola una quantità ridotta di informazioni per la presenza di disturbi grammaticali o di frequenti anomie, per la produzione di un numero elevato di parole non adeguate al contesto comunicativo sul piano del significato, o per la produzione di frequenti distorsioni fonetiche o neologismi; la comunicazione gestuale è conservata; la comprensione di frasi nella modalità orale e/o scritta è compromessa; la comprensione di parole isolate è normale o solo lievemente compromessa[1])	21-30

(cont.)

---

[1] Dalla sezione Indicazioni per la Valutazione dei Deficit Funzionali (ex DM 5 febbraio 1992).

Afasia media (disturbo del linguaggio medio: la comunicazione linguistica è notevolmente ridotta ma ancora possibile attraverso la produzione di linguaggio, orale o scritto, frammentario o attraverso una quantità sufficiente di parole adeguate al contesto comunicativo nell'ambito di un linguaggio fluente ma contenente numerosi termini generici o incomprensibili neologismi. Sono presenti difficoltà nella comunicazione gestuale; la comprensione di parole e/o frasi nella modalità orale e/o scritta è compromessa[2])	61-70
Afasia grave (disturbo del linguaggio grave: la comunicazione linguistica consiste in parole o brevi frasi stereotipate o in frasi che contengono solo pochi termini adeguati al contesto comunicativo o in sequenza di termini incompatibili – neologismi. La comprensione di parole e di frasi è gravemente compromessa o è sostanzialmente abolita[3])	91-100

La casistica medico-legale in tema di sindromi afasiche è più che mai ampia e variegata, perché l'afasia può essere provocata da eventi traumatici connotati da violenza eziologica (tipico interesse RC, AP infortuni, IL e IC) oppure da affezioni di natura vascolare acuta, flogistica sub-acuta, oppure ingravescenti da affezioni degenerative (tipico interesse RC, AP malattia e IC).

Analizzando nel dettaglio le tabelle di ambito RC, AP e IL, si evidenzia una similare tripartizione delle forme afasiche secondo criterio sistematico (RC: afasia di Broca, afasia di Wernicke e afasia globale; AP: afasia di Broca, afasia di Wernicke e afasia globale; IL: afasia non fluente, afasia fluente e afasia globale). Prescindendo da classificazioni di natura sistematica e comunque prevedendo un florido vademecum interpretativo intrinseco, le tabelle IC si caratterizzano invece per un'impostazione incentrata sul riflesso menomativo dell'affezione e forniscono così uno strumento maggiormente funzionale nell'ottica della valutazione – necessariamente *time sparing* – delle Commissioni ASL.

Commento medico-legale

Le afasie sono disturbi acquisiti del linguaggio caratterizzati da combinazioni diverse di deficit della capacità di esprimersi, di comprendere, di ripetere, di leggere e di scrivere.

Le sindromi sono causate da una varietà di affezioni cerebrovascolari, traumatiche e degenerative che coinvolgono l'emisfero dominante.

I dati sull'incidenza dell'afasia sono limitati. L'ictus ne è probabilmente la causa più frequente: si stima infatti che sia afasico il 20% dei pazienti che ne sono colpiti.

Commento neurologico

Le principali sindromi afasiche sono elencate di seguito (v. Cap. 19 e Tabella 5.1).

1. *Afasia "espressiva" o di Broca*. È dovuta a lesioni che interessano le regioni frontali postero-inferiori dell'emisfero cerebrale dominante. Questa afasia è spesso associata a emisindrome piramidale.

Afasie

---

[2] Dalla sezione Indicazioni per la Valutazione dei Deficit Funzionali (ex DM 5 febbraio 1992).
[3] Dalla sezione Indicazioni per la Valutazione dei Deficit Funzionali (ex DM 5 febbraio 1992).

2. *Afasia "recettiva" o di Wernicke*. È una forma di afasia dovuta a lesioni che coinvolgono la regione temporale postero-superiore, la corteccia associativa uditiva, il giro angolare e il giro sopra-marginale dell'emisfero cerebrale dominante. L'afasia di Wernicke è spesso associata a disturbi visivi campimetrici.

3. *Afasia globale*. È una forma di afasia dovuta a distruzione delle aree del complesso linguistico perisilviano dell'emisfero cerebrale dominante. L'afasia globale è tipicamente associata a emisindrome piramidale e a disturbi visivi campimetrici.

4. *Afasia di conduzione*. Questa forma di afasia è dovuta a lesioni del fascicolo arcuato che collega l'area di Wernicke con quella di Broca. Nell'emisfero dominante, la compromissione del collegamento tra le due aree fa sì che il paziente comprenda quanto gli si dice, possa parlare correttamente, ma non ripeta quanto ha ascoltato e compreso. La cattiva ripetizione ne è quindi la principale caratteristica.

5. *Afasia anomica*. L'anomia è presente in tutti i tipi di afasia. Si parla di anomia pura (o afasia anomica) quando il deficit linguistico è caratterizzato da incapacità di denominazione con relativa conservazione delle altre funzioni linguistiche. L'anomia pura è condizione frequentemente associata alla senescenza.

6. *Afasie trans-corticali*. Le afasie trans-corticali sono sindromi afasiche provocate da alterazioni che non coinvolgono direttamente le aree perisilviane dell'emisfero cerebrale dominante, ma che le disconnettono dal resto dell'encefalo.

7. *Afasie sottocorticali*. Queste sindromi sono dovute a lesioni (a sede appunto sottocorticale) a carico del putamen, della capsula interna e del caudato.

Tabella 5.1 Caratteristiche delle principali sindromi afasiche [modificata da 1]

	Fluenza	Comprensione	Ripetizione	Denominazione	Lettura	Scrittura
Broca	–	+	–	–	–	–
Globale	–	–	–	–	–	–
Wernicke	+	–	–	–	–	–
Conduzione	+	+	–	+/–	+	+
Anomica	+	+	+	–	+	–
Trans-cort motoria	–	+	+	–	–	–
Trans-cort sensoriale	+	–	+	–	–	–

+, funzione relativamente conservata; –, funzione alterata; +/–, funzione lievemente alterata.

L'approccio diagnostico al paziente afasico è anzitutto di tipo clinico. Gli esami di neuroimaging sono di solito impiegati per definire la sede, l'estensione e le possibili cause della lesione che è alla base della sindrome afasica.

La specificazione diagnostica riguardante il tipo e la gravità della sindrome afasica è invece affidata a test neuropsicologici specifici (v. Cap. 19), come l'Aachener Aphasia Test (AAT) [2], oppure a uno dei test italiani utilizzati per la valutazione delle sindromi afasiche [3].

Molto impiegato per la valutazione dei pazienti afasici è il *test dei gettoni*[4] (v. Cap. 19) [4] che – anche nella sua versione abbreviata – analizza in modo rapido e preciso le capacità di comprensione del linguaggio parlato e determina la gravità del deficit [5]. La versione abbreviata di questo test comprende 36 comandi orali di complessità crescente, ai quali consegue l'assegnazione di punteggi pari a 1 (comando eseguito correttamente alla prima formulazione), 0,5 (comando eseguito correttamente alla seconda formulazione) oppure 0 (comando non eseguito correttamente). Il punteggio globale deriva dalla somma dei 36 score intermedi e ha limite massimo uguale a 36 (condizione normale) e limite minimo uguale a 0 (condizione di estrema compromissione funzionale).

Il test è molto sensibile perché – con un margine di errore ridotto al 7% – identifica come afasici i pazienti che ottengano un punteggio inferiore al cut-off fissato a 29 (Tabella 5.2). Inoltre, il test dei gettoni è stato articolato in modo da indicare la gravità dell'afasia e – in caso di afasia non fluente – il cut off di 17 permette di distinguere le forme di afasia globale (punteggio globale regolarmente inferiore a 17) dalle forme afasiche di Broca (punteggio globale regolarmente pari o superiore a 17). In Tabella 5.2 si trova una guida sintetica all'interpretazione dei risultati.

Tabella 5.2 Valutazione della comprensione nei pazienti afasici con il test dei gettoni [5]

Punteggio	Deficit	Pazienti afasici (Tot. 200) (%)
36-29	Nessuno	7
28-25	Lieve	10
24-17	Moderato	38
16-9	Grave	29
8-0	Molto grave	16

Come avviene per tutte le lesioni del sistema nervoso centrale, anche nel caso delle sindromi afasiche il danno subito dall'encefalo si può considerare sostanzialmente stabilizzato a distanza di 6 mesi-un anno dall'insorgenza.

La rieducazione del linguaggio può migliorare le prestazioni linguistiche, purché la rieducazione cominci entro i primi sei mesi dall'insorgenza della sindrome e il paziente venga sottoposto ad almeno tre sessioni settimanali di rieducazione [6].

---

[4] Art. 2 della Legge n. 118 del 10 marzo 1971.

L'approccio medico-legale al paziente afasico può ben difficilmente prescindere dal preliminare contributo diagnostico neurologico e neuropsicologico. Solo un dettagliato inquadramento clinico e testistico della sindrome recata dal paziente pone infatti valide e oggettive basi per l'opera medico-legale di valutazione e quantificazione della menomazione corrente.

La valutazione medico-legale – da auspicarsi in epoca post-stabilizzazione o comunque da immaginarsi *ab initio* articolata in plurime sedute di revisione – deve necessariamente valorizzare il puro deficit di funzione neurologica, la pratica ripercussione del deficit oggettivato nella quotidianità sociale e lavorativa del paziente e ancora l'eventuale presenza collaterale di altri reperti neuropatologici[5] riconducibili alla stessa causa della sindrome afasica (per esempio, sindromi piramidali in soggetti con afasia di Broca, disturbi visivi campimetrici in soggetti con afasia di Wernicke).

Quale criticità metodologica deve opportunamente segnalarsi l'eventualità di difficile/impossibile interrelazione tra medico legale e paziente, con la conseguente necessità – per esempio in corso di accertamento tecnico *super partes* – di ottenere una condivisa[6] soluzione per la definizione dell'idonea cornice anamnestica[7] e di fornire una limpida e ufficiale registrazione tanto del problema incontrato, quanto della soluzione adottata.

Argomento di espresso interesse medico-legale risulta essere[8] la corrente o pregressa indicazione clinica – per il soggetto valutato – a percorsi di riabilitazione del linguaggio. La ponderazione tecnica di tale elemento dovrà sempre essere condotta – meglio se a valle della definizione specialistica di un piano riabilitativo individuale – con sufficiente cognizione del duplice requisito di efficacia clinica: l'avvio dell'iter rieducativo entro i primi sei mesi dall'insorgenza della sindrome afasica, e la prospettazione di un intenso protocollo rieducativo con sedute almeno trisettimanali.

Oltre all'esecuzione dei test neuropsicologici, un utile ausilio per la stima del danno si può reperire in una tabella delle *Guides to the Evaluation of Permanent Impairment* dell'AMA [7] che esamina le possibilità di comunicazione del paziente nella vita quotidiana e le sue conseguenti possibilità di partecipazione sociale. Nella Tabella 5.3 si è proceduto a modificare le percentuali indicate nel testo originale con le forme (sfumata, lieve, media, grave) contenute nelle diverse tabelle riportate, così da poterne agevolmente usufruire per la percentualizzazione nei diversi ambiti.

---

[5] Di impatto menomativo possibilmente minore.
[6] Tra tecnici d'Ufficio e di Parte.
[7] Per esempio a mezzo del contributo di un parente stretto.
[8] Specialmente in ambito RC.

Tabella 5.3 Valutazione dei disturbi del linguaggio [modificata da 7]

Descrizione	Forma
Minimi deficit di comprensione e di produzione dei simboli linguistici necessari per le attività della vita quotidiana	Sfumata-lieve
Moderata compromissione della comprensione e della produzione dei simboli linguistici necessari per l'attività della vita quotidiana	Media
Grave compromissione della capacità di produrre e incapacità di comprendere simboli linguistici necessari per l'attività della vita quotidiana	Grave
Assenza totale di comprensione o di capacità di simboli linguistici	Molto grave

Bibliografia essenziale

1. Cambell WW (2005) Disorders of Speech and Language. In: DeJong's The Neurologic Examination. 6th edition. Lippincott Williams & Wilkins. Philadelphia, pp 71-90
2. Huber W, Poeck K, Willmes K (1984) The Aachen Aphasia Test. Adv Neurol 42:291-303
3. Ciurli P, Marangolo P, Basso A (1996) Esame del linguaggio (2nd edition) Organizzazioni Speciali, Firenze
4. De Renzi E, Vignolo LA (1962) The token test: A sensitive test to detect receptive disturbances in aphasics. Brain 85:665-678
5. De Renzi E, Faglioni P (1978) Normative data and screening power of a shortened version of the Token Test. Cortex 14(1):41-49
6. Basso A, Capitani E, Vignolo LA (1979) Influence of rehabilitation on language skills in aphasic patients. A controlled study. Arch Neurol 36(4):190-196
7. Rondinelli RD (ed) (2008) The Central and Peripheral Nervous System. In: Guide to the Evaluation of Permanent Impairment. 6th edition. American Medical Association. Chicago, pp 321-345

Sindromi temporali, sindromi parietali, sindrome occipitale e alessia/dislessia

6

Tabelle di valutazione

Responsabilità civile (RC)		
		%
	Forma lieve	20-30
Emisomatoagnosia	Forma media	31-40
	Forma grave	41-60
Dislessia con deficit incompleto alla lettura		15-20
Alessia con totale incapacità alla lettura		35

Assicurazione privata (AP)		ANIA %	INAIL %
	forma lieve	20-30	27-40
Emisomatoagnosia	forma media	31-40	41-53
	forma grave	41-60	54-80
Dislessia con deficit incompleto alla lettura		15-20	20-27
Alessia con totale incapacità alla lettura		35	46,5

Invalidità civile (IC)	
	%
Sindrome parietale con emianopsia a quadrante	20
Sindrome parietale aprassia bilaterale delle mani	41-50
Sindrome occipitale con emianopsia controlaterale	41-50
Emianopsia binasale	20
Emianopsia bitemporale	60
Emianopsia inferiore	41

(cont.)

A. Sghirlanzoni, U. Genovese, *Guida alla valutazione medico-legale del danno neurologico*,
© Springer-Verlag Italia 2012

Emianopsia nasale	10
Emianopsia omonima	40
Emianopsia superiore	10
Emianopsie monoculari, con conservazione del visus centrale	20
Emianopsie monoculari, senza conservazione del visus centrale	60
Quadrantopsie: superiore o inferiore	10
Acalculia	10

Commento neurologico

Per la sintetica trattazione delle sindromi frontali si rimanda ai capitoli dedicati (Cap. 1 e 19).

Sindromi temporali

Le lesioni di aree dei lobi temporali possono provocare sindromi a contenuto sensoriale (deficit visivi, uditivi, olfattivi e gustativi), disturbi nella percezione del tempo, anomalie della funzione mnesica o linguistica e, ancora, alterazioni dell'emotività e del comportamento.

Le sindromi visive da lesione del lobo temporale determinano in genere difetti campimetrici aventi forma di quadrantopsia superiore e possono altresì provocare allucinazioni, macropsie e micropsie.

Sindromi parietali

Le lesioni della corteccia sensitiva parietale possono provocare sindromi a vario contenuto visivo, sensitivo e agnosico.

Le lesioni parietali profonde, al confine con il lobo temporale (interessamento della radiazione genicolo-calcarina) possono determinare deficit campimetrici aventi forma di emianopsia oppure quadrantopsia omonima [1].

Lesioni a carico della corteccia sensitiva parietale (e/o del talamo) provocano deficit sensoriali a carico dell'emisoma controlaterale. In questo caso l'anestesia è rara, ma è possibile un aumento della soglia per tutte le forme di sensibilità anche se, di massima, le sensibilità superficiali sono scarsamente compromesse rispetto alla discriminazione tattile e alla capacità di localizzare con precisione la parte del corpo stimolata (sensibilità localizzatoria). L'ipoestesia prevale spesso all'arto superiore rispetto all'inferiore, al tronco o al viso.

L'inattenzione sensitiva (o estinzione) è un altro frequente segno di lesione del lobo parietale: il paziente avverte le stimolazioni isolate dell'emisoma deficitario e invece le perde quando le stimolazioni sono bilaterali, perché in questo caso avverte solo quelle relative all'emisoma non compromesso (v. Cap. 19).

Alterazioni a carico delle aree associative dei lobi parietali (e temporali) in cui sono elaborate le informazioni sensitive multimodali preludono a sindromi a componente agnostica, intendendo per *agnosia* la perdita della capacità di riconoscere significato o rilevanza degli stimoli sensitivi, in assenza di altri deficit cognitivi, di attenzione o di coscienza.

Le lesioni della regione parietale posteriore dell'emisfero non dominante possono provocare una varietà di sintomi, tra i quali il più importante e frequente è l'emi-inattenzione (o *emi-neglect*) nei confronti dell'emi-spazio controlaterale al lato leso (v. Cap. 19). Tale disturbo è presente nel 30-60% dei pazienti con lesioni focali destre e consiste nell'incapacità di rilevare, esplorare e gestire lo spazio controlaterale all'emisfero danneggiato [2]. Oltre allo spazio extra-personale, il *neglect* può interessare un emicorpo del paziente con aspetti drammaticamente paradossali di mancata pulizia, vestizione e mancata cura di un'intera metà corporea. Il *neglect* può inoltre pervenire a una condizione di non coscienza, negazione e anosoagnosia per i deficit che coinvolgono la parte sinistra del corpo (emiplegia, emianopsia, emianestesia). In caso di anosognosia per l'emiplegia, il paziente non ignora la sua metà corporea sinistra, ma non ne riconosce la paralisi fino a negare il proprio stato di malattia. In casi estremi, questi pazienti possono arrivare a sostenere che l'emisoma paralizzato non appartenga al loro corpo (emisomatoagnosia), oppure – sempre non ammettendo la propria paralisi – possono affermare che non riescono a muovere gli arti perché semplicemente stanchi e non malati [2].

Pazienti con lesioni del lobo parietale possono anche presentare sindromi a contenuto aprassico.

Sindrome occipitale

Il lobo occipitale è completamente coinvolto in funzioni direttamente o indirettamente collegate alla visione. Le sue lesioni provocano dunque deficit campimetrici aventi tipica forma di emianopsia, quadrantopsia oppure scotomi laterali omonimi.

Nell'*agnosia visiva*, le lesioni della corteccia visiva primaria causano perdita della capacità di riconoscere e definire gli oggetti guardati e correttamente percepiti. Il deficit agnosico si può spingere fino alla mancata coscienza della propria minorazione visiva e quindi fino alla mancata coscienza della propria cecità [3]. Varianti specifiche di agnosia visiva sono la prosopagnosia (incapacità di riconoscere volti in precedenza familiari e di memorizzare volti nuovi) e l'acromatopsia (incapacità di discriminare i vari colori).

Sindrome alessica/dislessica, agrafica

Si definisce *alessia* la perdita della capacità di leggere in assenza di disturbi visivi.

Il paziente alessico non acquisisce (oppure perde) la capacità di riconoscere, interpretare e richiamare il significato dei simboli del linguaggio scritto; è incapace di tradurre in suono la parola scritta e di attribuirle il giusto significato, nonostante possa parlare senza difficoltà e possa capire in modo altrettanto efficace quanto gli viene detto.

Nei paesi anglosassoni il termine *dislessia* è riservato ai casi in cui il disturbo riguarda l'incapacità di apprendimento della lettura, mentre con *alessia* è indicata la perdita della capacità di leggere. In Italia i due termini sono in genere impiegati come sinonimi [4] per indicare un deficit provocato da lesioni a carico del giro angolare (porzione del lobulo parietale inferiore) dell'emisfero cerebrale dominante o delle connessioni di tale distretto con la corteccia visiva (regione che – secondo Geschwind – "...traduce in linguaggio scritto il linguaggio parlato e viceversa...").

È invece definita *agrafia* la perdita della capacità di scrittura che non sia dovuta ad astenia, incoordinazione oppure altra accertata disfunzione neurologica. In generale, l'alessia è associata ad alterazioni della scrittura (agrafia) o della parola (afasia). In particolare, l'alessia dovuta ad alterazioni parieto-temporali è accompagnata da agrafia, mentre l'alessia da lesioni occipitali è associata a emianopsia omonima. L'alessia da lesione occipitale può anche presentarsi in forma pura: i pazienti sono cioè totalmente incapaci di identificare le parole lette, ma conservano la capacità di scrivere sia spontaneamente sia sotto dettatura [4].

Bibliografia essenziale

1. Campbell WW (ed) (2005) Functions of the Cerebral Cortex and regional Cerebral Diagnosis. In: DeJong's The Neurologic Examination. 6th edition. Harper and Row, Publisher, Inc, pp 57-62
2. Vallar G (2007) Spatial Neglect, Balint-Holmes' and Gerstmann's Syndromes, and Other Spatial Disorders. CNS Spectr 12(7):527-536. Review.
3. Campbell WW (ed) (2005) Disorders of Speech and Language. In: DeJong's The Neurologic Examination. 6th edition. Harper and Row, Publisher, Inc; pp 71-90
4. Denes G, Cipollotti L (1990) Dislessie e disgrafie acquisite. In: Denes G, Pizzamiglio L (eds.) Manuale di neuropsicologia. Zanichelli editore, Bologna, pp 423-463

Tabelle di valutazione

Responsabilità civile (RC) (D = dominante; ND = non dominante)	
	%
Emisindrome deficitaria motoria con apprezzabile deficit dinamico emilaterale motorio degli arti	20-25 (D) 15-20 (ND)
Emisindrome deficitaria motoria con apprezzabile deficit dinamico emilaterale motorio degli arti con difficoltà ai movimenti fini della mano	30-35 (D) 20-25 (ND)
Emiplegia spastica con possibilità di deambulare con appoggio, ma con arto superiore funzionalmente perduto	75 (D) 70 (ND)
Tetraplegia di origine midollare, a seconda delle funzioni residue	95-100
Tetraparesi (in base al grado di compromissione funzionale dei singoli arti e della funzionalità degli sfinteri)	40-80
Paraplegia di origine midollare	85
Paraparesi con deficit di forza lieve/moderato e possibilità di deambulare senza appoggio, a seconda anche del deficit della funzionalità sfinteriale	20-45
Sindrome piramidale con deficit minimo di forza	8-10

Assicurazione privata (AP) (D = dominante; ND = non dominante)		
	ANIA %	INAIL %
Emisindrome deficitaria motoria con apprezzabile deficit dinamico emilaterale motorio degli arti	20-25 (D) 15-20 (ND)	24-29 (D) 17-24 (ND)
Emisindrome deficitaria motoria con apprezzabile deficit dinamico emilaterale motorio degli arti con difficoltà ai movimenti fini della mano	30-35 (D) 20-25 (ND)	35-41 (D) 24-30 (ND)
Emiplegia spastica con possibilità di deambulare con appoggio, ma con arto superiore funzionalmente perduto	100 (D=ND)	100 (D=ND)
Tetraplegia di origine midollare, a seconda delle funzioni residue	100	100

(cont.)

A. Sghirlanzoni, U. Genovese, *Guida alla valutazione medico legale del danno neurologico,*
© Springer-Verlag Italia 2012

Tetraparesi (in base al grado di compromissione funzionale dei singoli arti e della funzionalità degli sfinteri)	40-100	53-100
Paraplegia di origine midollare	100	100
Paraparesi con deficit di forza lieve/moderato e possibilità di deambulare senza appoggio, a seconda anche del deficit della funzionalità sfinteriale	20-45	23-51
Sindrome piramidale con deficit minimo di forza	8-10	11-13

Infortunistica del lavoro (IL) (D = dominante; ND = non dominante)

	%
Tetraplegia alta	100
Emiplegia flaccida	85
Emiplegia spastica con possibilità di deambulare con appoggio ed arto superiore funzionalmente perduto	Fino a 75
Paraplegia	85
Monoplegia dell'arto superiore	58 (D) 48 (ND)
Monoplegia arto inferiore	55
Tetraparesi, a seconda del deficit di forza	Fino a 80
Paraparesi con deficit di forza di media entità, deambulazione consentita con appoggio	46-50
Paraparesi con deficit di forza di lieve entità, deambulazione deficitaria ma possibile senza appoggio	40-45
Monoparesi dell'arto superiore con grave deficit di forza e della compromissione dei movimenti fini della mano	fino a 45 (D) fino a 40 (ND)
Monoparesi dell'arto inferiore a seconda del deficit di forza e della compromissione deambulatoria	25-35
Emiparesi con grave deficit di forza, deambulazione con appoggio, perdita o grave difficoltà ai movimenti fini della mano dominante	Fino a 60
Emiparesi con medio deficit di forza, possibilità di deambulazione senza appoggio, difficoltà ai movimenti fini della mano dominante	Fino a 35
Emiparesi con minimo deficit di forza e sfumati segni piramidali	Fino a 8

Invalidità civile (IC)

	%
Emiparesi grave o emiplegia associata a disturbi sfinterici	100
Emiparesi grave o emiplegia (emisoma dominante)	61-70
Emiparesi grave o emiplegia (emisoma non dominante)	51-60

(cont.)

Emiparesi (emisoma dominante)	41-50
Paraparesi con deficit di forza grave o paraplegia associata o non a disturbi sfinterici	100
Paraparesi con deficit di forza lieve	31-40
Paraparesi con deficit di forza medio	51-60

I deficit motori possono essere di origine centrale o periferica.

Paresi e plegia

Si definisce *plegia* la perdita completa del movimento volontario mentre quella incompleta è definita *paresi*.

A seconda della localizzazione è definita come:

- monoparesi, se incompleta, o monoplegia se completa, la perdita della capacità di movimento volontario che coinvolge un arto;
- diparesi/-plegia se coinvolge due arti, superiori o inferiori;
- paraparesi/-plegia se coinvolge gli arti inferiori;
- emiparesi/-plegia se coinvolge metà del corpo.

È ovviamente sempre detta "paresi/-plegia" anche l'ipostenia che riguardi il movimento di singoli segmenti corporei (estensione del piede ecc.).

In linea generale le mono- e le diparesi, le para- e le emiparesi sono dovute a deficit di origine centrale; la localizzazione lesionale è più probabilmente emisferica quando il deficit è nettamente lateralizzato; coinvolge presumibilmente le strutture della linea mediana, cioè il tronco encefalico o il midollo, quando i deficit sono bilaterali. In caso di lesione delle strutture mediane-paramediane del sistema nervoso centrale (SNC), in particolare in quelle localizzate al midollo, è spesso sufficiente la distruzione di una piccola massa di tessuto nervoso per provocare deficit neurologici estesi.

Le sindromi della motricità volontaria possono distinguersi in: sindromi del sistema piramidale, sindromi miste del I e II motoneurone, sindromi pure del II motoneurone, sindromi delle radici nervose e dei nervi periferici, sindromi della placca neuromuscolare e sindromi del comparto muscolare.

Le cause delle sindromi del sistema piramidale sono quelle usuali del sistema nervoso: traumatiche, vascolari, neoplastiche, da infiammazione e degenerazione.

Sindromi del sistema piramidale

Le vie piramidali cortico-spinali si incrociano a livello del bulbo encefalico; la loro lesione prossimale alla decussazione bulbare provoca perciò deficit motorio a carico dell'emicorpo controlaterale alla sede lesionale.

Il sintomo principale di lesione piramidale è la perdita, parziale o totale, del movimento volontario con contemporaneo aumento in senso spastico del tono muscolare. Il deficit piramidale provoca inoltre maggior vivacità dei riflessi profondi e una riduzione o un mutamento di quelli superficiali, come avviene nel caso della risposta estensoria alla stimolazione cutanea plantare o "segno di Babinski". L'eventuale atrofia muscolare del distretto deficitario non è conseguenza diretta della lesione cortico-spinale, ma deriva dal non uso della muscolatura coinvolta.

Le lesioni dell'area corticale motoria provocano sintomi controlaterali. Quando non siano limitate all'area motoria possono provocare alterazioni sensitive, anch'esse a distribuzione controlaterale. Le alterazioni dell'emisfero dominante (quasi sempre il sinistro), coinvolgono spesso le aree del linguaggio e sono frequentemente accompagnate da afasia.

Lesioni dell'area motoria

Lesioni del tronco encefalico

Assumono spesso l'aspetto di paralisi alterne; possono cioè provocare un deficit di uno o più nervi cranici dal lato della lesione, associato a un'alterazione di tipo piramidale controlaterale, sotto-lesionale.

Lesioni del midollo spinale

Provocano paresi che tendono tipicamente a coinvolgere le due metà del corpo. I deficit motori distali alla lesione sono di tipo piramidale; le alterazioni sensitive si presentano con una demarcazione prossimale o "livello". La compromissione di una sola metà del midollo spinale provoca la "sindrome di Brown-Séquard" con ipostenia, iperreflessia, Babinski e ipoestesia profonda omolaterali alla lesione; ipoestesia superficiale controlaterale al danno midollare.

I deficit sfinterici sono indice di lesioni bilaterali e sono spesso presenti nelle alterazioni midollari.

Lesioni del I e del II motoneurone

Queste sindromi, di cui è paradigma la sclerosi laterale amiotrofica (SLA), coinvolgono contemporaneamente i primi (corticali) e i secondi (midollari) neuroni di moto; la loro sintomatologia clinica è peculiare per la contemporanea presenza di sintomi piramidali e di atrofia muscolare. La compromissione del primo motoneurone e la degenerazione delle vie piramidali che ne consegue provocano paresi, spasticità e iperreflessia; la compromissione del secondo motoneurone provocano ancora paresi, ma associata, come per una lesione periferica, ad atrofia muscolare, flaccidità e ipoareflessia nei territori suppliti dai motoneuroni spinali direttamente coinvolti. Queste malattie sono tipicamente contraddistinte dalla totale assenza di deficit sensitivi, di compromissione della muscolatura oculare, di alterazioni sfinteriche.

Le malattie del secondo motoneurone (amiotrofie spinali) hanno in generale distribuzione prossimale, sono lentamente ingravescenti, non provocano deficit sensitivi o sfinterici.

Traumi midollari

Nella pratica medico-legale, le lesioni traumatiche del midollo rivestono un ruolo di particolare importanza.

Il trauma midollare (TrMi) può essere diretto, chiuso o penetrante, oppure essere provocato da movimenti che superino i limiti di elasticità dell'involucro vertebrale come flessioni, estensioni e torsioni eccessive.

Note di diagnosi

Nel 50% dei casi, le lesioni traumatiche del midollo sono dovute a incidenti stradali e sono più comuni nei maschi di età compresa tra 16 e i 30 anni. Il diametro ridotto fa sì che i deficit coinvolgano le due metà corrispondenti del corpo.

Una lesione che interrompa la continuità midollare provoca l'abolizione di tutte le connessioni motorie, sensitive e autonomiche distalmente al livello lesionale. I deficit sfinterici sono frequenti.

I deficit motori distali alla lesione midollare sono di tipo piramidale (fanno eccezione le lesioni del cono midollare); le alterazioni sensitive si presentano con una demarcazione o *livello* prossimale.

Il livello lesionale determina tetraparesi, se la lesione del midollo è cervicale; paraparesi se è toraco-lombare. La compromissione di metà midollo agli stessi livelli provoca emiparesi o monoparesi omolaterali alla sede lesionale che possono far parte di una sindrome di Brown-Séquard.

Nelle ore o nei giorni successivi al TrMi, si può verificare uno *shock spinale* caratterizzato da anestesia e flaccidità distali alla lesione. A questo quadro subentrano progressivamente la spasticità e l'iperreflessia tipiche delle lesioni midollari. La sindrome si manifesta con maggior probabilità e durata quanto più le lesioni sono gravi e prossimali [1].

Le lesioni all'altezza di C_4 e quelle ancora più craniali causano insufficienza respiratoria per alterazione dell'innervazione diaframmatica.

Livelli lesionali

Il danno centro-midollare, tipico della sindrome siringomielica, provoca dissociazione sensitiva con deficit delle sensibilità superficiali (termica e dolorifica) e conservazione di quelle profonde (vibratoria e stato-chinestesica).

Nelle lesioni midollari i deficit neurologici e le capacità funzionali residue sono strettamente dipendenti dal livello e dalla completezza della lesione [2] (Tabelle 7.1 e 7.2). Di seguito sono elencate le sindromi da interruzione completa del midollo, a seconda del livello.

- *Tetraplegia da lesioni da C_1 a C_4.* I pazienti con questo tipo di lesioni richiedono assistenza respiratoria continua, sia in sonno sia in veglia. Le lesioni limitate a C_4 possono richiedere solo respirazione assistita notturna.
- *Tetra-paraplegia da lesioni a C_5.* La respirazione è autonoma, ma l'assistenza deve essere continua.
- *Tetra-paraplegia da lesioni a C_7-C_8.* Il livello C_7 è quello più rostrale in cui può non essere necessaria un'assistenza continua.
- *Paraplegia toracica.* Dopo rieducazione, i pazienti possono mostrare una significativa indipendenza. Sono in grado di sottoporsi ad auto-cateterizzazione, di provvedere ai propri bisogni intestinali e ai propri trasferimenti dal letto alla sedia ecc.
- *Paraplegia lombare.* Il quadricipite femorale è il muscolo più importante per il cammino; la sua validità è determinante per la ripresa della marcia. Se la lesione è all'altezza di L_2, grazie a presidi ortesici, i pazienti sono grado di spostarsi indipendentemente in spazi chiusi. Con livello lesionale da L_3 a S_1 i presidi ortesici consentono di camminare in spazi esterni.
- *Distalmente al livello S_1-S_2.* I deficit possono essere solo sfinterici, cioè sessuali, intestinali, vescicali.

Tabella 7.1 Capacità residue dopo lesione midollare completa [2]

Livello lesionale	Autonomia	Trasferimenti	Mobilità
Tetraplegia prossimale (C1-C4)	Soggetto completamente dipendente, richiede respiratore	Dipendente	Necessità di carrozzina elettrica
Paraplegia alta (C5-C8)	Parzialmente indipendente, con supporto strumentale	Variamente indipendente	Necessità di carrozzina manuale e di auto adattata
Paraplegia distale (D1)	Parzialmente indipendente, con supporto strumentale	Indipendente	Può percorrere brevi tratti con supporto

Strumenti
diagnostici

La RMN è l'esame di scelta per la valutazione del danno midollare. La RMN con effetto mielografico e la mielo-TAC sono approfondimenti utili per la dimostrazione di eventuali strappamenti radicolari intra-rachidei. I potenziali motori e quelli sensitivi sono utili, ma non indispensabili né conclusivi, per confermare la presenza e l'entità di un danno motorio o sensitivo.

Scala
ASIA/IMSOP

La *American Spinal Injury Association* (ASIA) e la *International Medical Society of Paraplegia* (IMSOP) hanno approntato nel 1992 un sistema di classificazione (scala ASIA/IMSOP) che è stato validato a livello internazionale e che prevede cinque distinti gradi lesionali. Il grado A indica una lesione midollare completa, i gradi B-C-D definiscono lesioni incomplete di diversa gravità; il grado E definisce la condizione di normalità (Tabella 7.2) [3].

Tabella 7.2 Scala di invalidità ASIA/IMSOP

Grado	Tipo di lesione	Invalidità
Grado A	Completa	Nessuna funzione motoria o sensitiva conservata nei segmenti sacrali S4-S5
Grado B	Incompleta	Conservazione delle funzioni sensitive, ma non delle funzioni motorie dal livello lesionale fino ai segmenti sacrali S4-S5
Grado C	Incompleta	Conservazione della funzione motoria distalmente al livello neurologico. I più importanti muscoli sottolesionali hanno stenia < 3
Grado D	Incompleta	Conservazione della funzione motoria con stenia da 3 a 5 in almeno metà dei muscoli distali al livello lesionale
Grado E	Normale	Normalità motoria, sensitiva e sfinterica

Note di
prognosi

La prognosi neurologica è molto migliore per le lesioni spinali incomplete (ASIA/IMSOP B-C-D) che per le lesioni complete (ASIA/IMSOP A).

Nelle lesioni midollari acute, gran parte della ripresa si verifica in un periodo di ore o settimane e raggiunge il *plateau* in 6-12 mesi; il massimo del miglioramento si verifica entro l'anno.

Al di là dei deficit con i quali siano costretti a convivere, i pazienti con tetra- e para-paresi presentano una significativa riduzione della aspettativa di vita. Il primo anno dall'evento traumatico è il periodo di maggior mortalità; una volta superato questo termine, l'attesa di vita dei pazienti con deficit residuo ai quattro arti si attesta attorno al 60% rispetto alla normale (Tabella 7.3) [4].

La prognosi *quoad vitam* dei pazienti con deficit limitato agli arti inferiori è più favorevole e l'aspettativa di vita è solo lievemente ridotta fino all'età di 40-50 anni; è pari al 70% di quella normale nelle proiezioni che si prolunghino fino agli 80 anni di età [5].

Negli ultimi 30 anni, a parità di fattori, si è ottenuta una riduzione di mortalità del 40% nei primi due anni dopo un trauma spinale. La diminuzione di mortalità non è però statisticamente significativa una volta superati i due anni dal trauma [6].

Tabella 7.3 Aspettativa di vita a seconda del livello anatomico di lesione midollare cervicale [4]

Età (in anni)	Aspettativa di vita dei controlli non medullolesi (in anni)	Lesione C_1-C_4			Lesione C_5-C_8	
		Aspettativa di vita dei casi (in anni)	Aspettativa di vita dei casi/ aspettativa di vita dei controlli (valore %)		Aspettativa di vita (in anni)	Aspettativa di vita dei casi/ aspettativa di vita dei controlli (in anni)
10	65,9	40,5	61		47,3	72
20	56,3	32,8	58		38,6	69
30	46,9	26,8	57		30,7	65
40	37,6	20,9	56		23,6	63
50	28,6	15,5	54		17,0	59
60	20,5	11,0	54		11,2	55
70	13,6	6,6	49		6,6	49
80	8,1	3,1	38		3,1	38

I dati sono validi una volta trascorso il primo anno dal trauma.

I pazienti costretti alla respirazione artificiale dopo il trauma hanno mortalità massima nel primo anno dal trauma e aspettativa di vita ridotta. Dopo il primo anno, sono prognosticamente negativi l'età più avanzata al trauma, la gravità e il livello midollare della lesione [7].

I pazienti incapaci di respirazione autonoma hanno una media di sopravvivenza pari a 17 anni se il trauma si è verificato prima dei 40 anni, di soli 6 anni se il trauma si è verificato dopo i 40 anni. La prognosi peggiora in modo lineare nei traumatizzati maggiori di 40 anni il cui rischio di morte aumenta del 7% per ogni anno di età.

La percentuale di mortalità è 2,3 volte maggiore nei pazienti ASIA A, *ventilatore-dipendenti* (sede lesionale C_1-C_4), rispetto a pazienti ASIA A *non ventilatore-dipendenti*. Ove si escluda il primo anno successivo al trauma, la probabilità annua di morire è maggiore di 3,53 volte nei pazienti medullolesi e respiratore-dipendenti rispetto a pazienti similmente medullolesi ma in respiro autonomo.

I pazienti con lesioni midollari incomplete (grado ASIA/IMSOP B-C-D) hanno un tasso cumulativo di mortalità pari al 50% nei 16 anni successivi al trauma; i pazienti con lesioni midollari complete (grado ASIA/IMSOP A) presentano un tasso cumulativo di mortalità pari al 50% nei 10 anni successivi al trauma. I pazienti con lesioni C_1-C_5 e classificabili come ASIA B hanno prognosi significativamente migliore dei pazienti similmente medullolesi ma classificabili come ASIA A.

La prognosi *quoad vitam* non varia significativamente per le lesioni midollari parziali e per quelle a sede distale rispetto a C_6 (lesioni che non comportano deficit diaframmatici: ASIA/IMSOP B-C-D).

Trauma midollare e respirazione artificiale

L'eccesso di mortalità dei pazienti in ventilazione assistita rispetto a quelli capaci di respiro autonomo è dovuta a due fattori negativi:

1. il 25% dei pazienti in ventilatore per trauma midollare è contemporaneamente portatore di trauma cranico e di gastrostomia;
2. i pazienti in ventilazione assistita hanno una maggiore incidenza di malattie respiratorie.

Le affezioni respiratorie sono infatti la prima causa di morte dei pazienti medullolesi (31%), seguite dalle affezioni cardiocircolatorie (15%) e dalle setticemie secondarie a infezioni urinarie, gastrointestinali o da decubito (12%).

Prognosi lavorativa

Quanto più il paziente è giovane e scolarizzato al momento del danno midollare, tanto maggiori saranno le sue possibilità di reimpiego. La probabilità di trovare o mantenere un impiego è del 69% se la scolarizzazione è pari a 19 anni; del 53% per scolarizzazione uguale o maggiore ai 16 anni. La percentuale di ritorno al lavoro cade verticalmente al 3-4% per i pazienti con scolarizzazione rispettivamente inferiore a 9-12 anni [8].

Sindrome da colpo di frusta

Il "colpo di frusta" è tipico dei traumi da tamponamento stradale ed è provocato da iperestensione forzata del collo rapidamente seguita da iperflessione.

In acuto, la sindrome da colpo di frusta (*whiplash syndrome*) si presenta con rigidità e dolore cervicale, cefalea, sensazioni vertiginose e incertezza del cammino. La sindrome è definita cronica quando i sintomi persistono oltre i 6 mesi.

La discussione sull'organicità o sulla psicogenicità della sintomatologia cronica da colpo di frusta richiama quella in atto sulla sindrome post-concussiva da trauma cranico. Nonostante tutti i sintomi sopra elencati possano essere presenti anche nei gruppi di controllo, il dolore cervicale, quello occipitale, le parestesie sono presenti con frequenza da 8 a 32 volte maggiore nei soggetti che abbiano subito colpo di frusta rispetto alla popolazione equivalente per età e sesso [9].

La presenza di alterazioni radiologiche supporta ma non rende certa la diagnosi di organicità della sindrome cronica [10]; reperti occasionali di lesioni radiologicamente evidenti, falsamente positive perché prive di significato nel contesto clinico dato, sono infatti sempre più frequenti con l'avanzare dell'età (Tabella 7.4).

Tabella 7.4 Artrosi e protrusioni discali cervicali asintomatiche nella popolazione generale [modificata da 11]

Anni di età	30-40	40-50	> 70
Artrosi (%)	13	66	98
Protrusioni discali %	n.d.	20	57
Impronte midollari %	n.d.	16	26
Compressioni midollari %	n.d.	1 6	
n.d.,non determinato.			

Da dati di Pronto Soccorso risulta che dopo un colpo di frusta:
- il 30% dei pazienti continua comunque a lavorare senza giorni di riposo;
- il 66% dei pazienti si astiene dal lavoro per 2-16 settimane, se la prognosi è favorevole già alla prima osservazione;
- il 9% dei pazienti non riprende l'attività lavorativa nel biennio successivo al trauma.

Nell'arco dei 6 mesi successivi a un colpo di frusta, il 26% dei pazienti non è in grado di tornare alle normali attività. Nel 16-44% dei casi i sintomi possono persistere per due anni; i disturbi ancora presenti a due anni dal trauma non si modificano significativamente a 10 anni [12].

Da una casistica di ambito medico-legale emerge come il 79% dei pazienti ritorni al proprio lavoro entro 1 mese, l'86% dei pazienti entro 3 mesi, il 91% entro 6 mesi e il 94% entro 1 anno [13].

Note di prognosi

Le sindromi miste del I e II motoneurone saranno trattate separatamente nel cap. 12

Sindromi miste del I e II motoneurone

Le alterazioni delle radici motorie danno origine a manifestazioni cliniche non dissimili da quelle secondarie a compromissione del II motoneurone; per una trattazione esaustiva si rimanda al capitolo 12.

Quadri di para e tetra-paresi possono derivare da malattie del sistema nervoso periferico; ne sono esempi tipici le poliradiculoneuropatie infiammatorie demielinizzanti acute (Guillain-Barré/AIDP) e croniche (CIDP).

Sindromi delle radici nervose e dei nervi periferici

Le malattie della giunzione neuromuscolare possono provocare quadri di astenia di gruppi muscolari gravi fino alla tetraparesi.

La *Miastenia Gravis*, che è la forma più classica e frequente di malattia della giunzione, è tipicamente contrassegnata dalla variabilità dei sintomi. La diplopia e la ptosi alternanti e remittenti o intermittenti ne sono pressoché patognomoniche; l'astenia prevalentemente prossimale degli arti è alleviata dal riposo ed esacerbata dall'esercizio fisico; le difficoltà di masticazione e deglutizione sono più evidenti a fine pasto; la dispnea è accentuata dallo sforzo.

Sindromi della giunzione neuromuscolare

La presenza degli auto-anticorpi specifici contro il recettore colinergico (auto-anticorpi anti-AChR) nel siero è patognomonica e dimostrabile nel 70-90% dei pazienti. Nei casi sieronegativi vanno ricercati gli anticorpi anti-MUSK.

La stimolazione ripetitiva a bassa frequenza di un nervo documenta un tipico decremento di ampiezza del potenziale muscolare di sommazione. L'esame della singola fibra dimostra un aumento del jitter.

Il 10-15% dei pazienti miastenici è portatore di timoma la cui frequenza aumenta con l'età fino a raggiungere praticamente il 100% nei casi a esordio dopo gli 80 anni. Tutti questi pazienti devono perciò essere sottoposti a TC o RMN del mediastino anteriore.

Strumenti diagnostici

Sindromi del comparto muscolare

Le malattie dei muscoli si manifestano in genere con andamento lentissimamente ingravescente e con deficit motori prevalentemente prossimali e simmetrici della muscolatura degli arti. Fa parziale eccezione la polimiosite, che può avere un andamento subacuto.

La lenta progressione dei deficit motori si accompagna spesso a processi di adattamento così che la perdita viene rilevata dal medico prima che sia percepita dal paziente.

Strumenti diagnostici

La determinazione degli enzimi muscolari serici e, in particolare, della creatinfosfochinasi (CPK) è utile sia a fini diagnostici sia per il follow-up. L'esame elettromiografico e quello neuronografico confermano la diagnosi e differenziano la sofferenza muscolare primitiva da quella neurogena.

Anche la TAC e la RMN permettono di discernere la sofferenza neurogena dalla miogena e di evidenziare la presenza di infiammazione muscolare.

La biopsia muscolare resta un esame spesso imprescindibile perché permette di accertare la presenza della malattia, le sue caratteristiche istologiche e immunoistochimiche e, spesso, le sue specificità molecolari.

Bibliografia essenziale

1. Gemma M (2009) Traumi Del Sistema Nervo Centrale. In: Sghirlanzoni A (ed) Terapia delle Malattie Neurologiche. Springer-Verlag Italia; Milano, pp 53-55
2. Ditunno JF, Formal CS (1994) Chronic spinal cord injury. N Engl J Med 330:350
3. American Spinal Injury Association (1992) International Medical Society of Paraplegia. International standards for neurological classification of spinal cord injury. Chicago IL
4. De Vivo MJ, Stover SL (1995) Long term servival and causes of death. Chapter Spinal Cord Injury, Clinical Outcomesfrom the Model System. Gaithersburg, Maryland: Aspen Publishers. Quoted in: Anderson TW (2002) Life expectancy in Court. Teviot Press, Vancouver, pp 91-100
5. Anderson TW (2002) Life expectancy in Court. Teviot Press, Vancouver. Appendix B, pp 113
6. Strauss DJ, Devivo MJ, Paculdo DR, Shavelle RM (2006) Trends in life expectancy after spinal cord injury. Arch Phys Med Rehabil 87(8):1079-1085
7. Shavelle RM, De Vivo MJ, Strauss DJ, et al. (2006) Long-term survival of persons ventilator dependent after spinal cord injury. J Spinal Cord Med 29(5):511-519
8. Jackson RJ, Baskin DS (2000) Spinal Cord Injury. In: Prognosis of Neurological Disorders. 2nd edition. Oxford University Press NY, pp 381-393
9. Bannister G, Gargan M (1993) Prognosis of whiplash injuries: a review of the literature. Spine 7:557-569
10. Teresi LM, Lufkin RB, Reicher MA, et al. (1987) Asymptomatic degenerative disk disease and spondylosis of the cervical spine: MR imaging. Radiology 164(1):83-88
11. Solomon S (2005) Chronic postraumatic neck and head pain. Headache 45:55-67
12. Gargan MF, Bannister GC (1990) Long term prognosis of soft tissue injuries of the neck. J Bone Jont Surg 72B: 901-903
13. Evans RW (2000) Whiplash Injuries. In: Evans RW, Baskin DS, Yatsu FM. Prognosis of Neurological Disorders. 2nd edition. Oxford University Press NY, pp 152-167

Trauma cranico e sue sequele soggettive

Tabelle di valutazione

Responsabilità civile (RC)	
	%
Postumi soggettivi di trauma cranico commotivo eventualmente con frattura cranica semplice	2-4
Postumi soggettivi in esiti di trauma cranico con lesioni encefaliche accertate (a seconda del numero e dell'estensione delle aree encefaliche compromesse)	5-15

Assicurazione privata (AP)		
	ANIA %	INAIL %
Postumi soggettivi di trauma cranico commotivo eventualmente con frattura cranica semplice	1-3	1-4
Postumi soggettivi in esiti di trauma cranico con lesioni encefaliche accertate (a seconda del numero e dell'estensione delle aree encefaliche compromesse)	4-13	5-17

Infortunistica del lavoro (IL)	
	%
Sindrome soggettiva del traumatizzato cranico	Fino a 4

Il capitolo comprende una premessa generale dedicata al traumatismo cranico per poi trattare nel dettaglio le sole sequele soggettive del trauma cranico (TrCr). Si rimanda invece ad altre sezioni del presente manuale (epilessia, deficit dei nervi cranici) per una presentazione più approfondita delle menomazioni post-traumatiche a riconosciuto fondamento lesionale oggettivo.

A. Sghirlanzoni, U. Genovese, *Guida alla valutazione medico-legale del danno neurologico*,
© Springer-Verlag Italia 2012

Commento neurologico

Le lesioni traumatiche dell'encefalo sono la principale causa di morte e di invalidità nei bambini e negli adulti infraquarantenni e sono per lo più provocate da incidenti stradali, sportivi o infortuni sul lavoro, anche domestico.

Il rischio di subire traumi cranici è doppio nei maschi rispetto alle femmine.

Trauma cranico

Il TrCr può essere *aperto* o *chiuso* a seconda che comporti, o meno, soluzione di continuità dei tessuti meningo-osteo-cutanei in cui è contenuto l'encefalo.

Le lesioni si definiscono *da colpo* quando coinvolgono le regioni immediatamente sottostanti il punto d'impatto, mentre sono chiamate *da contraccolpo* quelle provocate dall'urto dell'encefalo contro le strutture ossee opposte alla direzione del movimento prodotto dal trauma.

Indipendentemente dal meccanismo del TrCr, una parte del danno cerebrale si realizza al momento dell'impatto ed è chiamato *danno primario*; il *danno secondario* si instaura invece nelle ore e nei giorni successivi ed è responsabile di mortalità e morbilità in più del 50% dei TrCr gravi [1].

Valutazione

Alla *Glasgow Coma Scale* (GCS) (Tabella 8.1), il TrCr è considerato grave se il punteggio è pari oppure inferiore a 8, moderato se il punteggio è tra 8 e 13, ed è invece lieve se il punteggio è tra 13 e 15. Oppure [2], il TrCr può essere considerato:
- lieve (80% dei casi), quando il paziente non perde coscienza o la perde per una - durata nell'ordine dei secondi;
- moderato (10% dei casi), quando il paziente subisce una perdita di coscienza più prolungata o presenta un periodo di disorientamento seguito da una fase di sopore passibile di ulteriore peggioramento;
- grave (10% dei casi), quando il paziente è incapace di rispondere oppure è in coma.

Tabella 8.1 Glasgow Coma Scale. Il punteggio si ottiene dalla somma E + M + V. Nei pazienti intubati o tracheostomizzati, la risposta verbale non può essere testata, quindi è d'uso aggiungere una "T" al punteggio GCS. La risposta motoria è sempre più spesso valutata da sola, come indice di gravità del coma

Apertura occhi (E = *Eyes opening*)
Spontanea: 4
Alla chiamata: 3
Al dolore: 2
Nessuna: 1
Miglior risposta motoria (M = *best Motor response*)
Esegue ordini: 6
Localizza il dolore: 5
Retrazione (flessione): 4
Decorticazione: 3
Decerebrazione: 2
Nessuna: 1

(cont.)

Risposta verbale (V = *Verbal response*)
Orientata: 5
Confusa: 4
Parole sconnesse: 3
Suoni incomprensibili: 2
Nessuna: 1

I pazienti che sopravvivono a un TrCr possono definitivamente approdare a condizioni cliniche quanto mai differenziate e comprese in uno spettro che spazia dalla completa guarigione anatomo-funzionale allo stato vegetativo persistente, al coma.

A 6 mesi dal trauma, 5 livelli di punteggio della *Glasgow Outcome Scale* (GOS) permettono di definire in modo validato l'*outcome* del TrCr [1]: morte, stato vegetativo persistente, grave disabilità (paziente cosciente, ma disabile), modesta disabilità (paziente disabile, ma indipendente), buona ripresa (Tabella 8.2).

Tabella 8.2 Glasgow Outcome Scale

Risultati sfavorevoli			Risultati favorevoli	
1	2	3	4	5
Morte dovuta al trauma	Stato vegetativo persistente	Disabilità grave	Disabilità moderata	Ripresa buona
	Paziente non responsivo, con cicli di sonno, con apertura degli occhi	Paziente conscio ma inabile e dipendente da cure quotidiane ad opera di terze persone	Paziente inabile, ma indipendente e capace di provvedere a se stesso	Il paziente ha ripreso una vita normale, con minimi deficit residui

Nel periodo immediatamente successivo al trauma, la TC encefalo è l'esame fondamentale per dimostrare la presenza di raccolte ematiche. Dal canto suo, a distanza di pochi giorni dal trauma, la RMN evidenzia meglio le lesioni assonali, la sofferenza tardiva assonale e corticale, gli eventuali esiti atrofici.

L'elettroencefalografia (EEG) è d'obbligo in caso di sospetta epilessia o di alterazioni dello stato di vigilanza, ma ha scarso significato prognostico se non nei casi estremi o come esame di supporto per una grossolana determinazione della funzionalità cerebrale.

I test neuropsicologici sono fondamentali per oggettivare e quantificare le eventuali sindromi da decadimento intellettuale, la perdita di funzioni neuropsicologiche specifiche (mancanza di iniziativa, alterazioni della memoria, impulsività) oppure le alterazioni dell'umore provocate dal trauma.

Strumenti diagnostici

La letteratura riguardante la prognosi del TrCr è molto ricca, ma è in gran parte limitata ai fattori che determinano la mortalità precoce.

In generale, nel primo anno successivo al trauma la prognosi è resa più favorevole:
- dalla giovane età del paziente;
- da un alto punteggio GCS all'atto del ricovero;
- dalla contenuta gravità delle lesioni associate;
- dall'assenza di episodi ipotensivi, ipossici e di emorragie intracraniche.

La massima ripresa dopo un TrCr è conseguita, di regola, in circa 6 mesi. Il
danno riscontrabile a distanza di 1 anno dal traumatismo è dunque da considerarsi
definitivo, anche se, nel lungo periodo, la riabilitazione può ancora migliorare le
capacità funzionali del paziente.

È difficile trovare studi che cerchino di determinare la prognosi del traumatizza-
to cranico al di là del primo anno dall'evento. Sembra assodato che i traumatizzati
di età superiore ai 15 anni che sopravvivano al periodo di ospedalizzazione presen-
tino un tasso di mortalità significativamente maggiore (2,77 volte) rispetto alla popolazione generale, con una probabilità del 5% di morte nel corso dei primi dieci anni
successivi al trauma. I pazienti traumatizzati cranici che conservano la capacità di
provvedere validamente a se stessi patiscono in media una riduzione dell'attesa di
vita pari a 3-5 anni.

In uno studio su 2.178 pazienti caratterizzati da:
- sesso maschile: 76%,
- età media al trauma: 37 anni,
- follow-up: 17 giorni–12,8 anni,
- trauma grave (punteggio $\leq$ 8 alla Glasgow): 37%
i principali fattori prognostici indipendentemente negativi sono stati identificati nel-
l'età più avanzata al momento del trauma e nella maggior disabilità alla dimissione
dall'ospedale [3].

A distanza di 5 anni dal trauma, il 50% dei pazienti con TrCr grave dimostra
ancora deficit cognitivi; deficit simili sono presenti nel 14% dei pazienti con trauma
moderato e nel 3% dei pazienti con trauma lieve. Sempre entro i primi 5 anni dal
trauma, torna al lavoro il 40% dei pazienti che abbiano subito TrCr grave, il 6% si
(re)impiega part-time e il 5% è invece definito inabile al lavoro [4]. In sintesi, si
stima che gradi apprezzabili di disabilità residuino nel 10% dei traumi cranici lievi,
nel 60% dei traumi cranici moderati e nel 100% dei traumi cranici gravi.

1. Il primo punteggio post-trauma e il punteggio peggiore tra quelli ottenuti alla
   GCS sono fortemente predittivi dei deficit neurologici a distanza di un anno e
   dunque dei deficit permanenti [5].
2. La durata del coma offre informazioni utili sulla gravità del trauma ed è in relazione diretta con il tempo di ripresa. Analogamente, la durata del coma è inversamente correlata alla completezza della guarigione.
3. L'estensione dell'amnesia post-traumatica è direttamente proporzionale alla gravità della prognosi. In particolare, nessun paziente con amnesia post-traumatica
   di durata superiore alle 12 settimane ha presentato una buona ripresa, mentre
   l'80% dei pazienti con amnesia post-traumatica di durata inferiore a 2 settimane
   ha ottenuto una buona ripresa globale [6].
4. Ogni anno addizionale di età al trauma determina un aumento del 5% del rischio
   di morte. Ogni punto di disabilità in una scala da 0 a 30 (0 = assenza di invali-

dità, 30 = decesso) determina un aumento del 12% del rischio di morte.

5. Anche la disoccupazione al momento del trauma ha impatto prognostico negativo, perché comporta una probabilità di decesso maggiore del 55%. La generale miglior prognosi per gli occupati è definita dagli epidemiologi americani come *healthy worker effect*; i motivi che la determinano sono intuibili ma indimostrati. Resta che i pazienti privi di lavoro devono essere seguiti con particolare attenzione.

6. Rispetto alla popolazione generale simile per sesso, età e razza, i pazienti che abbiano subito lesioni cerebrali da TrCr hanno una probabilità 37 volte maggiore di morire di epilessia, probabilità 12 volte maggiore di morire di setticemia, probabilità 4 volte maggiore di morire di polmonite e, ancora, probabilità 3 volte maggiore di morire per cause diverse quali affezioni digestive, traumatismi ulteriori e avvelenamenti [7].

7 In uno studio di follow-up protrattosi fino a 24 anni dal trauma originario, la mortalità a partire dall'ottavo anno post-trauma è aumentata di 2 volte rispetto alla popolazione di riferimento. Tale rischio è stato maggiore nei pazienti con disabilità più grave. La difficoltà nell'alimentarsi e l'incapacità di badare autonomamente a se stessi sono fattori indipendenti di prognosi negativa.

8 Ulteriori fattori negativi sono costituiti dall'alcolismo, dall'abuso di droga e dai disturbi del comportamento, che però sembrano rendere più facili i traumi piuttosto che peggiorarne significativamente la prognosi [8].

9. La RMN encefalica è superiore all'esame TAC anche per una più precisa valutazione prognostica. Nei casi di TrCr lieve o moderato, la tecnica RMN rileva infatti fino all'85% di lesioni traumatiche non evidenziate dalle indagini TAC [9].

Concussione

La *concussione* è l'immediata e momentanea perdita di coscienza provocata da un TrCr; essa è spesso associata a un breve periodo di amnesia. La perdita di coscienza è dovuta a un movimento rotatorio dell'encefalo che ha fulcro talamo-mesencefalico e provoca disfunzione dei neuroni reticolari regolatori del sonno-veglia.

L'incapacità di fissare nuove informazioni che si può verificare dopo un trauma è definita *amnesia anterograda*; l'*amnesia retrograda* coinvolge invece il periodo precedente il trauma.

La sindrome concussiva è più frequente nei bambini. Gli incidenti sportivi spiegano la maggior parte dei casi tra i 5 e i 14 anni, mentre i traumi della strada sono la causa principale di concussione tra gli adulti [10].

L'esame neurologico e infortunistico di persone con disturbi post-concussivi è frequente; nella valutazione va ricordato che:

- la durata dell'amnesia post-traumatica è tendenzialmente proporzionale alla durata della perdita di coscienza e alla gravità del trauma;
- l'estensione del deficit della memoria anterograda tende a essere più breve di quello della retrograda; tutte e due migliorano comunque sensibilmente in un lasso di ore;
- il paziente, amnesico da concussione, non presenta confabulazione;
- una breve convulsione immediatamente successiva a concussione non grave non prelude allo sviluppo di un'epilessia, né richiede un trattamento specifico;
- la concussione non provoca perdita dei ricordi autobiografici la cui scomparsa è piuttosto possibile sintomo di isteria o di simulazione.

Sindrome post-concussiva

La *sindrome post-concussiva* raccoglie una costellazione di sintomi a volte disabilitanti che non sono associati a danni anatomici evidenti. I disturbi, la cui patogenesi non è nota, possono protrarsi per giorni o settimane dopo il trauma con cefalea, difficoltà di concentrazione, precarietà dell'equilibrio e sensazioni vertiginose (Tabella 8.3).

Tabella 8.3 Classificazione Internazionale delle Malattie (10th edition). Criteri per la diagnosi di sindrome post-concussiva (cod. 310-2)

Intervallo tra TrCr commotivo e comparsa dei sintomi minore o uguale a 4 settimane
Almeno tre sintomi compresi nelle seguenti categorie:
- Cefalea, sensazioni vertiginose, faticabilità, intolleranza al rumore
- Irritabilità, depressione, ansia, labilità emotiva
- Difficoltà soggettive di concentrazione, memoria e/o intelletto senza evidenza neuropsicologica di deficit marcato
- Insonnia
- Ridotta tolleranza all'alcool
- Apprensione per i sintomi sopra specificati e paura di aver riportato un danno cerebrale con preoccupazione ipocondriaca e adozione di un ruolo da malato

Prognosi

A distanza di 1 mese dal TrCr, la sindrome post-concussiva interessa fino al 90% degli individui; è ancora presente nel 25% dei pazienti, a distanza di 1 o più anni. È opinione comune che una seconda concussione che si verifichi quando la prima non sia ancora completamente guarita possa avere conseguenze più importanti di quelle normalmente prevedibili [11].

Si discute sulla specificità della sindrome, perché la prevalenza dei sintomi post-concussivi è simile sia nei pazienti che abbiano subito un tTrCr, sia in quelli che abbiano avuto traumi di entità equivalente a carico di altre parti del corpo.

Patogenesi

L'organicità dei sintomi post-concussivi è messa in dubbio dal fatto che i pazienti con lesioni più gravi presentano più raramente la sindrome e che lo stesso accade nei Paesi in cui non ci sia aspettativa di risarcimento economico [12]. Allo stesso modo i problemi assicurativi o legali possono prolungare la durata dei disturbi che, se ancora presenti dopo qualche settimana, tendono a resistere al trattamento e a mantenersi per mesi [13].

Il 30% dei pazienti con sintomi post-concussivi persistenti diventa ansioso e depresso. Non è dimostrato che un'eventuale predisposizione di personalità faciliti la comparsa di sintomi post-traumatici non organici. La comparsa della sindrome post-concussiva sarebbe invece favorita dal timore della sua realizzazione: la previsione facilita la realizzazione di un situazione per una sorta di "aspettativa come eziologia" [12]. Del resto, se l'effetto placebo si esplica pienamente grazie all'alleanza terapeutica costituita dal convincimento positivo del paziente, del terapeuta e dell'ambiente sociale in cui si attua l'evento terapeutico, non meraviglia che il pessimismo prognostico del paziente e della società in cui egli vive possa avere un effetto contrario che faciliti un "effetto nocebo", ossia la realizzazione dell'avvenimento paventato.

Sul versante "organicista" ci sono però evidenze provenienti da studi neuropsicologici, di *neuroimaging* e di neurofisologia che documentano l'organicità della sindrome post-concussiva [14, 15]. La difficoltà di una definitiva dimostrazione delle sue cause deriverebbe da molti fattori comprendenti il tipo di test somministrati, la scelta dei controlli, addirittura dalla stessa difficoltà di definizione di che cosa sia un trauma lieve. Diverse considerazioni riguardanti la neuroplasticità suggeriscono del resto come variazioni indotte sul sistema nervoso – tra cui l'iperattività neuronale, i cambi di eccitabilità di membrana e l'espressione di nuovi geni – possano perpetuare la percezione del dolore, anche in assenza di danno tissutale (v. Cap. 18 sui disturbi neurologici non organici).

I postumi soggettivi dei traumi cranici possono essere di diversa natura; vanno dalla cefalea, alle alterazioni dell'equilibrio, alla faticabilità, ai disturbi del sonno, al dolore.

Postumi soggettivi di trauma cranico

Cefalea
Con una prevalenza molto variabile a seconda delle metodologie di rilevazione, ma che in alcuni studi raggiunge il 90%, la cefalea è la sindrome post-concussiva più frequente [11]. Insorge di solito entro i primi sette giorni dal TrCr e si manifesta nelle sue tre forme "primarie" più comuni con caratteristiche in tutto simili alle corrispondenti varietà non traumatiche (v. Cap. 9):
1. cefalea tensiva, con eventuale componente cervicogenica;
2. cefalea emicranica;
3. combinazione tra emicrania e cefalea tensiva.

La cefalea post-traumatica è generalmente autolimitata, ma può diventare cronica. A 6 mesi, interessa circa il 10% dei pazienti che abbiano subito traumi cranici moderati o gravi [16].

Sensazioni vertiginose e disequilibrio
Le sensazioni vertiginose e di disequilibrio sono comuni in molti contesti clinici e possono avere un'incidenza fino al 30% dopo traumi cranici anche lievi [17].

Le loro cause possono essere molteplici e comprendono: alterazioni dell'orecchio interno (vestibulopatie) e del sistema nervoso centrale, disturbi psicologici, danneggiamenti muscolo-scheletrici. Il 34% dei pazienti che abbia lamentato sensazioni di disequilibrio da TrCr lieve o moderato lavora proficuamente 6 mesi dopo il trauma [16].

Astenia e faticabilità
L'astenia-faticabilità si pone al terzo posto in ordine di frequenza tra le conseguenze di un TrCr anche lieve e può essere clinicamente rilevante anche 10 anni dopo il trauma. La faticabilità può essere dovuta a disfunzioni non rilevabili del sistema nervoso centrale, oppure costituire un effetto secondario di altre affezioni post-traumatiche come la depressione e i disturbi del sonno (Tabella 8.4).

Tabella 8.4 Cause di astenia-faticabilità post-traumatica [modificata da 11]

Classificazione dell'astenia-faticabilità post-traumatica	Strumenti diagnostici
Metabolica (rara)	Esami di laboratorio
Fisica	Solitamente di origine soggettiva. Nota clinica: faticabilità legata all'esercizio fisico, con conseguente riduzione della capacità lavorativa o della reattività agli stimoli
Cognitiva	Solitamente di origine soggettiva. Nota clinica: faticabilità dovuta a un aumento dello sforzo mentale, con conseguente riduzione della capacità lavorativa o della reattività agli stimoli
Disturbi del sonno	Sonnografia
Depressione	Valutazione psichiatrica

Disturbi del sonno

I disturbi post-traumatici del sonno sono in genere poco considerati, ma sono tre volte più frequenti di quelli dimostrabili nella popolazione generale. Il loro esordio è spesso acuto anche dopo concussione o TrCr lieve.

La persistente difficoltà di addormentamento o di restare svegli (ipersonnia) è sintomo comune perché il TrCr, con le frequenti sequele di depressione e dolore, contribuisce all'emersione di disordini del ritmo circadiano del sonno.

In particolare, dopo TrCr da lieve a grave, il 39% dei pazienti presenta alterazioni del sonno sotto forma di:
1. sindrome delle apnee notturne (23%);
2. ipersonnia (3%);
3. narcolessia (5%);
4. movimenti periodici notturni degli arti (7%).

Il 20% dei pazienti lamenta eccessiva sonnolenza diurna [18].

Dolori persistenti

In aggiunta o in modo distinto dalla cefalea, dopo TrCr anche lieve, i pazienti lamentano dolori muscolo-scheletrici magari provocati da lesioni muscolo-scheletriche e dei tessuti molli.

Disturbi visivi

Circa il 50% dei pazienti che abbiano sofferto di concussione lamenta alterazioni visive: fotofobia, diplopia, offuscamento visivo, che si risolvono per gran parte entro 1 mese.

Disturbi uditivi

Dopo una concussione sono relativamente comuni anche le alterazioni dell'udito, dall'ipoacusia alla fonofobia, che giungono a interessare fino al 75% dei pazienti che abbiano subito concussione da esplosione. A meno di un'alterazione timpanica o del nervo, queste alterazioni si risolvono in 4-6 settimane. Va ovviamente valutata l'eventuale presenza di alterazioni uditive premorbose.

Disturbi olfattivo-gustativi

I deficit olfattivi post-traumatici possono avere un'incidenza del 25%. Le alterazioni dell'olfatto sono soprattutto avvertite dai pazienti come deficit del gusto (v. Cap. 10) e si accompagnano spesso a riduzione dell'appetito, a sua volta possibile segno di trauma frontale o di altre alterazioni centrali. A meno di lesioni dei nervi olfattivi, questi deficit si risolvono per gran parte in circa 6 mesi.

Formicolii

In assenza di alterazioni nervose, i formicolii sono spesso dovuti a somatizzazione [11].

Amnesia non organica

Forme di amnesia da conversione possono essere ipotizzate in presenza di amnesia per i contenuti autobiografici e/o in caso di presenza contemporanea di alterazioni comportamentali prive di fondamento anatomo-funzionale.

Nausea

La nausea è spesso osservata in combinazione con le sensazioni vertiginose ed è un possibile effetto collaterale di farmaci o di esacerbazione di disfunzioni gastro-enteriche.

Disturbi del tono dell'umore

Se l'obbiettività neurologica è negativa, il 95% dei pazienti con TrCr minore o concussione si riprende completamente in 3-12 mesi [11]. Gran parte recupera in ore o giorni, è rapidamente dimessa dagli ospedali, riprende il lavoro senza necessità di terapia.

A un anno da un TrCr minore (punteggio alla GCS tra 13-15), i pazienti con anamnesi positiva per commozione cerebrale o evidenza neuroradiologica di trauma (frattura cranica, emorragia cerebrale, contusione corticale, o segni neurologici focali), manifestano alterazioni comportamentali sotto forma di irritabilità (30%), alterazioni del sonno (29%), oscillazioni del tono dell'umore (25%), faticabilità (22%), inerzia mentale (15%) [19].

Le opinioni riguardanti i meccanismi fisiopatologici sottostanti questi disturbi sono controverse; qualche Autore sottolinea la somiglianza di questi disturbi con quelli presenti nelle nevrosi non traumatiche e ritiene che rappresentino una reazione di conversione dell'ansia conseguente al trauma. Altri mantengono l'opinione che l'ansia e la nevrosi siano conseguenze di deficit cognitivi dovuti a danni cerebrali non manifesti [20].

Sindrome post-traumatica da stress

La sindrome post-traumatica da stress (PTSD, *Post-traumatic Stress Disorder*) è più propriamente di pertinenza psichiatrica ed è definita come un insieme di sintomi che "si manifesta dopo che un individuo assiste, è coinvolto o viene a conoscenza di un evento traumatico estremo" [21].

Chi ne è affetto reagisce cioè con paura e disperazione alla brutalità dell'esperienza subita, persiste nel ricordo dell'evento e cerca contemporaneamente di evitarne la rievocazione.

Il disturbo può nascere da violenze di guerra, tortura, catastrofi naturali, abusi sessuali, incidenti stradali. Ha una prevalenza dell'1-3% nell'arco della vita; è più frequente nei giovani adulti e coinvolge il 15-25% degli individui che subiscano traumi gravi. Non necessariamente l'intensità della sindrome è direttamente proporzionale all'entità dell'accidente, ma è piuttosto correlata alla capacità di sopportazione individuale. I sintomi possono manifestarsi anche dopo mesi o anni dall'evento causale e sono spesso accompagnati da sentimenti di colpevolezza, rigetto, umiliazione. Aggressività, violenza, scarso autocontrollo, disturbi dell'umore, dipendenza da farmaci o droghe possono essere sintomi associati [22].

Dopo un grave trauma, il 23% degli adulti manifesta una depressione maggiore che si sovrappone, o meno, alla PTSD. Le due affezioni sono spesso complementari e la presenza dell'una favorisce l'insorgenza dell'altra [23].

Bibliografia

1. Gemma M (2009) Traumi Del Sistema Nervo Centrale. In: Sghirlanzoni A (ed) Terapia delle Malattie Neurologiche. Springer-Verlag Italia; Milano, pp 53-55
2. www.braintrauma.org
3. Harrison-Felix C, Whiteneck G, DeVivo M, et al. (2004) Mortality following rehabilitation in the Traumatic Brain Injury Model Systems of Care. NeuroRehabilitation 19(1):45-54
4. Hillier SL, Sharpe MH, Metzer J (1997) Outcomes 5 years post-traumatic brain injury (with further reference to neurophysical impairment and disability). Brain Inj 11(9):661-675
5. Levin HS, Gary HE Jr, Eisenberg HM, et al. (1990) Neurobehavioral outcome 1 year after severe head injury. Experience of the Traumatic Coma Data Bank. J Neurosurg 73(5):699-709
6. Katz DI, Alexander MP (1994) Traumatic brain injury. Predicting course of recovery and outcome for patients admitted to rehabilitation. Arch Neurol 51(7):661-670
7. Harrison-Felix C, Whiteneck G, Devivo MJ, et al. (2006) Causes of death following 1 year postinjury among individuals with traumatic brain injury. J Head Trauma Rehabil 21(1):22-33
8. Ratcliff G, Colantonio A, Escobar M, et al. (2005) Long-term survival following traumatic brain injury. Disabil Rehabil 27(6):305-314
9. Levin HS, Amparo E, Eisenberg HM, et al. (1987) Magnetic resonance imaging and computerized tomography in relation to the neurobehavioral sequelae of mild and moderate head injuries. J Neurosurg 66(5):706-713
10. Ropper AH, Gorson KC (2007) Concussion. N Engl J Med 356:166-172
11. Management of Concussion/mTBI Working Group (2009) VA/DoD Clinical Practice Guideline for Management of Concussion/Mild Traumatic Brain Injury. J Rehabil Res Dev 46(6):CP1-68
12. Mickeviciene D, Schrader H, Obelieniene D, et al. (2004) A controlled prospective inception cohort study on the post-concussion syndrome outside the medicolegal context. Eur J Neurol 11(6):411-419
13. Binder LM, Rohling ML (1996) Money matters: a meta-analytic review of the effects of financial incentives on recovery after closed-head injury. Am J Psychiatry 153(1):7-10
14. Schoenhuber R, Gentilini M, Orlando A (1988) Prognostic value of auditory brain-stem responses for late postconcussion symptoms following minor head injury. J Neurosurg 68(5):742-744
15. Evans RW (anno?) Postconcussione Sindrome. In: Evans RW, Baskin DS, Yatsu FM. Prognosis of Neurological Disorders. 2nd edition. Oxford University Press, New York, pp. 366-380

16. McNamee S, David WW, Cifu X, Wehman PH (2009) Minimizing the effect of TBI-related physical sequelae on vocational return. JRRD 46(6):893-908

17. Cicerone KD, Kalmar K (1995) Persistent post concussive syndrome: the structure of subjective complaints after mild traumatic brain injury. J Head Trauma Rehabil 10(3):1-17

18. Castriotta RJ, Atanasov S, Wilde M C, et al. (2009) Treatment of Sleep Disorders after Traumatic Brain Injury. J Clin Sleep Med 5(2):137-144

19. Deb S, Lyons I, Koutzoukis C (1998) Neuropsychiatric sequelae one year after a minor head injury. J Neurol Neurosurg Psychiatry 65:899-902

20. Gentilini M, Nichelli P, Schoenhuber R, et al. (1985) Neuropsychological evaluation of mild head injury. Journal of Neurology, Neurosurgery, and Psychiatry 48:137-140

21. American Psychiatric Association (1994) Diagnostic and Statistical Manual of Mental Disorders/DSM-IVTM. 4th edition. Washington, DC

22. Kaplan HI, Sadock BJ (1998) Kaplan and Sadock's Synopsis of Psychiatry. 8th edition. Williams & Wilkins, Baltimore, pp. 617-623

23. Oquendo M, Brent DA, Birmaher B, et al. (2005) Posttraumatic Stress Disorder Comorbid With Major Depression: Factors Mediating the Association With Suicidal Behavior. Am J Psychiatry 162:560-566

Sindromi epilettiche

Tabelle di valutazione

Responsabilità civile (RC)	
	%
Epilessia in trattamento farmacologico, senza crisi, in età non evolutiva, a seconda dell'età e dell'entità delle alterazioni elettroencefalografiche	7-10
Epilessia controllata farmacologicamente, con crisi sporadiche documentate, senza significativa incidenza sulle ordinarie attività. Ma con necessità di astenersi da attività potenzialmente pericolose per sé o per gli altri	11-20
Epilessia in trattamento farmacologico, ma con crisi da mensili a settimanali, a seconda del tipo di crisi (semplici, complesse o generalizzate) e a seconda del tipo di interferenza sulle attività quotidiane	21-40
Epilessia in trattamento farmacologico, ma con crisi plurime settimanali, alterazioni di tipo psichiatrico, rallentamento ideo-motorio, disturbi comportamentali, notevole compromissione delle attività quotidiane, fino allo stato di male epilettico	> 41

Assicurazione privata (AP)		
	ANIA %	INAIL %
Epilessia in trattamento farmacologico, senza crisi, in età non evolutiva, a seconda dell'età e dell'entità delle alterazioni elettroencefalografiche	7-10	9-13
Epilessia controllata farmacologicamente, con crisi sporadiche documentate, senza significativa incidenza sulle ordinarie attività, ma con necessità di astenersi da attività potenzialmente pericolose per sé o per gli altri	11-20	15-27
Epilessia in trattamento farmacologico, ma con crisi da mensili a settimanali, a seconda del tipo di crisi (semplici, complesse o generalizzate) e a seconda del tipo di interferenza sulle attività quotidiane	21-40	30-53

(cont.)

A. Sghirlanzoni, U. Genovese, *Guida alla valutazione medico-legale del danno neurologico*,
© Springer-Verlag Italia 2012

Epilessia in trattamento farmacologico, ma con crisi plurime settimanali, alterazioni di tipo psichiatrico, rallentamento ideomotorio, disturbi comportamentali, notevole compromissione delle attività quotidiane, fino allo stato di male epilettico	> 41	> 55

Infortunistica del lavoro (IL)

	%
Epilessia con sporadiche crisi, a seconda del tipo di crisi (semplici, complesse, generalizzate)	Fino a 10
Epilessia trattata farmacologicamente, a seconda della frequenza delle crisi (da mensili a settimanali) e del tipo di crisi (semplici, complesse, generalizzate)	Fino a 30
Epilessia non controllata farmacologicamente con crisi settimanali plurime, alterazioni di natura psichiatrica, ideomotorie e comportamentali, svolgimento di attività protette, a seconda del tipo di crisi (semplici, complesse, generalizzate)	Fino a 60
Epilessia con grave compromissione psicofisica (scadimento sino alla perdita dell'autonomia personale) a seconda del tipo di crisi (semplici, complesse, generalizzate)	> 60

Invalidità civile (IC)

	%
Epilessia generalizzata con crisi annuali in trattamento	20
Epilessia generalizzata con crisi mensili in trattamento	46
Epilessia generalizzata con crisi plurisettimanali in trattamento	100
Epilessia generalizzata con crisi quotidiane	100
Epilessia localizzata con crisi annuali in trattamento	10
Epilessia localizzata con crisi mensili in trattamento	41
Epilessia localizzata con crisi plurisettimanali o quotidiane in trattamento	91-100

Sindromi epilettiche

L'epilessia è una condizione neurologica ricorrente dovuta a scariche ipersincrone di una popolazione neuronale della sostanza grigia encefalica.

Per la diagnosi di epilessia è necessario che si verifichino almeno due episodi tipici. L'epilessia è considerata attiva se l'intervallo libero da crisi è inferiore ai 2 anni. Viene invece considerata in remissione, quando il periodo libero da crisi è maggiore [1].

Commento neurologico

Le diverse sindromi epilettiche possono essere idiopatiche, di cui è sempre più frequentemente identificata un'origine genetica, criptogenetiche, oppure sintomatiche di un'alterazione anatomica del sistema nervoso centrale (SNC) (Tabella 9.1) [2].

Tabella 9.1 Classificazione eziopatogenetica delle epilessie e loro andamento [2, 3]

Epilessie e sindromi epilettiche	
Epilessie idiopatiche	**Prognosi**
Focali, età correlate	
• epilessia benigna dell'infanzia a parossismi rolandici • epilessia benigna dell'infanzia a parossismi occipitali • epilessia primaria della lettura	I bambini sono in gran parte normali; remissione in genere spontanea
Generalizzate, età-correlate	
• convulsioni neonatali familiari benigne • convulsioni neonatali benigne • epilessia mioclonica benigna dell'infanzia	Bambini normali; crisi tonico- cloniche possibili nell'adolescenza
• assenze dell'infanzia • assenze dell'adolescenza	Esame Neurologico (EN) e intelligenza normali; cronicizzazione nel 6% dei pazienti
• epilessia mioclonica giovanile	EN e intelligenza normali; cronicizzazione nel 90% dei pazienti
• epilessia con crisi di Grande Male al risveglio • epilessia con crisi precipitate da modalità specifiche	EN e intelligenza normali; cronicizzazione nell'80% dei pazienti
Epilessie sintomatiche	**Prognosi**
Focali	
• epilessia parziale continua o sindrome di Kojewnikov • epilessie lobari	Gravi deficit e ritardo mentale nel 90%; 5% di remissioni spontanee
Generalizzate	
• spasmi infantili (sindrome di West)	Ritardo mentale nel 90%; crisi croniche; raramente benigna
• sindrome di Lennox-Gastaut	Ritardo mentale; 50% di crisi refrattarie
• epilessia con crisi mioclono-astatiche	Raramente benigna
• epilessia con assenze miocloniche	Deterioramento possibile; crisi resistenti
• encefalopatia mioclonica precoce	Grave; spesso fatale
• encefalopatia infantile precoce con *suppression-burst* (sindrome di Ohtahara)	Grave; spesso fatale
• sindromi specifiche (numerose eziologie metaboliche o degenerative possono essere incluse in questa categoria)	
Epilessie criptogenetiche	**Prognosi**
Focali	
• come le sintomatiche, ma a eziologia sconosciuta e con caratteristiche non corrispondenti a un'epilessia parziale idiopatica	
Generalizzate	
• come le sintomatiche, ma a eziologia sconosciuta	

(cont.)

Epilessie miocloniche progressive	
Unverricht-Lundborg, MERRF, Lafora, sialidosi, ceroido lipofuscinosi	Ritardo mentale-indementimento. Spesso refrattarie alla terapia sintomatica

Le crisi epilettiche possono essere generalizzate o focali. Nelle forme generalizzate la scarica elettrica anomala coinvolge contemporaneamente i due emisferi cerebrali; nelle focali l'anomalia elettrica origina da una delimitata struttura encefalica o *focus*.

L'età è uno dei fattori più importanti nel determinare la possibile causa delle crisi (Tabella 9.2).

Tabella 9.2 Età e cause di crisi [4]

Età	Cause
Neonati (età < 1 mese)	Anossia e ischemia perinatali; emorragie intracraniche e traumi; Infezioni acute del sistema nervoso centrale; alterazioni metaboliche; sospensione di farmaci; alterazioni di sviluppo; difetti genetici
Bambini (età > 1 mese e < 12 anni)	Convulsioni febbrili; difetti genetici; infezioni; alterazioni di sviluppo; traumi; idiopatiche
Adolescenti (età compresa tra 12 e 18 anni)	Traumi; deficit genetici; infezioni; tumori cerebrali; abuso di sostanze; idiopatiche
Giovani adulti (età compresa tra i 18 e i 35 anni)	Traumi; sospensione di alcol; abuso di sostanze; tumori cerebrali; idiopatiche
Adulti (età > 35 anni)	Malattie cerebrovascolari; tumori cerebrali; sospensione di alcol; alterazioni metaboliche (uremia, insufficienza epatica, ipoglicemia ecc.); malattia di Alzheimer e altre malattie degenerative del SNC; idiopatiche

Strumenti
diagnostici
L'elettroencefalogramma (EEG) in tutte le sue accezioni conferma la diagnosi di epilessia. Questa diagnosi non è però esclusa dalla normalità di tutti i possibili esami strumentali, EEG compreso.

La risonanza magnetica dell'encefalo (RMN) è l'esame di scelta per evidenziare anomalie encefaliche come potenziali cause di malattia.

La tomografia computerizzata (TAC) è meno importante; ma può meglio dimostrare la presenza di calcificazioni, alterazioni ossee o stravasi ematici.

La PET e la SPECT possono infine rivelare la presenza di *foci*, cioè di aree metabolicamente iperattive.

Le cause principali di morte di questi pazienti sono rappresentate da incidenti stradali e lavorativi, annegamento, pneumopatie *ab ingestis*, insorgenza di nuovi deficit neurologici, stato epilettico e suicidio [3]. Il rischio di decesso è aumentato dalla presenza di deficit neurologici e in caso di malattia scarsamente controllata. Rispetto alla popolazione generale, la *standardized mortality rate* (SMR) complessiva dei pazienti epilettici è uguale a 3; quella specifica per i pazienti affetti da epilessia idiopatica è pari a 1,6, mentre quella per i pazienti affetti da comizialità sintomatica è uguale a 4,3.

Uno studio caso-controllo condotto su una popolazione di 5247 pazienti (di età media pari a 37,4 ± 22,6 anni) e 20.988 controlli ha inoltre dimostrato che nei due anni precedenti e nell'anno successivo alla diagnosi di epilessia i pazienti manifestano un aumento significativo di comorbilità (Tabella 9.3).

Note di prognosi

Tabella 9.3 Epilessia e Comorbidità [5]

Comorbidità	Rischio relativo nei due anni precedenti la diagnosi di epilessia	Rischio relativo nel primo anno successivo alla diagnosi di epilessia
Comorbilità totali	1,77	2,11
Cardiopatie	2,60	3,50
Neoplasie	2,67	3,64
Demenza	4,23	6,64
Abuso di droghe	8,83	14,16
Depressione	2,66	3,34
Fratture	2,32	3,04
Pneumopatie	2,65	3,62

L'epilessia comporta un rischio di morte improvvisa che è maggiore per gli adolescenti e i giovani adulti. L'incidenza di un simile decesso nei pazienti con forme epilettiche gravi è pari a 1/200 per anno, cioè 40 volte superiore a quello della popolazione generale. I pazienti con epilessia idiopatica-criptogenica hanno una riduzione complessiva dell'aspettativa di vita di circa due anni rispetto ai controlli; la riduzione può raggiungere i 10 anni per i pazienti affetti da sindromi epilettiche sintomatiche [6].

Il 30% circa delle epilessie parziali è farmaco-resistente e pone un problema di indicazione all'ablazione chirurgica del focolaio epilettico. La prognosi chirurgica delle epilessie è variabile. Nelle forme temporali, la guarigione oscilla tra il 60 e l'80%; il vantaggio non è significativo per il 10-20% dei pazienti; i rimanenti ottengono un netto miglioramento delle crisi.

Nelle epilessie extratemporali la guarigione raggiunge il 55% e il miglioramento è notevole in una buona percentuale di pazienti [1].

Prognosi e terapia chirurgica

Epilessia post-traumatica

L'epilessia post-traumatica è frequente nei traumi cranici aperti e raggiunge una percentuale del 53% per i traumi militari; la relazione tra gravità del trauma e successiva comparsa di crisi è significativa. Il 17% degli individui con contusione cerebrale, ematoma subdurale o perdita prolungata di coscienza va incontro a convulsioni.

Le crisi comiziali sono sorprendentemente poco comuni immediatamente dopo il trauma cranico, mentre le cicatrici corticali provocate dal trauma sono altamente epilettogene e possono provocare crisi anche a distanza di molti anni. Gli episodi di perdita di coscienza si manifestano più frequentemente nel primo anno dal trauma e, nella maggior parte dei casi, entro i primi 5 anni.

I traumi lievi provocano crisi nello 0,7% dei pazienti entro 5 anni dal trauma e nel 2,1% entro 30 anni. I traumi cranici gravi provocano crisi nel 10% dei pazienti entro 5 anni, nel 16,7% entro 30 anni dal trauma [7].

Commento medico-legale

Nelle diverse tabelle di valutazione medico-legale della menomazione derivante da sindrome epilettica, le percentuali vengono graduate in relazione alla frequenza delle crisi, all'efficacia e all'entità del trattamento farmacologico, nonché all'impatto negativo sul *fare* del soggetto, per cui risulta alquanto agevole individuare il range di riferimento per il caso specifico. Naturalmente il dato anamnestico risulta di fondamentale importanza; da qui l'utilità di poter contare su una certificazione sanitaria attendibile, possibilmente proveniente da centri pubblici specializzati.

Al fine di fornire maggiori strumenti alla quantificazione del danno si è ritenuto interessante proporre una tabella inclusa nelle *Guides to the Evaluation of Permanent Impairment* dell'AMA [8], che fornisce utili criteri per la valutazione dell'incidenza negativa da perdita episodica di coscienza o di consapevolezza e, con i pertinenti *barème* dottrinari e le tabelle di legge, può servire da ulteriore guida per l'idonea percentualizzazione del singolo caso nei diversi ambiti (Tabella 9.4).

Tabella 9.4 Criteri per valutare l'invalidità da perdita episodica di coscienza o di consapevolezza da epilessia o da causa diversa (es, ipotensione arteriosa o ipersonnia) [modificata da 8]

Classe	0	1	2	3	4
Descrizione	Nessuna alterazione dello stato di coscienza né limitazioni nell'esecuzione delle attività della vita quotidiana (AVQ)	Disturbi parossistici con caratteristiche prevedibili e di occorrenza non prevedibile che non limita le attività usuali ma che comportano un rischio per l'individuo (per esempio, non può guidare), **oppure** caduta pressoria di 15/10 mm Hg senza un aumento compensatorio della frequenza cardiaca che duri più di 2 minuti con una lieve perdita di coscienza che limita le attività quotidiane	Disturbi parossistici che interferiscono con alcune attività quotidiane **oppure** modesta caduta pressoria di 25/15 mm Hg, con perdita di consapevolezza o di coscienza che duri 1-2 minuti e che interferisce con alcune attività quotidiane	Gravi disturbi parossistici di frequenza tale da limitare le attività di coloro che sono sorvegliati, protetti o confinati **oppure** gravi e ripetute cadute di pressione di 30-20 mm Hg, con perdita di consapevolezza o di coscienza che dura 1-2 minuti e sintomi o segni neurologici addizionali di natura focale o generalizzata	Disturbi parossistici non controllati e di tale gravità e persistenza da limitare gravemente le AVQ, **oppure** cadute ripetute e gravi della pressione arteriosa di 30/20 mm Hg, con perdita di coscienza e del controllo muscolare che non abbiano causa nota e che comportino rischio traumatico

Bibliografia

1. Casazza M, Granata T, Avanzini G (2009) Epilessie. In: Sghirlanzoni A (ed) Terapia delle Malattie Neurologiche. Springer-Verlag Italia; Milano, pp 249-269
2. Commission on Classification and Terminology of the International League Against Epilepsy (1989) Proposal for revised classification of epilepsies and epileptic syndromes. Epilepsia 30:389-399
3. Foldvary NR, Wyllie E (2000) Epilepsy. In: Evans RW, Baskin DS, Yatsu FM. Prognosis of Neurological Disorders. 2nd edition. Oxford University Press, New York, pp 623-637
4. Lowenstein DH (2005) Seizures and Epilepsy. In: Kasper DL, Braunwald E, Fauci AS, et al. (eds) Harrison's Principles of Internal Medicine. 16th edition. McGraw-Hill C, New York, pp 2357-2372
5. Kwon CS (2008) Patients with Epilepsy Have High Comorbidity Rates. AES 2008: American Epilepsy Society. 62nd Annual Meeting: Platform session C.01. From Medscape Medical News© 2008
6. Gaitatzis A, Johnson AL, Chadwick DW, et al. (2004) Life expectancy in people with newly diagnosed epilepsy. Brain 127(Pt 11):2427-2432. Epub 2004 Sep 15.
7. Annegers JF, Hauser WA, Coan SP, Rocca WA (1998) A population-based study of seizures after traumatic brain injuries. N Engl J Med 338(1):20-24
8. Rondinelli RD (ed) (2008) The Central and Peripheral Nervous System. In: American Medical Association (2008) Guide to the Evaluation of Permanent Impairment. 6th edition. Chicago, pp 321-345

Cefalee

Tabelle di valutazione

Invalidità civile (IC)	
	%
Categoria A	
Forme episodiche a frequenza di attacchi medio-bassa e soddisfacente risposta al trattamento	0-15
- emicrania senza e con aura - cefalea di tipo tensivo frequente - cefalea a grappolo episodica - emicrania parossistica episodica - nevralgia del trigemino classica ed altre nevralgie del capo	
Categoria B1	
Forme episodiche a frequenza di attacchi medio-alta e scarsa risposta al trattamento	16-30
- emicrania senza e con aura - cefalea di tipo tensivo - cefalea a grappolo episodica - emicrania parossistica episodica - nevralgia del trigemino classica ed altre nevralgie del capo	
Categoria B2	
Forme croniche con risposta parziale al trattamento	16-30
- emicrania cronica - cefalea cronica quotidiana con o senza uso eccessivo di analgesici - cefalea a grappolo cronica - emicrania parossistica cronica - SUNCT (Short-lasting Unilateral Neuralgia with Conjunctival injection and Tearing) - emicrania continua - NDPH (New Daily Persistent Headache) - nevralgia del trigemino classica ed altre nevralgie del capo	

(*cont.*)

A. Sghirlanzoni, U. Genovese, *Guida alla valutazione medico-legale del danno neurologico*,
© Springer-Verlag Italia 2012

Categoria C	
Forme croniche refrattarie al trattamento	31-46
- emicrania cronica	
- cefalea cronica quotidiana con o senza uso eccessivo di analgesici	
- cefalea a grappolo cronica	
- emicrania parossistica cronica	
- SUNCT	
- emicrania continua	
- NDPH	
- nevralgia del trigemino classica ed altre nevralgie del capo	

Commento neurologico

La cefalea si pone certamente tra i motivi più frequenti di consultazione medica ed è la quinta causa di accesso a strutture di Pronto Soccorso. La sua diffusione è universale [1]; la quasi totalità degli individui ne ha esperienza almeno una volta nella vita; molti ne soffrono in modo ricorrente.

Di volta in volta, il sintomo "mal di testa" può però essere diverso nella sua espressione, complesso nelle sue manifestazioni, difficile da interpretare con un unico modello patologico. Se spesso rappresenta un evento occasionale e autolimitato, altre volte è indice di malattie gravi o assume le caratteristiche di patologia ricorrente, di per sé invalidante. Molti pazienti vivono nel timore continuo di attacchi sempre pronti a ripresentarsi all'improvviso e adottano comportamenti di evitamento condizionanti in ambito sociale, lavorativo, familiare.

La maggior parte delle cefalee è classificabile come primaria, non ha cioè causa nota. L'emicrania, la cefalea a grappolo, quella tensiva fanno parte di questo gruppo e ne sono le varianti più frequenti. Le forme secondarie dipendono da affezioni morbose di cui la cefalea è un sintomo (Tabella 10.1a-b) [2].

Tabella 10.1a Classificazione delle cefalee - *International Classification of Headache Disorders, second Edition* (ICDH-II), *International Headache Society* (IHS) 2004 [2]

Parte I: Cefalee primarie	
1.	Emicrania
2.	Cefalea di tipo tensivo
3.	Cefalea a grappolo e altre cefalalgie autonomico-trigeminali
4.	Altre cefalee primarie
Parte II: Cefalee secondarie	
5.	Cefalea attribuita a trauma cranico e/o cervicale
6.	Cefalea attribuita a disturbi vascolari cranici o cervicali
7.	Cefalea attribuita a disturbi intracranici non vascolari
8.	Cefalea attribuita all'uso di una sostanza o alla sua sospensione

(cont.)

9	Cefalea attribuita a infezione
10.	Cefalea attribuita a disturbi dell'omeostasi
11.	Cefalea o dolori facciali attribuiti a disturbi di cranio, collo, occhi, orecchie, naso, seni paranasali, denti, bocca o altre strutture facciali o craniche
12.	Cefalea attribuita a disturbo psichiatrico
Parte III: Nevralgie craniche e dolori facciali centrali o primari e altre cefalee	
13.	Nevralgie craniche e dolori facciali di origine centrale
14.	Altre cefalee, nevralgie craniche e dolori facciali di origine centrale o primari

Tabella 10.1b Classificazione internazionale delle cefalee primarie [Riassunto: da Cephalalgia 2004; 24(suppl. 1):1-160].

1. Emicrania
Emicrania senza aura
Emicrania con aura
Sindromi periodiche dell'infanzia possibili precursori comuni dell'emicrania
Emicrania retinica
Complicanze dell'emicrania
Probabile emicrania
2. Cefalea di tipo tensivo
Cefalea di tipo tensivo episodica sporadica
Cefalea di tipo tensivo episodica frequente
Cefalea di tipo tensivo cronica
Probabile cefalea di tipo tensivo
3. Cefalea a grappolo e altre cefalalgie autonomico-trigeminali
Cefalea a grappolo
Emicrania parossistica
Short-lasting Unilateral Neuralgia with Conjuntival injection and Tearing (SUNCT)
Probabile cefalalgia autonomica trigeminale

L'emicrania è caratterizzata da episodi di dolore spesso violento, pulsante, che, nei diversi attacchi, coinvolge una metà del cranio.

Cefalee primarie

Nell'emicrania classica la sintomatologia dolorosa è preceduta da segni neurologici completamente reversibili o "aura", più spesso costituiti da disturbi visivi; l'aura può essere caratterizzata anche da sintomi sensitivi somatici o deficit motori,

Emicrania

isolati o in associazione. L'emicrania senza aura o emicrania comune non è antici-
pata invece da disturbi premonitori. In tutti e due i casi, gli accessi sono spesso
accompagnati da nausea, vomito, iperestesia alla luce (fotofobia), ai suoni o al
movimento, tanto che, tipicamente, durante l'attacco il paziente trae giovamento
dall'isolarsi a letto, immobile, al buio. Se non trattati, gli episodi durano da quattro a settantadue ore. Le caratteristiche necessarie per la diagnosi non devono essere necessariamente tutte compresenti nel singolo attacco (Tabelle 10.2 e 10.3).

Tabella 10.2 Caratteristiche dell'emicrania con e senza aura (IHS) [3]

Emicrania senza aura o emicrania comune
(in precedenza conosciuta anche come: emicrania comune, emicrania semplice)
Criteri diagnostici:
A. Almeno cinque attacchi con le caratteristiche B-D
B. La cefalea dura da 4 a 72 h (se non curata o curata senza successo) e ha frequenza < di 15 gg/mese
C. La cefalea ha almeno due di queste caratteristiche: - è unilaterale   - è pulsante   - è di intensità moderata o grave al punto da ostacolare o impedire le attività quotidiane   - è aggravata dall'esercizio fisico
D. Almeno due di questi sintomi durante l'attacco   - nausea e/o vomito   - fotofobia   - fonofobia   - osmofobia
E. Non è attribuibile ad altra malattia
Emicrania con aura o emicrania classica
Criteri diagnostici:
A. Almeno due attacchi con le caratteristiche B
B. Almeno tre delle seguenti quattro caratteristiche: - una o più sintomi di aura completamente reversibile a indicare una disfunzione dell'encefalo   - almeno un sintomo di aura che si sviluppa gradualmente in più di 4 minuti o due o più sintomi che si presentano in successione   - nessun sintomo dell'aura dura più di 60 min   - la cefalea segue l'aura con un intervallo libero di meno di 60 min (la cefalea può anche iniziare prima o contemporaneamente all'aura)
C. L'anamnesi, l'esame obiettivo e, se indicati, i test diagnostici escludono una causa secondaria

Note di prognosi

L'emicrania è una cefalea cronica episodica con esordio spesso infantile o adole-scenziale che può protrarsi per tutta la vita. Gran parte degli autori ritiene che gli attacchi si riducano in gravità e frequenza dopo i 40 anni; non è però insolito che il singolo paziente cominci o continui a soffrirne in età avanzata [3]. La prognosi peggiora nei pazienti con attacchi molto frequenti e in quelli con esordio preceden-te i 20 anni di età [4].

La qualità di vita dei cefalalgici è sovrapponibile a quella di pazienti con malat-tie comunemente reputate disabilitanti come l'artrite o il diabete, tanto che l'emi-crania rientra tra le prime 20 cause di invalidità [5]. La malattia ha inoltre massi-ma prevalenza in età giovanile-adulta, cioè nel periodo di massima potenzialità sociale e produttiva.

Gran parte degli affetti conduce lo stesso una vita normale. Non va però dimen-ticato che da episodica, l'emicrania si può anche trasformare in cefalea cronica quotidiana, meglio definita come *emicrania trasformata*.

Cefalea a grappolo

Questa cefalea interessa circa lo 0,07% della popolazione ed è più frequente negli uomini. Ne è tipico l'esordio tra i 20 e i 40 anni.

La cefalea a grappolo è caratterizzata da attacchi di dolore straziante, di breve durata, accompagnato da sintomi autonomici. Nel cluster tipico il dolore è unila-terale, localizzato in regione oculare, orbito-sovraorbitaria o temporale. I sintomi di compromissione autonomica includono iniezione congiuntivale, lacrimazione, congestione nasale, ptosi e miosi; sintomi più generali sono la sudorazione, nau-sea o vomito e bradicardia (Tabella 10.3). Nei periodi di cluster la crisi dolorosa tende a ripetersi quotidianamente alla stessa ora, spesso agli orari dei pasti oppu-re svegliando il paziente dal sonno notturno o da quello pomeridiano.

Durante gli accessi, i pazienti sono incapaci di trovare conforto, si agitano, non riescono a stare fermi, sarebbero disposti sbattere la testa contro il muro se questo servisse a troncare un attacco che dura tra i 15 e i 180 minuti e può ripetersi in media 1-3, fino a 8, volte al giorno.

L'emicrania a grappolo può essere episodica o cronica, a seconda che siano o non siano presenti remissioni. Il cluster episodico può durare da 7 giorni a 1 anno. Il cluster cronico deve durare più di 1 anno con periodi liberi da dolore inferiori ai 14 giorni.

Note di prognosi

In uno studio italiano su 189 pazienti affetti da cefalea a grappolo da più di 10 anni (140 con cefalea episodica, 49 con cefalea cronica), l'80,7% dei pazienti con grap-poli episodici non ha mostrato modificazioni della cefalea durante tutto il follow-up, il 12,9% ha avuto evoluzione in forma cronica secondaria, il 6,4% è virato verso un quadro intermedio di forma "combinata".

La cefalea dei pazienti cronici è rimasta tale nel 52% dei casi, mentre si è trasfor-mata in forma episodica nel 33% e in forma "combinata" nel 14%. La conclusione, comune anche ad altri autori, sottolinea che la cefalea a grappolo è una malattia di lunga durata con tendenza a protrarsi per tutta la vita. La cefalea a grappolo episodica tende a peggiorare con il passare del tempo; quella cronica può facilmente modificarsi in una più lieve forma episodica. I farmaci sembrano incapaci di portare alla guarigione. Fattori prognostici negativi sono costituiti dall'esordio tardivo, dal sesso maschile e, per le forme episodiche, dalla durata di più di 20 anni [6].

Tabella 10.3 Criteri diagnostici per la Cefalea a Grappolo, IHS 2004

A. Almeno 5 attacchi che soddisfino i criteri B-D
B. Dolore unilaterale di grave intensità a sede orbitaria, sovraorbitaria e/o temporale, della durata da 15 a 180 minuti, se non trattato

C. La cefalea è associata ad almeno uno dei seguenti segni omolaterali:
    - iniezione congiuntivale
    - lacrimazione
    - ostruzione nasale
    - rinorrea
    - sudorazione facciale
    - miosi
    - ptosi palpebrale
    - edema palpebrale

D. La frequenza degli attacchi è compresa tra 1 attacco ogni 2 giorni e 8 attacchi al giorno. Si deve verificare una delle seguenti condizioni.
    - La storia clinica, l'esame obiettivo e quello neurologico escludono i disturbi elencati nei gruppi 5-11 della Tabella 9.1
    - La storia clinica e/o l'esame obiettivo e/o l'esame neurologico suggeriscono uno di tali disturbi, che è però escluso da appropriate indagini strumentali
    - Il disturbo è presente, ma la cefalea a grappolo non si presenta per la prima volta in stretta relazione temporale con esso

Tabella 10.4 Criteri diagnostici per la cefalea a grappolo episodica, IHS 2004

A. Soddisfa tutti i criteri per la cefalea a grappolo
B. Almeno due periodi, grappoli, di cefalea che, senza trattamento, si protraggono da 7 giorni a 1 anno, separati da periodi di remissione che durano almeno 14 giorni

Tabella 10.5 Criteri diagnostici per la cefalea a grappolo cronica, IHS 2004

A. Soddisfa tutti i criteri per la cefalea a grappolo
B. Periodi di grappolo di durata superiore a 1 anno senza intervalli di remissione o con periodi di remissione che durano meno di 14 giorni

Cefalea a grappolo cronica

Le crisi dolorose e i fenomeni associati sono indistinguibili da quelli della forma episodica. La forma cronica differisce dalla episodica per l'andamento temporale delle crisi dolorose che sono costanti nel corso dell'anno (Tabelle 10.4-10.5).

Cefalea di tipo tensivo

La cefalea di tipo tensivo (CTT) è caratterizzata da attacchi dolorosi ricorrenti con le caratteristiche specificate nella Tabella 10.6. Coinvolge il 24-78% della popolazione ed è certamente la forma di cefalea più diffusa [7]. Tutte le età possono esserne interessate; la prevalenza è massima tra i 20 e i 50 anni.

La cefalea cronica tensiva risulta variabile sia come frequenza degli attacchi sia per intensità del dolore (Tabella 10.7). Ci possono essere pazienti con episodi rari e di breve durata; altri lamentano attacchi frequenti, addirittura sub-continui, talmente gravi da riuscire disabilitanti. La cefalea tensiva tende ad accompagnare i pazienti per l'intero arco della vita. La prognosi peggiora se coesiste una forma di cefalea emicranica, nei pazienti non sposati e in quelli che soffrono anche di insonnia [4, 8].

Tabella 10.6 Criteri diagnostici per la cefalea tensiva

A. Episodi che durano da minuti a 7 giorni
B. Il dolore che ha almeno tre delle seguenti caratteristiche:
- localizzazione bilaterale
- qualità costrittiva o gravativa (non pulsante)
- intensità lieve o moderata
- non è aggravato dall'attività fisica
- assenza di nausea, vomito, fotofobia, fonofobia
C. Non è attribuibile ad altre affezioni

Tabella 10.7 Criteri per la diagnosi di cefalea cronica tensiva [modificata da 3]

A. Cefalea con frequenza media di più di 15 giorni al mese (180 giorni all'anno) con una durata media dell'attacco maggiore o uguale a 4 h (se non trattata); si protrae per sei mesi e corrisponde ai criteri B-D
B. Dolore con almeno due delle seguenti caratteristiche:
- di qualità compressiva o costrittiva
- di gravità lieve o moderata (può rendere difficile, ma non impedire l'attività della vita quotidiana)
- localizzazione bilaterale
- non aggravato dal fare le scale o da analoghe attività fisiche quotidiane
C. Anamnesi positiva per precedenti episodi di cefalea tensiva
D. Anamnesi positiva per cefalea evolutiva che peggiora gradualmente di frequenza in un periodo di almeno tre mesi
E. Cefalea che non corrisponde ai criteri diagnostici di altre forme di mal di testa (emicrania continua ecc.)
F. Non c'è ragione di pensare a possibili cause strutturali; oppure queste sono state escluse dopo aver sottoposto il paziente a indagini appropriate. È presente una possibile causa, ma senza correlazione temporale con il primo attacco di cefalea

Le dizioni *cefalea cronica quotidiana* oppure quella sempre più utilizzata di *emicrania cronica o trasformata* definiscono le forme con sintomatologia dolorosa presente per più di 15 giorni/mese e ormai cronicizzate, dovute all'evoluzione peggiorativa di precedenti forme tipicamente emicraniche (Tabella 10.8). In questi casi la cefalea continua o sub-continua ha spesso caratteristiche di tipo tensivo su cui si sovrappongono episodi simil-emicranici [9].

L'abuso di farmaci anti-emicranici o *medication overuse*, insieme alla presenza di disturbi psichiatrici o di altre patologie sembra essere co-fattore primario nella cronicizzazione dell'emicrania.

Tabella 10.8 Criteri diagnostici per l'emicrania trasformata

Dolore quotidiano o quasi quotidiano (> 15 gg/mese) per più di un mese
Durata media > di 4 ore/die (se non trattata)
Almeno 1 delle seguenti caratteristiche:
- Anamnesi positiva per una qualsiasi forma di emicrania
- Anamnesi positiva negli ultimi 3 mesi per un aumento della frequenza degli attacchi e una loro riduzione di intensità
- Cefalea, al di là della durata, che soddisfi almeno qualche volta i criteri diagnostici per l'emicrania
- Non soddisfa i criteri diagnostici di nuova cefalea cronica quotidiana o di emicrania continua

Circa il 3-5% della popolazione del mondo soffre quasi quotidianamente di cefalea, ma questa si definisce come "cronica quotidiana" quando si manifesti per 15 giorni al mese per almeno 3 mesi. Quella di cefalea cronica quotidiana non è una diagnosi, ma piuttosto una categoria che include molti disturbi che si presentano in origine come cefalee primarie o secondarie.

La disabilità associata con la malattia è importante anche perché circa la metà dei pazienti lamenta anche disturbi del sonno o dell'umore che possono a loro volta esacerbare la sottostante cefalea.

I pazienti con attacchi molto frequenti sono a rischio di passare a una condizione di cefalea da eccesso di farmaci, che è sindrome in cui il dolore, sempre quotidiano, è provocato e mantenuto proprio dalle medicazioni impiegate per alleviarlo.

Questa condizione è caratterizzata dalla frequenza di recidive successive alla sospensione dei farmaci anti-cefalgici. Nei pazienti liberi da dolore, le recidive successive alla sospensione dei farmaci ammontano al 38% il primo anno e sono pari al 42% dopo 4 anni. A 4 anni dall'iniziale sospensione dei farmaci, il 60% dei pazienti continua a lamentare cefalea cronica quotidiana e assume ancora eccessivi dosaggi di farmaci per la cefalea acuta [10].

Il "mal di testa" può essere segno di tensione ansiosa; può essere causato da un episodio febbrile come da una neoplasia endocranica. Ovviamente le sue molteplici origini hanno spesso espressione clinica diversa. Da qui l'utilità di stabilire dei criteri che permettano di identificare i sintomi associati o campanelli di allarme, i cosiddetti *red flags* che rendono razionale l'approfondimento diagnostico per differenziare una cefalea primaria da una secondaria. Le caratteristiche che singolarmente considerate hanno dimostrato di essere significative nell'indicare la presenza di una cefalea secondaria sono: i segni neurologici focali, il papilledema, la sonnolenza, la confusione, il deficit di memoria e la perdita di coscienza [11]. Inoltre può indurre il sospetto di una cefalea secondaria la presenza di sintomi insoliti in una primaria, come l'esordio dopo i 50 anni, l'associazione con la febbre o con un recente trauma cranico, lo scatenamento da esercizio fisico [9].

Cefalee secondarie

Gli esami che possono identificare la causa di una cefalea secondaria sono molteplici e dipendono ovviamente dal sospetto diagnostico. La RMN dell'encefalo è l'esame di riferimento perché singolarmente il più informativo. L'esame, in particolare se eseguito con mezzo di contrasto, permette di confermare o di escludere la presenza di una neoformazione endocranica, cioè di un'affezione paventata in modo manifesto o sotto traccia, da ogni paziente cefalalgico.

La cefalea da trauma (punto 5 della Tabella 10.1a) ha diagnosi in primo luogo anamnestica. Quella da disturbi vascolari va indagata con metodiche doppler, angio-MR o angio-TAC. Le lesioni ossee sono meglio diagnosticate dalla TAC. La diagnosi di infezione, dalla meningite agli ascessi cerebrali, richiede ancora la RMN, eventualmente integrata dall'esame liquorale. Le cefalee specificate ai punti 10, 11, 12 richiedono esami di laboratorio, radiologici di distretto ed eventuali approcci di specialisti diversi.

Strumenti diagnostici

Un gruppo di esperti ha recentemente codificato e quantificato la potenziale invalidità lavorativa da cefalea primaria (Tabella 10.9a-b). Lo sforzo ha portato a una precisa definizione della perdita di capacità lavorativa derivante dalla singola malattia, dalla sua frequenza e dalla intensità degli attacchi cefalalgici. Il risultato può essere utile per tutti coloro che sono chiamati a dare il loro giudizio sulla capacità lavorativa dei pazienti portatori delle varie forme di dolore cefalico.

Cefalea e invalidità

Tabella 10.9a Terminologia e definizioni (Regione Lombardia: Circolare Regionale 14.12.2006 n. 30)

Frequenza	Medio-bassa	Fino a 3 attacchi mensili per emicrania e cefalea tensiva
		Fino a 1/24 ore per cefalea a grappolo per una durata dei periodi attivi ≤ 1 mese
		Fino al 10% della giornata con dolore per emicrania parossistica e nevralgia del trigemino per ≤ 1 mese/anno
	Medio-alta	3 attacchi mensili per emicrania e cefalea di tipo tensivo
		Un attacco nelle 24 ore per la cefalea a grappolo con periodi attivi di durata > 1 mese
		Oltre 10% e fino al 30% della giornata con dolore per emicrania parossistica e nevralgia del trigemino per > un mese all'anno
Cronicità[1]		Per emicrania e cefalea di tipo tensivo: ≥ 15 giorni al mese da almeno 3 mesi
		Per cefalea a grappolo ed emicrania parossistica cronica: attacchi da almeno un anno con remissione di durata < 1 mese.
Risposta ai trattamenti	Soddisfacente	La cefalea si riduce almeno del 50% con il trattamento di profilassi e/o risposta completa ai sintomatici (riduzione significativa della sintomatologia o sua scomparsa entro due ore dall'assunzione)
	Scarsa	La cefalea si riduce di < 50% dopo almeno 4 trattamenti con farmaci di profilassi di comprovata efficacia assunti con dosaggio e durata adeguati. La risposta ai sintomatici è parziale
	Refrattaria	Nessun beneficio a 4 trattamenti con farmaci di profilassi di comprovata efficacia, assunti con dosaggio e durata adeguati

[1] Le SUNCT sono rare e le forme descritte sono in prevalenza croniche. L'emicrania continua e la NDPH sono croniche per definizione.

Tabella 10.9b Cefalee Primarie e Nevralgie Essenziali (Regione Lombardia: Circolare Regionale n. 30 del 14.12.2006)

Invalidità 0-15%	16-30%	16-30%	31-46%
Forme episodiche a medio-bassa frequenza di attacchi e soddisfacente risposta al trattamento	Forme episodiche a medio-alta frequenza di attacchi e soddisfacente risposta al trattamento	Forme croniche con risposta parziale al trattamento	Forme croniche refrattarie al trattamento
Emicrania senza e con aura	Emicrania senza e con aura	Emicrania cronica	Emicrania cronica
Cefalea di tipo tensivo	Cefalea di tipo tensivo frequente	Cefalea cronica quotidiana con o senza uso eccessivo di analgesici	Cefalea cronica quotidiana con o senza uso eccessivo di analgesici
Cefalea a grappolo episodica	Cefalea a grappolo episodica	Cefalea a grappolo	Cefalea a grappolo cronica
Emicrania parossistica episodica	Emicrania parossistica episodica	Emicrania parossistica cronica	Emicrania parossistica cronica
		SUNCT	SUNCT
	Emicrania continua	Emicrania continua	
	NDPH	NDPH	
Nevralgia del trigemino	Nevralgia del trigemino classica e altre	Nevralgie del capo classica e altre	Nevralgia del trigemino
Nevralgie del capo	Nevralgia del trigemino classica e altre Nevralgie del capo	Nevralgie del del capo classica e altre Nevralgie del capo	classica e altre Nevralgie del capo

Bibliografia essenziale

1. Friedman BW, Hochberg ML, Esses D, et al. (2008) Recurrence of primary headache disorders after emergency department discharge: frequency and predictors of poor pain and functional outcomes. Ann Emerg Med 52:696-704
2. Headache Classification Subcommittee of the International Headache Society (2004) The International Classification of Headache Disorders. 2nd edition. Cephalalgia 24:1-151
3. Rozen TD, Silberstein SD (2000) Primary Headache Disorders. In: Evans RW, Baskin DS, Yatsu FM (eds) Prognosis of Neurological Disorder. 2nd edition. Oxford University Press, New York, pp 183-199
4. Lyngberg AC, Rasmussen BK, Jørgensen T, Jensen R (2005) Prognosis of migraine and tension-type headache: a population-based follow-up study. Neurology 65(4):580-585
5. Leonardi M, Steiner TJ, Scher AT, Lipton RB (2005) The global burden of migraine: measuring disability in headache disorders with WHO's Classification of Functioning, Disability and Health (ICF). J Headache Pain 6(6):429-440

6.   Manzoni GC, Micieli G, Granella F, et al. (1991) Cluster headache – course over ten years in 189 patients. Cephalalgia 11(4):169-174
7.   Lipton RB, Hamelsky SW, Stewart WF (2001) Epidemiology and impact of headache. In: Silberstein SD, Lipton RB, Dalessio DJ (eds) Wolff's Headache. Oxford University Press
8.   Couch JR (2005) The long-term prognosis of tension-type headache. Curr Pain Headache Rep 9(6):436-341
9.   Bussone G, D'Amico D (2009) Cefalea. In: Sghirlanzoni A (ed.) Terapia delle Malattie Neurologiche. 2nd edition. Springer-Verlag Italia, Milano, pp 217-242
10. Dodick DW (2006) Chronic Daily Headache. N Engl J Med 354(2):158-165
11. Sobri M, Lamont AC, Alias NA, Win MN (2003) Red flags in patients presenting with headache: clinical indications for neuroimaging. Br J Radiol 76(908):532-535

I nervo cranico (nervo olfattorio)

Tabelle di valutazione

Responsabilità civile (RC)	
	%
Riduzione dell'olfatto fino alla perdita totale	≤ 8

Assicurazione privata (AP)		
	ANIA %	INAIL %
Riduzione dell'olfatto fino alla perdita totale	≤ 2	≤ 2,5

Infortunistica del lavoro (IL)	
	%
Disturbi della funzione olfattiva con residua capacità funzionale	Fino a 5
Anosmia vera	8

Invalidità civile (IC)	
	%
Anosmia	20
Iposmia a carattere cronico	1-10

Ogni sezione di questo capitolo contiene una tabella valutativa di riferimento multidisciplinare e un sintetico commento clinico.

Commento neurologico

La causa più frequente di deficit olfattivo neurologico è probabilmente quella traumatica; la soccussione cranica può infatti provocare strappamento dei filuzzi olfattivi a livello della lamina cribra dell'etmoide. I deficit conseguenti sono in genere riportati come perdita di gusto, perché la qualità dei sapori degli alimenti è in gran parte determinata dal loro profumo.

A. Sghirlanzoni, U. Genovese, *Guida alla valutazione medico-legale del danno neurologico*,
© Springer-Verlag Italia 2012

In clinica l'olfatto viene esaminato facendo annusare al paziente una sostanza nota (caffè, tabacco ecc), alternativamente attraverso una sola narice, mentre l'altra viene compressa con un dito. Il paziente deve avere gli occhi chiusi. La percezione di uno stimolo odoroso, anche se non riconosciuto con esattezza, esclude la presenza di anosmia.

Oltre alla condizione di iposmia-anosmia, è poi di indubbio rilievo clinico la perversione dell'odorato (parosmia) che può costituire di per sé un fattore di ipovalidità.

I pazienti "non organici" (soggetti affetti da sindromi psichiche o soggetti pretestanti menomazione fisica) possono riferire anosmia unilaterale, oppure possono negare di avvertire la stimolazione prodotta dall'ammoniaca, che è irritante trigeminale e provoca sensazione di fastidio convogliata dal trigemino e non dal nervo olfattorio.

Tra le possibili cause di deficit olfattivo vanno ricordate quelle non neurologiche: dalle riniti alle anomalie congenite, dai farmaci al fumo di sigaretta, all'invecchiamento.

La determinazione dei potenziali evocati olfattivi non può considerarsi esame di routine. La loro presenza è indice di conservazione della funzione olfattiva, mentre la loro assenza non costituisce conferma definitiva di deficit dell'odorato.

La TAC o la RMN evidenziano eventuali lesioni della fossa cranica anteriore, potenzialmente responsabili di disfunzione delle vie olfattive.

II-III-IV-VI nervo cranico (nervi ottico, oculomotore, trocleare e abducente)[1]

Tabelle di valutazione

Responsabilità civile (RC)	
	%
Paralisi del nervo oculomotore completa monolaterale con necessità di esclusione dell'occhio (menomazione paragonabile alla cecità assoluta monolaterale)	28
Cecità assoluta bilaterale	85
Cecità assoluta monolaterale	28
Menomazioni monolaterali dell'acuità visiva (acuità residua stimata dopo idonea correzione):	
visus residuo pari a 3/10	14
visus residuo pari a 2/10	18
visus residuo pari a 1/10	22
visus residuo pari a 1/20	24
visus residuo < 1/20	26
visus residuo = visus spento (VS)	28

Menomazioni bilaterali dell'acuità visiva
(acuità residua stimata per visione da lontano dopo idonea correzione): si seguono le indicazioni della tabella sottostante

		Visus residuo per lontano in occhio peggiore										
		9/10	8/10	7/10	6/10	5/10	4/10	3/10	2/10	1/10	1/20	<1/20	VS*
	10/10	1	1	3	5	7	9	14	18	22	24	26	28
	9/10	3	3	5	7	9	11	16	20	24	26	28	30
	8/10		3	5	7	9	11	16	20	24	26	28	30
	7/10			9	11	13	15	20	24	28	30	32	34
	6/10				15	17	19	24	28	32	34	36	38
Visus residuo per lontano in occhio migliore	5/10					21	23	28	32	36	38	40	42
	4/10						27	32	36	40	42	44	46
	3/10							42	46	50	52	54	56
	2/10								54	58	60	62	64
	1/10									67	69	71	73
	1/20										73	75	77
	<1/20											79	81
	VS*												85

*Visus Spento

(cont.)

---

[1] Per uniformità con le voci tabellari, il nervo ottico viene trattato con i nervi oculomotori.

In caso di menomazioni bilaterali dell'acuità visiva e di rilevanti dissociazioni tra l'incapacità visiva per lontano e quella per vicino, sarà necessario calcolare anche quest'ultima (secondo lo schema che segue) e quindi procedere al calcolo del danno permanente biologico complessivo permanente mediante la seguente formula matematica:

$$\frac{\text{danno per lontano} + \text{danno per vicino}}{2}$$

| | | Visus residuo per vicino in occhio peggiore | | | | | | | | |
		1°c	2°c	3°c	4°c	5°c	6°c	7°c	8°c	9°c	10°c
Visus residuo per vicino in occhio migliore	1°c	0	2	2	7	10	13	16	20	25	28
	2°c		6	6	11	14	17	20	24	29	32
	3°c			6	11	14	17	20	24	29	32
	4°c				23	26	29	32	36	41	44
	5°c					34	37	40	44	49	52
	6°c						43	46	50	55	58
	7°c							51	55	60	63
	8°c								62	67	70
	9°c									75	78
	10°c										85

Deficit del campo visivo

Il campo visivo può essere esaminato clinicamente con il metodo "del confronto", in cui il campo visivo della persona esaminata è confrontato con quello dell'esaminatore. Nei fatti il paziente è chiamato a individuare i movimenti delle dita dell'esaminatore che sono poste alle estremità del campo visivo.

La perimetria, nelle sue varie metodiche, consente di realizzare una mappa del campo visivo del paziente e può essere utile per definire la sede lesionale: retinica, pre- o post-chiasmatica.

La valutazione del danno del campo visivo è opportuno sia confermata da accertamenti ripetuti fino a stabilizzazione avvenuta.

La determinazione del campo visivo è spesso eseguita tramite perimetria computerizzata.

La valutazione va effettuata tenendo conto dei punti confluenti e non di quelli singoli isolati. Per la valutazione dei punti si attribuisce un valore pari a 1 per i difetti assoluti e un valore pari invece a 0,5 per i difetti relativi, quando il deficit campimetrico è localizzato nell'emicampo inferiore; quando invece il deficit campimetrico è localizzato nell'emicampo superiore, si attribuisce un valore pari a 0,8 per i difetti assoluti e un valore pari invece a 0,4 per i difetti relativi.

Diplopia

Per la valutazione della diplopia si consiglia l'uso del perimetro di Goldman. La diplopia dovrebbe risultare invariata da almeno un anno e dovrebbe essere documentata da una visita ortottica e da un cordimetro di Hess.

Il calcolo del danno permanente determinato dalla diplopia deve essere effettuato tenendo conto della diversa rilevanza funzionale delle aree in cui compare la diplopia, secondo lo schema di seguito indicato.

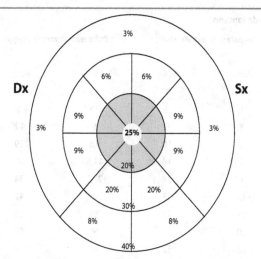

Diplopia in tutte le posizioni dello sguardo, tale da obbligare a occludere un occhio in permanenza.

Assicurazione privata (AP)

	ANIA %	INAIL %
Paralisi del nervo oculomotore completa monolaterale con necessità di esclusione dell'occhio (menomazione paragonabile alla cecità assoluta monolaterale)	25	35
Cecità assoluta bilaterale	100	100
Cecità assoluta monolaterale	25	35
Cecità assoluta monolaterale con perdita anatomica o atrofia del globo oculare senza possibilità di applicazione di protesi	28,5	40
Menomazioni monolaterali della acuità visiva (acuità residua stimata dopo idonea correzione):		
visus residuo pari a 3/10	12	23
visus residuo pari a 2/10	16	27
visus residuo pari a 1/10	20	31
visus residuo pari a 1/20	23	33
visus residuo < 1/20	25	34
visus residuo = visus spento (VS)	25	35

Menomazioni bilaterali dell'acuità visiva
(acuità residua stimata per visione da lontano dopo idonea correzione):
si seguono le indicazioni della tabella alla pagina successiva

(cont.)

Acutezza visiva da lontano

Visus residuo	con acutezza visiva minore (%)		Occhio con acutezza visiva maggiore (%)	
	ANIA	INAIL	ANIA	INAIL
9/10	1	1	2,5	2
8/10	1	3	2,5	6
7/10	3	6	6	12
6/10	4	10	8,5	19
5/10	6	14	17,5	26
4/10	8	18	27,5	34
3/10	12	23	41	42
2/10	16	27	55	50
1/10	20	31	66	58
1/20	23	32	71	62
<1/20	25	35	75	65
0	25	35	75	65

In caso di menomazioni bilaterali dell'acuità visiva e di rilevanti dissociazioni tra l'incapacità visiva per lontano e quella per vicino, sarà necessario calcolare anche quest'ultima (secondo lo schema che segue) e quindi procedere al calcolo del danno biologico complessivo permanente mediante la seguente formula matematica:

$$\frac{\text{danno per lontano} + \text{danno per vicino}}{2}$$

Acutezza visiva da vicino

Visus residuo	Occhio con acutezza visiva minore (%)		Occhio con acutezza visiva maggiore (%)	
	ANIA	INAIL	ANIA	INAIL
1° carattere	1	1	2,5	2,5
2° carattere	2	3	5	7
3° carattere	2	3	5	7
4° carattere	8	11	27,5	28
5° carattere	10	14	37,5	32
6° carattere	12	18	41	34
7° carattere	15	23	46	42
8° carattere	18	27	52,5	50
9° carattere	23	31	62,5	58
10° carattere	23	35	71	65

Deficit del campo visivo

Per la determinazione del campo visivo l'accertamento è sempre più spesso eseguito mediante perimetria computerizzata.

La valutazione del danno del campo visivo è opportuno sia confermata da accertamenti ripetuti nel decorso della patologia fino a stabilizzazione avvenuta.

La valutazione va effettuata tenendo conto dei punti confluenti e non di quelli singoli isolati.

Per la valutazione dei punti si attribuiscono un valore pari a 1 per i difetti assoluti e un valore pari invece a 0,5 per i difetti relativi, quando il deficit campimetrico è localizzato nell'emicampo inferiore; quando invece il deficit campimetrico è localizzato nell'emicampo superiore, si attribuiscono un valore pari a 0,8 per i difetti assoluti e un valore pari invece a 0,4 per i difetti relativi. I valori cumulativi così ottenuti devono essere diminuiti del 12% per ottenere la corretta stima secondo tabelle ANIA. La stima ANIA deve poi essere incrementata del 40% per ottenere la corretta stima secondo tabella INAIL.

Diplopia

Per la valutazione della diplopia si consiglia di utilizzare il perimetro di Goldman.

La diplopia dovrebbe risultare invariata da almeno 1 anno e dovrebbe essere documentata da una visita ortottica e da un cordimetro di Hess.

Il calcolo del danno permanente determinato dalla diplopia deve essere effettuato tenendo conto della diversa rilevanza delle aree in cui compare la diplopia, secondo lo schema sopra presentato nella tabella RC. I valori così ottenuti devono essere diminuiti del 12% per ottenere la corretta stima secondo tabelle ANIA. La stima ANIA deve poi essere incrementata del 40% per ottenere la corretta stima secondo tabella INAIL.

Infortunistica del lavoro (IL)

	%
Cecità assoluta bilaterale	85
Cecità assoluta monolaterale	28

Deficit dell'acuità visiva
(acuità residua stimata per visione da lontano dopo idonea correzione):
si seguono le indicazioni della tabella sottostante

	Visus residuo per lontano in occhio peggiore											
	9/10	8/10	7/10	6/10	5/10	4/10	3/10	2/10	1/10	1/20	<1/20	VS*
10/10	1	1	3	5	7	9	14	18	22	24	26	28
9/10	3	3	5	7	9	11	16	20	24	26	28	30
8/10		3	5	7	9	11	16	20	24	26	28	30
7/10			9	11	13	15	20	24	28	30	32	34
6/10				15	17	19	24	28	32	34	36	38
5/10					21	23	28	32	36	38	40	42
4/10						27	32	36	40	42	44	46
3/10							42	46	50	52	54	56
2/10								54	58	60	62	64
1/10									67	69	71	73
1/20										73	75	77
<1/20											79	81
VS*												85

VS, Visus Spento

(cont.)

In caso di rilevanti dissociazioni tra il deficit visivo per lontano e quello per vicino, sarà necessario calcolare anche quest'ultimo (secondo lo schema che segue) e quindi procedere al calcolo del danno permanente biologico complessivo mediante la seguente formula matematica:

$$\frac{\text{danno per lontano} + \text{danno per vicino}}{2}$$

		Visus residuo per vicino in occhio peggiore								
	1°c	2°c	3°c	4°c	5°c	6°c	7°c	8°c	9°c	10°c
1°c	0	2	2	7	10	13	16	20	25	28
2°c		6	6	11	14	17	20	24	29	32
3°c			6	11	14	17	20	24	29	32
4°c				23	26	29	32	36	41	44
5°c					34	37	40	44	49	52
6°c						43	46	50	55	58
7°c							51	55	60	63
8°c								62	67	70
9°c									75	78
10°c										85

(Riga laterale: Visus residuo per vicino in occhio migliore)

Deficit del campo visivo monoculare

La determinazione del campo visivo è preferenzialmente eseguita mediante perimetria computerizzata.

Per la valutazione percentuale dei punti deficitarii deve essere seguito il criterio in base al quale un difetto assoluto ha valore pari a 0,8 e un difetto relativo ha un valore pari a 0,4. Nei casi in cui i punti con difetto assoluto siano pari o superiori a 70 sui 100 esaminati, il valore di ognuno di essi sarà pari a 1, mentre i punti con difetto relativo in questo caso hanno un valore pari a 0,5. Ne deriva che ai fini della valutazione del danno possano prospettarsi due ipotesi: I ipotesi – numero di punti con difetto assoluto < alla soglia di 70/100; II ipotesi – numero di punti con difetto assoluto ≥ alla soglia di 70/100.

La stima del deficit cumulativo punto per punto rappresenta il cosiddetto danno oculistico complessivo. Il danno oculistico complessivo deve essere rapportato al valore tabellato INAIL per la cecità assoluta di singolo occhio (28%) per derivare il danno biologico permanente. È dunque valida la seguente formula di conversione: danno biologico permanente =

$$\text{danno biologico permanente} = \frac{\text{danno oculistico complessivo} \times 28}{100}$$

Deficit del campo visivo binoculare

Per la valutazione del danno binoculare si esegue lo stesso tipo di esame e si calcola il valore medio relativo al danno oculistico per i due occhi. Il valore medio ottenuto deve essere rapportato al valore tabellato INAIL per la cecità assoluta di entrambi gli occhi (85%) per derivare il danno biologico permanente. È dunque valida la seguente formula di conversione

$$\text{danno biologico permanente} = \frac{\text{valore oculistico medio} \times 85}{100}$$

Diplopia nelle posizioni alte dello sguardo, a seconda dei meridiani interessati	Fino a 10
Diplopia nella parte inferiore del campo, a seconda dei meridiani interessati	Fino a 20
Diplopia nel campo centrale	Fino a 25
Diplopia in tutte le posizioni dello sguardo senza neutralizzazione, tale da obbligare a occludere un occhio in permanenza	Fino a 28

Invalidità civile (IC)

	%
Cecità binoculare	100
Cecità monoculare	30
Cecità monoculare con visus dell'occhio controlaterale compreso tra 1/20 e 3/50	81-90
Cecità monoculare con visus dell'occhio controlaterale compreso tra 3/50 e 1/10 e campo visivo ridotto di 30°	71-80
Cecità monoculare con visus dell'occhio controlaterale inferiore a 1/20	91-100
Perdite del visus monoculari e binoculari: si seguono le indicazioni della tabella sottostante	

Visus	9/10-8/10	7/10-6/10	5/10-4/10	3/10	2/10	1/10	1/20	Meno di 1/20
Da 9/10 a 8/10	0	2	3	5	7	10	15	20
Da 7/10 a 6/10	2	3	5	7	10	15	20	30
Da 5/10 a 4/10	3	5	7	10	15	20	30	40
Da 3/10	5	7	10	15	20	30	40	60
Da 2/10	7	10	15	20	30	40	60	70
Da 1/10	10	15	20	30	40	60	70	80
Da 1/20	15	20	30	40	60	70	80	100
Meno di 1/20	20	30	40	60	70	80	100	100

Diplopia in posizione primaria	25
Diplopia nello sguardo in alto	5
Diplopia nello sguardo in basso	20
Diplopia nello sguardo laterale	10
Restringimento concentrico del campo visivo con campo residuo tra 10° e 30° dal punto di fissazione di un solo occhio	10
Restringimento concentrico del campo visivo con campo residuo tra 10° e 30° in entrambi gli occhi	31-40
Restringimento concentrico del campo visivo con campo residuo inferiore a 10° in un solo occhio	15
Restringimento concentrico del campo visivo con campo residuo inferiore a 10° in entrambi gli occhi	80
Plegia dei nervi oculomotori estrinseci (III nervo cranico)	1-10
Plegia dei nervi oculomotori estrinseci (IV nervo cranico o VI nervo cranico)	1-10
Discromatopsia congenita o acquisita	1-10

La normale funzione visiva è garantita dalla sinergia tra vie visive afferenti (nervo ottico), vie efferenti destinate alla muscolatura oculare intrinseca (nervo oculomotore comune attraverso il ganglio ciliare) e vie efferenti destinate alla muscolatura oculare
estrinseca (nervo oculomotore comune, nervo trocleare, nervo abducente).

Il nervo ottico è costituito dalle proiezioni assonali delle cellule gangliari retiniche;
emerge dalla papilla ottica per raggiungere il chiasma ottico.

I riflessi pupillari alla luce esplorano la funzione del sistema e sono mediati attraverso vie visive afferenti e dalle vie efferenti intrinseche; si distinguono in diretti – con reazione della stessa pupilla stimolata – e consensuali – con reazione della pupilla controlaterale allo stimolo – e prevedono in condizioni fisiologiche la risposta miotica allo stimolo luminoso. Le lesioni del nervo che provocano cecità completa determinano perdita del riflesso pupillare diretto omolateralmente alla lesione e del riflesso pupillare consensuale controlaterale. In caso di integrità conservata della via efferente intrinseca del
nervo oculomotore omolaterale, l'occhio cieco mantiene però il riflesso pupillare consensuale, da stimolazione dell'occhio sano.

Le cause principali di neuropatia ottica mono- o bilaterale sono: le patologie demielinizzanti (es., neurite ottica), quelle infettive (neuriti virali), gli eventi ischemici, le sindromi carenziali (es., deficit B_{12} tiamina), le intossicazioni esogene (es., da metanolo) e ancora la diretta compressione/infiltrazione della struttura nervosa.

Lesioni complete del nervo ottico determinano la perdita totale della visione. Le lesioni parcellari del nervo provocano "scotomi" (aree cieche).

La muscolatura oculare estrinseca è costituita dai muscoli: retto superiore, retto mediale, retto inferiore e obliquo inferiore (innervati dal III nervo cranico o oculomotore comune); obliquo superiore (innervato dal IV nervo cranico o trocleare); abduttore (innervato dal VI nervo cranico o abducente). Il III nervo cranico innerva anche il muscolo ele-
vatore della palpebra e il muscolo costrittore della pupilla.

I traumi, l'ipertensione, il diabete e gli aneurismi intracranici si pongono tra le cause più frequenti di paralisi del III nervo cranico. È caratteristica la paralisi del nervo oculomotore comune da aneurisma dell'arteria cerebrale posteriore omolaterale. Le paralisi del III nervo cranico da causa dismetabolica – come quelle da diabete – risparmiano
spesso l'innervazione oculare intrinseca e di conseguenza non provocano alterazioni dei
riflessi pupillari alla luce.

La diplopia (visione doppia) è il sintomo principale delle lesioni dei nervi oculomotori. Il sintomo si evidenzia quando la direzione di sguardo corrisponde a quella del raggio d'azione del muscolo paretico; le immagini, vera e falsa, che costituiscono la diplopia, tendono ad allontanarsi con l'aumento di escursione del movimento nel raggio di
azione del muscolo paretico. Di regola, la diplopia è di più precoce rilievo soggettivo che
oggettivo.

La diplopia da deficit dei nervi oculomotori si manifesta solo in visione bioculare ed
è tipicamente risolta dalla chiusura di un occhio. La diplopia mono-oculare è in genere
"non organica". Nello sguardo monoculare, una visione confusa, simil-diplopica perché
extra-foveale, può manifestarsi nelle posizioni estreme del campo visivo.

Va ricordato come una disturbante diplopia possa manifestarsi anche per paresi oculomo-
torie molto lievi e dunque difficilmente oggettivabili al semplice esame clinico.

Una paralisi completa del III nervo cranico (nervo oculomotore comune) provoca diplopia in tutte le posizioni di sguardo, ptosi palpebrale, deficit dello sguardo mediale e verso l'alto, paresi dello sguardo verso il basso e dilatazione della pupilla. La lesione del III nervo cranico provoca altresì la perdita del riflesso diretto e consensuale dell'occhio leso, mentre non compromette i riflessi pupillari, sia diretto che consensuale, dell'occhio controlaterale.

Il IV nervo cranico (nervo trocleare) innerva il muscolo obliquo superiore e agisce abbassando l'occhio specialmente da una posizione di adduzione. La paralisi isolata del IV nervo cranico è difficile da rilevare, perché provoca solo modesti spostamenti del globo oculare. Per contrastare la diplopia – che appare tipicamente nello sguardo verso il basso –, il paziente tende a piegare la testa verso il lato della lesione.

Nelle lesioni del VI nervo cranico (nervo abducente), l'occhio è ruotato mediamente e non può essere abdotto. La diplopia si manifesta nello sguardo laterale corrispondente al raggio di azione del nervo deficitario (esempio: diplopia nello sguardo laterale sinistro in caso di deficit del VI nervo cranico di sinistra).

L'approccio al paziente con disturbi della visione prevede di regola la valutazione clinica diretta, l'esame del fondo oculare, la determinazione della acuità visiva e la definizione del campo visivo.

L'esame del fondo oculare deve mirare alla valutazione della papilla ottica (focus su colore, nitidezza dei margini e grado di depressione foveale), retina (focus su omogeneità cromatica e profilo dell'area avascolare della macula) e rete vascolare retinica (focus su profilo e costanza di visualizzazione dei singoli rami arteriosi e venosi e degli incroci artero-venosi).

L'acuità visiva è esaminata con diversi metodi, che spaziano dalla lettura di caratteri di giornale di diversa grandezza (tavola di Snellen, tavola di Jaegar) alle tavole ortottiche. Il deficit di acuità visiva – molto frequentemente riconducibile ad affezioni del globo oculare, ossia all'occhio come complesso di lenti – è sempre dovuto a lesioni pre-chiasmatiche.

Il campo visivo del paziente può essere anzitutto definito con il metodo del confronto, in cui il campo visivo della persona esaminata è confrontato con quello dell'esaminatore: nei fatti, il paziente, posto dinanzi all'esaminatore, è chiamato a individuare i movimenti delle dita dell'esaminatore che sono poste alle estremità del campo visivo.

Altra metodica in grado di definire validamente il campo visivo del paziente è la perimetria che può anche risultare utile per definire la sede della lesione responsabile (retinica, pre-chiasmatica oppure post-chiasmatica).

È in generale da considerarsi come "non organico" un campo visivo con visione residua "a cannocchiale", e cioè con campo visivo che non si allarghi a forma di cono (con vertice corrispondente all'occhio esaminato) all'aumentare della distanza tra l'occhio esaminato e un oggetto posto alla periferia del campo visivo.

Nell'esame di soggetti non collaboranti, la reazione automatica di ammiccamento o di evitamento "alla minaccia" è segno di conservazione – quantomeno parziale – della funzione visiva; questa prova consiste nell'avvicinare rapidamente e senza preavviso una mano all'occhio esaminato, come se lo si volesse colpire.

Successivamente al primo approccio clinico, può essere necessario completare le indagini diagnostiche con esami di II livello, quali il test di Lancaster (esame che evidenzia la presenza di un'eventuale diplopia e che ne rileva le caratteristiche cliniche) o con i potenziali evocati retinici (ERG) e visivi (PEV) che sono in grado di esplorare tutta la via ottica dalla retina fino alla corteccia cerebrale.

Note di diagnosi

V nervo cranico (nervo trigemino)

Tabelle di valutazione

Responsabilità civile (RC)	
	%
Anestesia completa delle tre branche del nervo trigemino con anche crisi nevralgiche (a seconda della risposta al trattamento)	10-15
Anestesia di una branca del nervo trigemino	5

Assicurazione privata (AP)		
	ANIA %	INAIL %
Anestesia completa delle tre branche del nervo trigemino con anche crisi nevralgiche (a seconda della risposta al trattamento)	10-15	13-20
Anestesia di una branca del nervo trigemino	5	7

Infortunistica del lavoro (IL)	
	%
Nevralgia del trigemino, a seconda della frequenza delle crisi	Fino a 20
Deficit masticatorio da lesione del trigemino	Fino a 5
Deficit sensitivo da lesione del trigemino	Fino a 5

Invalidità civile (IC)	
	%
Nevralgia del trigemino classica e altre nevralgie del capo	
Forme episodiche a frequenza di attacchi medio/bassa e soddisfacente risposta al trattamento (classe A)	0-15
Forme episodiche a frequenza di attacchi medio/alta e scarsa risposta al trattamento (classe B1) + forme croniche con risposta parziale al trattamento (classe B2)	16-30
Forme croniche refrattarie al trattamento (classe C)[1]	31-46

Commento neurologico

Il V nervo cranico è anatomicamente diviso in tre branche ed è funzionalmente composto da un contingente motorio che innerva la muscolatura masticatoria (in particolare i muscoli massetere e temporale) e da una componente sensitiva che convoglia la sensibilità dell'emifaccia omolaterale, dalla regione fronto-temporale fino al vertice, alla metà del labbro inferiore e del mento; anche il canale uditivo esterno, la emi-lingua e il pavimento della bocca hanno innervazione sensitiva trigeminale.

---

[1] Indicazioni tratte dalla Circolare numero 30 del 12 dicembre 2006 (Indicazioni operative per la valutazione delle cefalee nell'ambito dell'Invalidità Civile).

Il deficit di funzione trigeminale può dunque provocare deficit motori (a masticazione, fonazione e deglutizione specialmente in caso di lesione bilaterale) e/o sensitivi: disestesia e ipo-anestesia dell'emivolto omolaterale.

La componente motoria del trigemino viene valutata clinicamente, palpando la muscolatura masticatoria (massetterina e temporale) mentre il paziente chiude fortemente la bocca. La componente sensitiva del nervo trigemino viene invece esaminata, testando la sensibilità dell'emivolto.

Tra i riflessi trigeminali, particolarmente importante dal punto di vista clinico è il corneo-congiuntivale il cui arco afferente è trigeminale mentre l'efferenza è convogliata dal nervo facciale. Il riflesso è consiste nella chiusura degli occhi provocata dalla stimolazione della congiuntiva. In caso di lesione del facciale di un lato può mancare la chiusura del solo occhio omolaterale alla lesione.

L'assenza dei riflessi corneali (e di quelli analoghi ottenuti stimolando l'interno di una narice) può confermare l'organicità di un deficit sensitivo localizzato a un emivolto.

È la più frequente delle nevralgie e può essere idiopatica o sintomatica. Le crisi dolorose sono parossistiche, quasi sempre monolaterali, spontanee o scatenate dalla stimolazione anche lieve di punti trigger cioè di aree specifiche del volto o della mucosa orale. Il dolore, violentissimo, a "scossa elettrica", è tipicamente irradiato lungo le branche del nervo trigemino e quasi mai risveglia il paziente dal sonno. Nella forma idiopatica è molto raro il coinvolgimento isolato della branca oftalmica e la componente trigeminale motoria è del tutto conservata.

La gravità del dolore e l'efficacia della terapia, anche sintomatica, dà ragione del fatto che non esistano dati sulla storia naturale della malattia e sulla sua possibilità di guarigione spontanea. Molto spesso la nevralgia "idiopatica" è provocata dalla compressione della radice trigeminale da parte di vasi a decorso anomalo.

La nevralgia trigeminale può essere sintomatica di diverse patologie come le demielinizzanti e le neoplastiche. La terapia della nevralgia trigeminale si avvale di farmaci anticonvulsivanti e, ove necessario, di tecniche chirurgiche o radio-chirurgiche.

Oltre che dalle solite valutazioni neuro-radiologiche (RMN-TAC) la presenza di lesioni del trigemino, del nervo facciale o del tronco encefalico può essere determinata dallo studio neurofisiologico del riflesso di ammiccamento o blink reflex il cui ramo afferente è trigeminale mentre quello efferente è convogliato dal nervo facciale.

Note di clinica

Nevralgia trigeminale

Strumenti diagnostici

VII nervo cranico (nervo facciale)

Tabelle di valutazione

Responsabilità civile (RC)

	%
Paralisi periferica totale bilaterale del nervo facciale, comprensiva del danno estetico	40
Paralisi periferica totale monolaterale del nervo facciale, comprensiva del danno estetico	20
Riduzione isolata del gusto fino alla perdita totale	≤ 5

Assicurazione privata (AP)

	ANIA %	INAIL %
Paralisi periferica totale bilaterale del nervo facciale, comprensiva del danno estetico	20	27
Paralisi periferica totale monolaterale del nervo facciale, comprensiva del danno estetico. Per la polizza infortuni/malattia i valori più bassi proposti per le paralisi bilaterale e monolaterale del nervo facciale (rispetto alla disciplina RC) sono giustificati dalla esclusione della componente estetica determinata da questo tipo di menomazione.	10	13
Riduzione isolata del gusto fino alla perdita totale	≤ 2	≤ 2,5

Infortunistica del lavoro (IL)

	%
Paralisi periferica totale, monolaterale, del nervo facciale, a seconda della fase risolutiva	Fino a 18
Disturbi della funzione gustativa fino alla ageusia	Fino a 5

Invalidità civile (IC)

	%
Paralisi del muscolo orbicolare dell'occhio	1-10

Le cause più comuni di debolezza monolaterale del viso sono l'ictus e la paralisi essenziale del nervo facciale (paralisi di Bell) la cui incidenza è di 20-30 casi per 100.000/anno con età media di insorgenza attorno ai 40 anni. Il nervo può essere coinvolto in molteplici processi disimmuni tanto da risultare deficitario in circa il 50% dei pazienti con sindrome di Guillain-Barré. Con l'VIII nervo cranico, il facciale è anche spesso interessato nelle fratture della base cranica.

La lesione periferica del VII nervo cranico provoca ipostenia della muscolatura mimica omolaterale; in caso di lesione centrale, la paralisi è invece controlaterale. Nel primo caso, appare compromessa tutta la muscolatura mimica dell'emiviso omolaterale alla lesione, che è innervata dalle divisioni superiore e inferiore del nervo; nel secondo, dato che l'innervazione della muscolatura frontale e dell'orbicolare oculare è doppia e ha provenienza sia omolaterale sia controlaterale, il facciale superiore è relativamente risparmiato.

Commento neurologico

La funzionalità del facciale si testa valutando la stenia di gesti semplici quali mostrare i denti, sporgere le labbra, serrare gli occhi. Bisogna ricordare che le asimmetrie fisionomiche tra emiviso destro e sinistro sono la regola. Nei casi dubbi è opportuno paragonare l'aspetto attuale del paziente con quello di una fotografia scattata in precedenza (es., di un documento di identità).

Nella sindrome di Bell, paralisi periferica del facciale, l'astenia della muscolatura mimica di un emivolto è spesso preceduta da algie retroauricolari e può essere accompagnata da ipogeusia e da disturbi dell'udito. La ripresa è completa in poche settimane nel 90% dei pazienti se il nervo si mantiene neurofisiologicamente eccitabile; lo è solo per il 20% dei casi in cui il nervo attraversi una fase di ineccitabilità. La prognosi è positiva nell'80-100% dei pazienti che nelle prime 3 settimane abbiano degenerazione nervosa non superiore al 90%, in paragone al nervo sano; ove la degenerazione sia superiore al 90%, la funzionalità facciale riprende in modo soddisfacente solo nel 50% degli affetti [1].

La paralisi centrale fa spesso parte di emiparesi o emisindromi facio-brachiocrurali la cui causa è spesso cerebrovascolare.

Note di clinica

I deficit del VII nervo cranico possono essere specificamente indagati con esami neurofisiologici (EMG, ENG, blink-reflex) e con TAC o RMN. Quest'ultima indagine può addirittura confermare la presenza di alterazioni di segnale del nervo coinvolto da processi flogistici, come avviene nella paralisi di Bell e nella sindrome di Guillain-Barré.

Strumenti diagnostici

VIII nervo cranico (nervo stato-acustico)

Tabelle di valutazione

Responsabilità civile (RC)	
	%
Sordità completa bilaterale in età post-linguale	50
Sordità completa unilaterale	10
Ipoacusie diverse dalla completa sordità bilaterale o monolaterale: si seguono le indicazioni della tabella sottostante	

Percentuali di deficit per singole frequenze					
Perdita uditiva (dB)	500 Hz	1000 Hz	2000 Hz	3000 Hz	4000 Hz
25	0	0	0	0	0
30	1,25	1,5	1,75	0,4	0,1
35	2,5	3	3,5	0,8	0,2
40	5	6	7	1,6	0,4
45	7,5	9	10,5	2,4	0,6
50	11,25	13,5	15,75	3,6	0,9
55	15	18	21	4,8	1,2
60	17,5	21	24,5	5,6	1,4
65	18,75	22,5	26,25	6	1,5
70	20	24	28	6,4	1,6
75	21,25	25,5	29,75	6,8	1,7
80	22,5	27	31,5	7,2	1,8
85	23,75	28,5	33,25	7,6	1,9
90	25	30	35	8	2

Sindrome vertiginosa periferica da simmetria labirintica compensata, strumentalmente accertata	2-5
Areflessia monolaterale compensata	5
Areflessia monolaterale senza compenso	10
Areflessia monolaterale senza compenso, con canalolitiasi, a seconda della frequenza delle crisi	11-15
Sindrome vestibolare mista (danni periferico e centrale associati) in assenza di compenso	25
Alterazione di preesistente stato di compenso dell'apparato dell'equilibrio a cagione di valida distorsione cervicale*	1-4

* Dopo adeguata valutazione clinica, in tali fattispecie può trovare indicazione, ai fini dell'oggettivazione strumentale, un test stabilometrico statico e/o dinamico: tale accertamento deve essere praticato, perché sia dimostrativo di postumi permanenti, non prima di 10 mesi dal trauma e deve essere accompagnato da prove di simulazione; il test non è in grado di offrire una graduazione di gravità. Solo eccezionalmente il disturbo è conseguenza diretta ed esclusiva di distorsione cervicale e, molto più frequentemente, esso esprime la rottura di un preesistente equilibrio a fronte di pregresse patologie, eventualità questa che ne esclude l'indennizzabilità in polizza infortuni.

(cont.)

In caso di deficit uditivo (Du) monolaterale, la percentuale di danno permanente biologico da riconoscere è calcolata operando la seguente proporzione:

$$Du : 100 = X : 10$$

e si calcola con la seguente formula:

$$X = Du/10$$

dove Du rappresenta la somma dei valori indicati dalla tabella per ciascuna frequenza a seconda della corrispondente perdita in dB, X rappresenta il valore del danno biologico da calcolare e 10 rappresenta il valore previsto per la sordità completa monolaterale. In caso di deficit uditivo bilaterale, il valore del danno permanente biologico complessivo da riconoscere è invece calcolato applicando la seguente formula:

$$X = \frac{(4 \times \text{orecchio migliore}) + \text{orecchio peggiore}}{5} \times 0,5$$

A parte andranno poi valutati eventuali ulteriori componenti del danno all'apparato uditivo quali acufeni, otorree croniche ecc.

Assicurazione privata (AP)	ANIA %	INAIL %
Sordità completa bilaterale in età post-linguale	40	60
Sordità completa unilaterale	10	15
Ipoacusie diverse dalla completa sordità bilaterale o monolaterale: la percentualizzazione condotta secondo indicazioni e metodo RC è da ritenersi congrua anche per l'ambito AP con tabelle ANIA, avendo però cura di diminuire del 20% i valori RC per pervenire a quelli ANIA in caso di menomazioni uditive bilaterali (decremento dal 50% RC al 40% ANIA per sordità completa bilaterale in età post-linguale) e invece confermando pienamente la quantificazione RC in caso di menomazioni monolaterali (sordità completa unilaterale RC = sordità completa unilaterale ANIA = 10%). L'ambito AP secondo tabelle INAIL – stimate secondo quanto appena riportato dalle percentuali ANIA – richiede che le stesse vengano poi incrementate del 50% tanto in caso di menomazione uditiva monolaterale (sordità completa unilaterale ANIA 10% versus sordità completa unilaterale INAIL 15%), quanto in caso di menomazione uditiva bilaterale (sordità completa in età post-linguale ANIA 40 versus sordità completa in età post-linguale INAIL 60%).		
Sindrome vertiginosa periferica da simmetria labirintica compensata, strumentalmente accertata	2-5	3-7
Areflessia monolaterale compensata	5	7
Areflessia monolaterale senza compenso	10	13
Areflessia monolaterale senza compenso, con canalolitiasi, a seconda della frequenza delle crisi	11-15	15-20
Sindrome vestibolare mista (danni periferico e centrale associati) in assenza di compenso	25	33

Infortunistica del lavoro (IL)

	%
Sordità completa unilaterale	12
Sordità completa bilaterale	50
Vertigine parossistica posizionale benigna	Fino a 4
Sindrome labirintica deficitaria unilaterale o bilaterale in accettabile compenso	Fino a 5
Sindrome labirintica deficitaria unilaterale mal compensata	Fino a 10
Sindrome vestibolare centrale disarmonica	Fino a 18

Deficit uditivo bilaterale parziale:
si seguono le indicazioni della tabella sottostante

Percentuali di deficit per singole frequenze				
Perdita uditiva (dB)	500 Hz	1000 Hz	2000 Hz	3000 Hz	4000 Hz
---	---	---	---	---	---
25	0	0	0	0	0
30	1,25	1,5	1,75	0,4	0,1
35	2,5	3	3,5	0,8	0,2
40	5	6	7	1,6	0,4
45	7,5	9	10,5	2,4	0,6
50	11,25	13,5	15,75	3,6	0,9
55	15	18	21	4,8	1,2
60	17,5	21	24,5	5,6	1,4
65	18,75	22,5	26,25	6	1,5
70	20	24	28	6,4	1,6
75	21,25	25,5	29,75	6,8	1,7
80	22,5	27	31,5	7,2	1,8
85	23,75	28,5	33,25	7,6	1,9
90	25	30	35	8	2

In tutti i casi di perdita uditiva bilaterale, la percentuale di danno biologico si ricava calcolando la perdita di funzionalità uditiva per ciascun orecchio e applicando la seguente formula:

$$X = \frac{(4 \times \text{orecchio migliore}) + \text{orecchio peggiore}}{5} \times 0,5$$

Acufeni

Gli acufeni sono compresi nel danno ipoacusico tabellato e non danno luogo a indennizzo qualora concorrano nella loro forma ordinaria. Per tali esiti può essere prevista una percentuale pari a 1-2% qualora essi non accompagnino un'ipoacusia già valutata e sia possibile documentare la loro eccezionale persistenza a distanza di 1 o 2 anni dal trauma.

Invalidità civile (IC)

	%
Acufeni permanenti o subcontinui di forte intensità e insorti da più di tre anni	2
Perdita uditiva bilaterale superiore a 275 db sull'orecchio migliore	65

Perdita uditiva bilaterale superiore a 275 db:
punteggio da 0 a 59, come da tabella sottostante

	70-80	85-95	100-110	115-125	130-140	145-155	160-170	175-185	190-200	205-215	220-230	235-245	250-260	265-275
70-80	0													
85-95	1	4,5												
100-110	2	6	9											
115-125	3	7	10	13,5										
130-140	4,5	8	11	15	18									
145-155	6	9	12	16	19	22,5								
160-170	7	10	13,5	17	20	24	27							
175-185	8	11	15	18	21	25	28	31,5						
190-200	9	12	16	19	22,5	26	29	33	36					
205-215	10	13,5	17	20	24	27	30	34	37	40,5				
220-230	11	15	18	21	25	28	31,5	35	38	42	45			
235-245	12	16	19	22,5	26	29	33	36	39	43	46	49,5		
250-260	13,5	17	20	24	27	30	34	37	40,5	44	47	51	54	
265-275	15	18	21	25	28	31,5	35	38	42	45	48	52	55	58,5
Perdite in db	70-80	85-95	100-110	115-125	130-140	145-155	160-170	175-185	190-200	205-215	220-230	235-245	250-260	265-275

Recruitment bilaterale strumentalmente accertato	5
Soglia uditiva a forte pendenza bilaterale con differenza di soglia superiore a 40 db fra due frequenze contigue	5
Sordomutismo o sordità prelinguale da perdita uditiva grave bilaterale con evidenti fonologopatie audiogene	80
Sindrome vestibolare centrale	11-20
Sindrome vestibolare deficitaria bilaterale	31-40
Sindrome deficitaria unilaterale ben compensata	6
Sindrome deficitaria unilaterale mal compensata	21-30
Vertigine ben sistematizzata	1-10
Vertigine di posizione e nistagmo di posizione (vertigine otolitica posizionale)	11-20
Vertigini in grandi sindromi parossistiche	31-40

Commento neurologico	L'VIII nervo cranico è composto dal nervo cocleare (che convoglia le fibre per la sensibilità uditiva) e dal nervo vestibolare (costituito da fibre deputate alla percezione del senso di equilibrio).

Nervo acustico	La sintomatologia da disfunzione del solo nervo cocleare provoca sordità parziale o totale e/o insorgenza di acufeni.

Note di diagnosi	Parlare con una persona significa anche valutarne l'udito. La frequenza del suono della parola è compresa tra i 300 e i 4000 Hz, solo i soggetti con buona capacità uditiva riescono a comprendere una conversazione a voce medio-bassa. La valutazione clinica della capacità uditiva si esegue con maggior attendibilità misurando a quale distanza il paziente sia in grado di sentire il rumore provocato dall'esaminatore che si sfreghi le dita, o il tic-tac di un orologio meccanico. Il rumore di un orologio è ad alta frequenza, è quindi spesso percepito con difficoltà dagli individui anziani affetti da "presbioacusia".
	I test clinici prevedono la valutazione alternata di singolo orecchio: il paziente viene esaminato a occhi chiusi e con l'orecchio non testato coperto da una mano.

Strumenti diagnostici	L'esame audiometrico è fondamentale per la valutazione oggettiva e riproducibile della funzione uditiva.
	Come altri test specialistici, i potenziali evocati uditivi (BAEP) sono strumento utile per lo studio della via acustica; i BAEP accertano con discreta accuratezza le capacità uditive e, se eseguiti con riduzione progressiva dello stimolo fino alla scomparsa del potenziale, permettono di determinare la soglia uditiva.
	Anche in questo caso, la TAC e la RMN sono spesso strumenti indispensabili di diagnosi.

Nervo vestibolare	Le vertigini sono il sintomo più caratteristico delle malattie del sistema vestibolare; le vertigini sono "oggettive" quando il paziente ha l'impressione che sia l'ambiente esterno a girare rispetto alla sua persona immobile, mentre sono denominate "soggettive" quando il paziente sente ruotare la propria persona rispetto ad un ambiente esterno immobile. Le vertigini sono spesso accompagnate da nausea, vomito, sudorazione, pallore, tachicardia; a volte, da ipotensione fino allo shock. La vertigine vera deve essere differenziata dalle sensazioni di "capogiro, ondeggiamento, leggerezza di testa o testa vuota" che sono tipiche della sindrome da iperventilazione associata ad ansia o ad altre sensazioni di cattivo equilibrio, comunque descritte, che possono avere origine diversa da quella vestibolare.

Note di diagnosi	L'esame clinico della funzione vestibolare è eseguito ricercando anzitutto la presenza di nistagmo. L'eventuale deficit di equilibrio viene esaminato durante la stazione eretta, la marcia e i cambiamenti rapidi di direzione. Camminando o marciando sul posto a occhi chiusi, il paziente vestibolare tenderà a deviare dalla linea retta o comunque a spostarsi dalla posizione di partenza. Il *past-pointing*, cioè la deviazione dalla perpendicolare degli arti superiori ripetutamente sollevati sopra il capo e abbassati parallelamente al suolo a occhi chiusi, indica la presenza di uno squilibrio tonico del sistema vestibolare.

L'indagine clinica può essere eventualmente completata con l'esame del paziente impossibilitato a fissare dagli occhiali di Frenzel; con l'esame otovestibolare (OTV), con stimolazione calda/fredda/rotatoria e con l'oculonistagmogramma. Queste indagini possono comunque fornire esiti assolutamente normali nei periodi intercritici.

Il tilt-test permette di differenziare la crisi ipotensiva da alterazione vestibolare dalla sincope ischemica.

La più frequente sindrome vestibolare è la cosiddetta *motion sickness* (il comune mal da viaggio) con tutte le sue possibili varianti di mezzo scatenante.

Strumenti
diagnostici

La lesione completa di un nervo vestibolare solo raramente provoca un disturbo cronico dell'equilibrio e pertanto può non comportare una significativa invalidità permanente. La lesione completa di tutti e due i nervi vestibolari viene generalmente supplita con discreta efficacia da altri apparati nervosi; in tal caso, la dimensione della effettiva invalidità del paziente è determinata dalla qualità e dalla completezza del compenso.

Note di
prognosi

IX e X nervo cranico (nervo glossofaringeo e nervo vago)

Tabelle di valutazione

Responsabilità civile (RC)	
	%
Disfonia lieve	5-9
Disfonia di media gravità (intensità della voce costantemente e considerevolmente ridotta per cui il soggetto deve sforzarsi per conferire comprensibilità alle sue parole)	10-25
Disfonia severa fino alla perdita completa della voce	26-35

Assicurazione privata (AP)		
	ANIA %	INAIL %
Disfonia lieve	3-8	4-10
Disfonia di media gravità (intensità della voce costantemente e considerevolmente ridotta per cui il soggetto deve sforzarsi per conferire comprensibilità alle sue parole)	10-25	13-33
Disfonia severa fino alla perdita completa della voce	26-35	34-46

Infortunistica del lavoro (IL)	
	%
Esiti di lesioni traumatiche o malattia cronica del laringe che incidono apprezzabilmente sulla funzione fonatoria	Fino a 8
- disfonia leggera	Fino a 5
- disfonia moderata	5-10
Esiti di lesioni traumatiche o malattia cronica del laringe che determinano una disfonia molto grave ovvero subtotale	Fino a 30
- disfonia importante	10-20
- disfonia molto grave o afonia completa	20-30

Invalidità civile (IC)	
	%
Lesione bilaterale dei nervi cranici IX-X-XI-XII con deficit grave della deglutizione, fonazione e articolazione del linguaggio	91-100
Afonia completa e permanente con impedito contatto verbale	45
Disfonia cronica lieve	1-10
Disfonia cronica media	11-20
Disfonia cronica grave	21-30
Nevralgia del trigemino classica e altre nevralgie del capo[2]	
- forme episodiche a frequenza di attacchi medio/bassa e soddisfacente risposta al trattamento (classe A)	0-15
- forme episodiche a frequenza di attacchi medio/alta e scarsa risposta al trattamento (classe B1) + forme croniche con risposta parziale al trattamento (classe B2)	16-30
- forme croniche refrattarie al trattamento (classe C)[3]	31-46

L'esame clinico di IX e X nervo cranico è in pratica congiunto.

La componente motoria del nervo glossofaringeo è destinata al solo muscolo stilo-faringeo, che sposta omolateralmente la faringe. La componente motoria del nervo vago innerva la muscolatura del palato molle e la muscolatura faringo-laringea; il suo deficit può provocare difficoltà di deglutizione. La lesione monolaterale del vago provoca caduta del velo palatino verso il lato affetto e alterazione bitonale della voce per compromissione di una corda vocale, mentre l'alterazione bilaterale del nervo vago provoca rinolalia.

Commento neurologico

La portata clinica della sindrome da disfunzione di IX e/o X nervo cranico è principalmente legata alle difficoltà di deglutizione, a cominciare dai cibi solidi, fino alla dipendenza da forme di nutrizione naso-gastrica o per via gastrostomica. La dimostrazione dei deficit della deglutizione e delle loro cause può richiedere l'esecuzione test neurofisiologici (EMG, ENG) e/o di procedure videofluoroscopiche. La stimolazione ripetitiva dei tronchi nervosi esplora la possibile presenza di malattie muscolari o della placca neuro-muscolare.

Strumenti diagnostici

La nevralgia del glosso-faringeo è una rara affezione del IX nervo caratterizzata da accessi dolorosi localizzati alla radice della lingua e alla parete faringea. Clinicamente simile alla nevralgia del trigemino, questa nevralgia ha accessi dolorosi scatenati da tipiche attività trigger come deglutizione, tosse, starnuto.

Come nella nevralgia trigeminale, la terapia può essere farmacologica, con anticonvulsivanti, e chirurgica.

Nevralgia glosso-faringea

---

[2] Comprese la nevralgia glossofaringea e la nevralgia vago/glossofaringea.

[3] Indicazioni tratte dalla Circolare numero 30 del 12 dicembre 2006 (Indicazioni operative per la valutazione delle cefalee nell'ambito della Invalidità Civile).

XI nervo cranico (nervo accessorio spinale)

Tabelle di valutazione

Invalidità civile (IC)	
	%
Lesione bilaterale dei nervi cranici IX-X-XI-XII con deficit grave della deglutizione, fonazione e articolazione del linguaggio	91-100

Commento neurologico

L'XI nervo cranico o accessorio spinale è un nervo esclusivamente motore che innerva i muscoli sternocleidomastoideo e trapezio.

Note di clinica

La paralisi monolaterale dello sternocleidomastoideo provoca ipostenia/paralisi della rotazione del capo in senso controlaterale rispetto al muscolo compromesso; quella del trapezio provoca difficoltà di sollevamento della spalla omolaterale.

La funzione dei muscoli innervati dall'XI nervo cranico può essere esplorata chiedendo al paziente di eseguire una rotazione di capo contro resistenza e di sollevare le spalle.

Strumenti diagnostici

L'esame clinico del XI nervo cranico può essere completato con indagini neurofisiologiche (EMG, ENG e stimolazione ripetitiva) e con procedure di neuroimaging.

XII nervo cranico (nervo ipoglosso)

Tabelle di valutazione

Invalidità civile (IC)	
	%
Lesione bilaterale dei nervi cranici IX-X-XI-XII con deficit grave della deglutizione, fonazione ed articolazione del linguaggio	91-100

Il XII nervo cranico è un nervo esclusivamente motore che innerva la muscolatura intrinseca della lingua.

Commento neurologico

L'interruzione completa del nervo ipoglosso determina la paralisi dell'emilingua omolaterale. Per prevalenza della muscolatura sana, la paralisi monolaterale della muscolatura linguale provoca deviazione della lingua protrusa verso il lato leso; la deviazione della lingua a riposo avviene invece verso il lato indenne.

Note di clinica

L'esame clinico del XII nervo cranico può essere completato con indagini neurofisiologiche (EMG, ENG, stimolazione ripetitiva dei tronchi nervosi) e con procedure di neuroimaging.

Strumenti diagnostici

Bibliografia essenziale

1. Sghirlanzoni A, Lauria G, Pareyson D (2009) Malattie dei nervi periferici. In: Sghirlanzoni A. Terapia delle Malattie Neurologiche. 2nd edition. Springer-Verlag Italia, Milano, pp 439-462

Lesioni del sistema nervoso periferico (SNP)

12

Come cavi elettrici, i nervi periferici raccolgono fasci di fibre, ciascuna composta da un assone e da una guaina di mielina; l'assone è l'elemento conduttore, la mielina è l'elemento isolante che impedisce la propagazione trasversale dell'impulso nervoso.

Generalità

Le fibre sono contenute in una matrice connettivale, denominata *endonevrio*. Esternamente all'endonevrio, è presente uno strato di tessuto connettivo compatto, il *perinevrio*, che divide il nervo in diversi fascicoli, a loro volta rivestiti da un ulteriore strato di tessuto connettivo chiamato *epinevrio*.

Indipendentemente dal meccanismo patogeno, il danno a carico del nervo viene classificato secondo Seddon [1] e Sunderland [2] in base alle seguenti categorie:

- Neuroaprassia (I grado di Sunderland), che consiste in un blocco di conduzione parziale e reversibile che coinvolge prevalentemente le grandi fibre, senza importanti alterazioni strutturali. In questo caso si ha spesso recupero completo e spontaneo della conduzione nervosa in alcuni giorni o poche settimane.
- Assonotmesi secondo Seddon (II e III grado di Sunderland), caratterizzata da interruzione dell'assone e della guaina mielinica con conservazione della integrità del perinevrio. La lesione provoca paralisi motoria e anestesia completa con degenerazione a carico del moncone distale. In assenza di distanze eccessive o sbarramenti cicatriziali, la rigenerazione si verifica a una velocità di circa 1 mm al giorno [3]. Il miglioramento spontaneo è possibile in mesi.
- Neurotmesi secondo Seddon (IV e V di Sunderland) o interruzione di continuità non solo assonale e mielinica, ma anche del tessuto connettivo peri- ed epineurale o addirittura del nervo *in toto* (V grado di Sunderland); la lesione provoca paralisi motoria e anestesia completa e non è passibile di riparazione anatomo-funzionale spontanea.

In realtà, la classificazione è solo indicativa, perché possono coesistere diversi tipi di lesione. Inoltre, nei traumi si forma spesso una reazione fibro-cicatriziale abnorme che ostacola la rigenerazione del nervo compresso e distorto dalla cicatrice peggiorando la prognosi [4].

A. Sghirlanzoni, U. Genovese, *Guida alla valutazione medico-legale del danno neurologico*,
© Springer-Verlag Italia 2012

L'1-2% dei pazienti politraumatizzati presenta lesioni nervose periferiche [5] che provocano ipostenia, ipoestesia, iporeflessia, dolore e disturbi autonomici a localizzazione variabile con la distribuzione dei fasci nervosi interessati.

Anche per la loro rilevanza medico-legale, tra le lesioni traumatiche dei tronchi periferici vanno ricordate quelle da posizionamento in sala operatoria il cui meccanismo patogenetico è lo stiramento o l'ischemia da compressione dei vasi.

Gli studi neurofisiologici sono estremamente utili per determinare la sede e l'entità del danno del SNP.

La neuronografia determina le caratteristiche di conduzione dei tronchi nervosi. A sua volta, in caso di danno assonotmesico e neurotmesico, dopo 2-3 settimane dalla lesione nervosa, l'esame elettromiografico ad ago appare alterato per la comparsa di attività a riposo con fibrillazione, fascicolazioni e onde positive nei muscoli interessati, mentre rimane normale, se il danno è di tipo neuroaprassico [6, 7].

Le tecniche radiologiche utili per la diagnosi delle lesioni SNP sono:

- la radiografia classica, che dimostra eventuali alterazioni ossee in prossimità del decorso di strutture nervose;
- il doppler, che è una metodica recentemente introdotta anche per dimostrare in modo diretto la presenza di lesioni periferiche;
- la TAC e, in particolare, la mielo-TAC, soprattutto utile per accertare le avulsioni radicolari;
- la RMN che, nelle sue diverse accezioni, ha ormai una tale capacità di risoluzione da promuoverne un impiego sempre più esteso per documentare le lesioni dei plessi, le avulsioni radicolari, gli strappamenti midollari; la RMN può rilevare persino le alterazioni dei singoli nervi periferici come la compressione del mediano al polso nella sindrome del tunnel carpale.

La prognosi è spesso determinata, o comunque influenzata, dalla lunghezza del tratto nervoso da rigenerare ed è condizionata dalla relativa lentezza dei processi di rigenerazione. La teorica velocità di ricrescita assonale di un millimetro al giorno può essere ulteriormente ridotta da una serie di fattori, come l'interposizione di tessuto cicatriziale tra i monconi del nervo sezionato e le infezioni locali. La rigenerazione completa di un nervo leso può quindi richiedere fino a 3-6 anni [8]. Ulteriori ostacoli alla guarigione sono costituiti dall'atrofia e dalla fibrosi delle fibre muscolari denervate che si manifestano, rispettivamente, nell'arco di poche settimane e di circa 12-24 mesi dalla lesione iniziale.

La percussione della sede lesionale provoca la comparsa di parestesie lungo il tratto distale del nervo in rigenerazione (segno di Tinel). Il Tinel è mediato dagli assoni di piccolo diametro; la sua presenza non è indice di prognosi automaticamente favorevole, mentre la sua assenza è indice prognostico negativo perché prova la mancata rigenerazione degli assoni di minor diametro che, in generale, sono i primi a ricrescere.

L'assenza di potenziali nervosi a 2-3 mesi dal trauma è un segno prognostico negativo che indica il permanere dell'interruzione del nervo.

Dal canto suo, la giovane età del soggetto leso è fattore prognostico positivo perché:

- la velocità di rigenerazione assonale è maggiore;
- gli assoni hanno ramificazione originaria più vasta;

- il percorso dell'assone in rigenerazione è statisticamente più breve nei bambini e negli adolescenti, rispetto agli adulti.

La sindrome dolorosa regionale complessa (CRPS, *Complex Regional Pain Syndrome*) e il neuroma sono possibili e a volte sottovalutate conseguenze delle lesioni del SNP (v. Cap. 17).

Complicanze post-traumatiche

Arto superiore. Menomazioni funzionali da lesione del sistema nervoso periferico

Tabelle di valutazione

Responsabilità civile (RC)		
		%
Paralisi totale di un arto superiore (lesione totale del plesso)	60 (D)	55 (ND)
Sindrome radicolare superiore tipo Erb/Duchenne, forma completa (lesione del 5° e 6° nervo cervicale)	45 (D)	40 (ND)
Paralisi del nervo mediano	40 (D)	35 (ND)
Paralisi totale alta del nervo radiale	35 (D)	30 (ND)
Paralisi totale alta del nervo ulnare	25 (D)	20 (ND)
Paralisi totale del nervo circonflesso	18 (D)	16 (ND)
D: arto dominante; ND: arto non dominante.		

Assicurazione privata (AP)		
	ANIA %	INAIL %
Paralisi totale di un arto superiore (lesione totale del plesso)	70 (D) 60 (ND)	85 (D) 75 (ND)
Sindrome radicolare superiore tipo Erb-Duchenne, forma completa (lesione del 5° e 6° nervo cervicale)	52.5 (D) 44 (ND)	64 (D) 54.5 (ND)
Paralisi del nervo mediano	40 (D) 35 (ND)	49 (D) 44 (ND)
Paralisi totale alta del nervo radiale	35 (D) 30 (ND)	42 (D) 37.5 (ND)
Paralisi totale alta del nervo ulnare	20 (D) 17 (ND)	24 (D) 21 (ND)
Paralisi totale del nervo circonflesso	18 (D) 16 (ND)	36 (D) 32 (ND)
D: arto dominante; ND: arto non dominante		

(*cont.*)

Infortunistica del lavoro (IL)

		%
Monoplegia dell'arto superiore	fino a 58 (D)	fino a 48 (ND)
Monoparesi dell'arto superiore con grave deficit di forza e della compromissione dei movimenti fini della mano	fino a 45 (D)	fino a 40 (ND)
Paralisi totale del plesso brachiale a seconda del lato	fino a 58 (D)	fino a 48 (ND)
Sindrome radicolare superiore tipo Erb-Duchenne, a seconda del lato		Fino a 42
Sindrome radicolare superiore tipo Dejerine-Klumpke, a seconda del lato		Fino a 40
Sindrome radicolare media tipo Remak, a seconda del lato		Fino a 25
Paralisi totale del nervo radiale a seconda del lato – alta		Fino a 35
Paralisi totale del nervo radiale a seconda del lato – bassa		Fino a 25
Paralisi totale del nervo mediano, a seconda del livello, del lato e della fase (irritativa, deficitaria, paralitica) – alta		Fino a 40
Paralisi totale del nervo mediano, a seconda del livello, del lato e della fase (irritativa, deficitaria, paralitica) – bassa		Fino a 35
Esiti neurologici di sindromi canalicolari (a tipo tunnel carpale) con sfumata compromissione funzionale, a seconda dell'efficacia del trattamento e della mono o bilateralità		Fino a 7
Paralisi totale del nervo ulnare, a seconda del lato e del livello		Fino a 25
Esiti neurologici di sindromi canalicolari (a tipo tunnel-canale di Guyon, canale cubitale) con sfumata compromissione funzionale, a seconda dell'efficacia del trattamento e della mono o bilateralità		Fino a 6
Paralisi totale del nervo circonflesso		16
Paralisi completa del nervo muscolo-cutaneo		15
D: arto dominante; ND: arto non dominante		

Invalidità civile (IC)

	%
Lesione del nervo sottoscapolare (non dominante)	1-10
Lesione del nervo circonflesso (dominante)	11-20
Lesione del nervo circonflesso (non dominante)	1-10
Lesione del nervo mediano al braccio (dominante)	31-40
Lesione del nervo mediano al braccio (non dominante)	21-30
Lesione del nervo mediano al polso (dominante)	11-20
Lesione del nervo mediano al polso (non dominante)	1-10

(cont.)

Lesione del nervo muscolo-cutaneo (dominante)	11-20
Lesione del nervo muscolo-cutaneo (non dominante)	1-10
Lesione del nervo radiale sopra la branca tricipitale (dominante)	31-40
Lesione del nervo radiale sotto la branca tricipitale (non dominante)	21-30
Lesione del nervo radiale sotto la branca tricipitale (dominante)	21-30
Lesione del nervo radiale sotto la branca tricipitale (non dominante)	11-20
Lesione del nervo sottoscapolare (dominante)	11-20
Lesione del nervo ulnare al braccio (dominante)	21-30
Lesione del nervo ulnare al braccio (non dominante)	11-20
Lesione del nervo ulnare al polso (non dominante)	1-10
Lesione radicolare tipo Dejerine-Klumpke (dominante)	51-60
Lesione radicolare tipo Dejerine-Klumpke (non dominante)	31-40
Lesione del nervo ulnare al polso (dominante)	11-20
Lesione radicolare tipo Erb-Duchenne (dominante)	41-50
Lesione radicolare tipo Erb-Duchenne (non dominante)	31-40
Paresi dell'arto superiore dominante con deficit di forza lieve	21-30
Paresi dell'arto superiore dominante con deficit di forza medio	41-50
Paresi dell'arto superiore dominante con deficit di forza grave o plegia	61-70
Paresi dell'arto superiore non dominante con deficit di forza lieve	21-30
Paresi dell'arto superiore non dominante con deficit di forza medio	31-40
Paresi dell'arto superiore non dominante con deficit di forza grave o plegia	51-60

Lesioni del plesso brachiale

Le plessopatie brachiali si distinguono in parziali o incomplete e totali o complete.

Le lesioni complete del plesso brachiale sono in gran parte di origine traumatica e si iscrivono tra le peggiori alterazioni del sistema nervoso periferico. Più raramente, le paralisi totali dell'arto superiore da lesione periferica hanno origine tumorale o iatrogena; cause non traumatiche ancor meno frequenti sono la sindrome dell'egresso toracico, le complicanze meccaniche dell'abuso endovenoso di eroina, le plessopatie infiammatorie (sindrome di Parsonage-Turner) e le lesioni da radiazioni.

L'incidenza delle alterazioni del plesso ha tre picchi. Il primo, alla nascita, è determinato dalle paralisi ostetriche; il secondo, collocato tra i 18 e i 30 anni di età, è causato dai traumi; il terzo, che comincia verso i 50 anni, è soprattutto dovuto a tumori, radiazioni e, ancora, a diversi tipi di traumi: fratture, dislocazioni della spalla, paralisi post-operatorie da sternotomia eseguita per l'approccio cardiaco.

Lesione completa del plesso brachiale (radici C_5-T_1/tronco superiore, medio e inferiore)

Le lesioni traumatiche del plesso sono molto frequentemente provocate da incidenti: cadute dalla motocicletta o dalla bicicletta, o da colpi alle spalle [9].

Note di clinica

Le plessopatie totali sono caratterizzate da deficit stenico che interessa tutti i muscoli dell'arto superiore omolaterale con flaccidità, deficit sensitivi di tutto l'arto, areflessia, dolore. Le alterazioni trofiche, anche tardive, provocano maggior facilità di ulcerazioni e di infezioni cutanee secondarie, edema, blocchi articolari, osteoporosi e, soprattutto, dolore.

Se la lesione è completa, l'anestesia interessa tutto l'arto dalla sua radice. Nei fatti, l'arto leso pende dalla spalla "privo di vita", atrofico, flaccido e anestetico come quello di una marionetta, ingombrante al punto da renderne a volte preferibile l'amputazione.

Note di prognosi

Le lesioni complete che durano più di 3 mesi hanno prognosi *quoad functionem* del tutto negativa. Particolarmente gravi sono le avulsioni radicolari nelle quali la prognosi funzionale è infausta e in cui il 70% dei pazienti ha esito doloroso. Nel 33% dei pazienti, il dolore è ancora grave 3 anni dopo il trauma e ha grande probabilità di persistere a tempo indefinito [10].

Lesioni del plesso brachiale superiore (radici C_5-C_6/tronco principale superiore)

La *sindrome di Erb-Duchenne* è provocata da lesioni delle prime radici del plesso (C_5-C_6) o del tronco primario superiore, ed è esempio paradigmatico di lesione del comparto superiore del plesso brachiale.

Note di clinica

La paralisi interessa i muscoli prossimali dell'arto leso (Tabella 12.1); ne deriva perdita dell'abduzione del braccio, della rotazione interna ed esterna della spalla e, ancora, della flessione e della supinazione dell'avambraccio.

L'interessamento sensitivo coinvolge la regione esterna del braccio e dell'avambraccio. Il riflesso bicipitale è assente, mentre quello stilo-radiale è invertito, con flessione delle dita invece che del gomito.

Le lesioni del tronco primario superiore sono spesso isolate, ma possono essere variamente associate a lesioni della parte media o inferiore del plesso. Le loro cause sono simili a quelle delle lesioni complete del plesso.

Tabella 12.1 Muscoli interessati nella sindrome di Erb-Duchenne

Deltoide
Bicipite brachiale
Brachiale
Brachio-radiale
Grande pettorale
Sopraspinato
Sottospinato
Sottoscapolare
Grande rotondo

Queste lesioni provocano deficit dei muscoli innervati dal nervo radiale (Tabella 12.2), con paralisi della pronazione dell'avambraccio, della flessione radiale della mano, dell'estensione di avambraccio, polso e di uno o più dita della mano. Il deficit sensitivo è di solito limitato al dorso del pollice, ma può interessare il dorso dell'avambraccio e la parte dorsale del I-II-III metacarpo. Il riflesso tricipitale è assente.

Tabella 12.2 Muscoli innervati dal tronco mediano del plesso brachiale

Tricipite
Brachio-radiale
Estensore radiale lungo del carpo

La lesione isolata di questa parte del plesso brachiale è piuttosto rara; in caso di eziologia traumatica, la lesione del comparto inferiore è più spesso associata ad alterazioni delle componenti superiore e/o mediana.

La lesione della parte inferiore del plesso provoca un deficit simile a quello provocato da una lesione combinata del nervo mediano e dell'ulnare (Tabelle 12.3 e 12.5).

Ne risulta un deficit motorio a carico dei movimenti del polso e della dita, particolarmente di quelli in flessione per paralisi della muscolatura intrinseca della mano con atrofia della mano e dell'avambraccio. Tipicamente il disturbo sensitivo si distribuisce alla parte mediale del braccio, dell'avambraccio, della mano e del IV e V dito. In caso di avulsione radicolare è spesso presente una sindrome di Horner (miosi, restringimento della rima palpebrale ed enoftalmo).

La maggior parte delle lesioni inferiori del plesso brachiale è di natura traumatica, ma ne sono possibile causa le neoplasie dell'apice polmonare (sindrome di Pancoast) o le radiazioni.

Il nervo mediano è composto da fibre motorie e sensitive provenienti dalle radici C_6-C_7-C_8 e T_1 che decorrono lungo i tronchi superiore e inferiore del plesso per raggiungere i muscoli di competenza (Tabella 12.3).

Tabella 12.3 Muscoli innervati dal nervo mediano

Pronatore rotondo
Flessore radiale del carpo
Palmare lungo
Flessore superficiale delle dita
Flessore profondo delle dita
Flessore lungo del pollice
Pronatore quadrato
Adduttore breve del pollice
Opponente del pollice
Flessore breve del pollice
Lombricali (I e II dito)

Lesioni del plesso brachiale mediano (radice C_7/tronco mediano)

Lesioni del plesso brachiale inferiore (radici C_8-T_1/tronco inferiore)

Note di clinica

Paralisi del nervo mediano

Note
di clinica
I deficit provocati dalla lesione di questo nervo sono costituiti da paralisi della pronazione dell'avambraccio, della flessione del polso, della flessione del I-II-III dito della mano, dell'abduzione e dell'opposizione sempre del I dito.

L'innervazione sensitiva del mediano interessa il lato radiale della superficie palmare della mano (dal I dito fino alla metà radiale del IV dito), la superficie dorsale della falange distale del I dito e la superficie dorsale delle ultime due falangi del II e III dito. Le lesioni parziali del nervo sono più frequenti rispetto alle complete e sono spesso accompagnate da dolore "causalgico".

Sindrome del tunnel carpale

La sindrome del tunnel carpale è una neuropatia del nervo mediano dovuta alla compressione del nervo nel tunnel carpale. La prevalenza di 1/1.000 la rende la più comune neuropatia da intrappolamento. L'età di maggior rischio si colloca tra i 50 e i 55 anni, ma la neuropatia coinvolge il 50% delle gravide.

Note
di diagnosi
L'intrappolamento del nervo mediano al polso causa una sintomatologia caratteristica di dolore della mano con sensazione di ottusità e parestesie alle prime tre dita che sono più gravi di notte. L'obiettività neurologica cambia con la gravità e lo stadio della sindrome. Possono essere compromesse le sensibilità a carico delle prime tre dita della mano con debolezza della muscolatura dell'eminenza tenar e conseguente ipostenia dell'abduzione, dell'opposizione e della flessione delle falange distale del pollice. In assenza di danni ortopedici, la perdita della possibilità di flettere la falange distale dell'indice è patognomica di lesione del mediano [11].

Strumenti
diagnostici
La diagnosi strumentale di sindrome del tunnel carpale è sostanzialmente neurofisiologica e si basa sulle seguenti alterazioni del nervo mediano:
- latenza distale motoria > 4,5 millisecondi su una distanza di 8 cm;
- latenza distale sensitiva > 4 millisecondi su una distanza di 14 cm;
- picco di latenza del potenziale nervoso > 2,4 millisecondi su una distanza transcarpale o medio-palmare di 8 cm;
- differenza > 0,5 millisecondi tra latenza sensitiva del mediano e latenza sensitiva del nervo ulnare dell'ulnare su una distanza di 8 cm.

Nel caso in cui gli esami siano eseguiti su tratti di lunghezza diversa, si applica un coefficiente di correzione di 0,2 millisecondi per ogni centimetro di differenza rispetto a quelli sopra specificati.

Note
di prognosi
I sintomi della sindrome del tunnel carpale si risolvono spontaneamente in circa il 30% dei pazienti. Fattori prognostici positivi sono: una breve storia di malattia, la giovane età, i sintomi monolaterali e la negatività del segno di Phalen, che è indicatore specifico di compressione del mediano al polso (segno di Phalen: si chiede al paziente di mantenere per un minuto i dorsi delle mani affrontati, con polsi e gomiti flessi a 90°, tenendo le avambraccia orizzontali; il test è positivo se provoca parestesie irradiate alle prime tre dita della mano).

Il nervo radiale è composto delle radici che vanno da C_5 a C_8 le cui fibre confluiscono nel tronco secondario posteriore del plesso brachiale. Il radiale è prevalentemente motorio per la muscolatura estensoria dell'avambraccio, del polso e delle dita (Tabella 12.4) .

Paralisi totale del nervo radiale (paralisi "alta" del nervo radiale)

Tabella 12.4 Muscoli innervati dal nervo radiale

Tricipite
Anconeo
Brachio-radiale
Estensore radiale lungo e breve del carpo
Supinatore
Estensore comune delle dita
Estensore del mignolo
Estensore lungo del carpo
Adduttore lungo del pollice
Estensore lungo e breve del pollice
Estensore proprio dell'indice

L'interruzione del nervo radiale alla spalla provoca l'abolizione dell'estensione dell'avambraccio, del polso e delle dita della mano a livello della prima articolazione interfalangea (l'estensione delle falangi distali è infatti controllata dai muscoli interossei della mano, innervati dall'ulnare). Le lesioni prossimali del braccio, prima dell'origine del ramo nervoso per il muscolo brachio-radiale, provocano anche deficit di forza della flessione dell'avambraccio per paralisi del muscolo brachio-radiale che, con il bicipite, sovrintende alla flessione dell'avambraccio.

Il deficit di sensibilità è limitato a una piccola area del versante radiale della superficie dorsale della mano.

Il riflesso tricipitale e lo stilo-radiale sono caratteristicamente assenti.

Note di diagnosi

Il nervo ulnare è formato da fibre provenienti dalle radici comprese tra C_8 e T_1 e convogliate attraverso la branca inferiore del plesso brachiale.

Paralisi totale del nervo ulnare (paralisi "alta" del nervo ulnare)

Le lesioni dell'ulnare provocano ipostenia della flessione e dell'adduzione del polso, della flessione di IV e V dito della mano, dell'abduzione e dell'opposizione del V dito della mano, dell'adduzione del I dito della mano e ancora del combinato di adduzione e abduzione delle dita (Tabella 12.5), con atrofia dei muscoli dell'eminenza ipotenar e degli interossei.

Il deficit sensitivo è localizzato al versante ulnare del IV e a tutto il V dito. Le lesioni ulnari possono essere accompagnate da dolore cronico, raramente da causalgia.

Note di diagnosi

Tabella 12.5 Muscoli innervati dal nervo ulnare

Flessore ulnare del carpo
Flessore profondo delle dita (IV e V dito)
Palmare breve
Adduttore del V dito
Opponente del V dito
Flessore del V dito
Interossei
Lombricali (III e IV dito)
Flessore breve del pollice

Sindrome del tunnel cubitale

Le lesioni del nervo ulnare al gomito sono in genere provocate da fratture o lussazioni del gomito, da artrosi, da traumi lavorativi cronici o da intrappolamento del nervo nel canale cubitale (sindrome del tunnel cubitale propriamente detta).

Note di diagnosi

Nella sindrome del tunnel cubitale i sintomi iniziali sono costituiti da sensazione di ottusità e di formicolio al IV e V dito della mano, spesso intermittenti e provocati dalla flessione del gomito. Occasionalmente, il problema iniziale può essere motorio con una percezione di debolezza della prensione oppure di scarso controllo del movimento del V dito della mano.

La lesione dell'ulnare provoca atrofia dell'ipotenar e ipostenia dei movimenti di addo-abduzione delle dita della mano, di estensione della prima articolazione interfalangea di II-III-IV dito della mano, di flessione di IV e V dito, di abduzione e opposizione del V dito della mano e ancora di adduzione del I dito. A riposo, la mano può assumere un aspetto "ad artiglio" perché il IV e il V dito sono flessi, mentre non lo sono l'indice e il medio.

Il deficit sensitivo interessa il V dito della mano e la metà ulnare del IV dito.

Strumenti diagnostici

I criteri neurofisiologici per la diagnosi di lesione del nervo ulnare nel tunnel cubitale sono:
- velocità di conduzione motoria inferiore ai 50 m/sec su un tratto di 8-10 cm sopra/sotto gomito;
- rallentamento di almeno 10 m/s in un tratto di 8-10 cm sopra/sotto gomito rispetto alla velocità di conduzione del nervo nel tratto compreso tra il gomito e il polso.

Nei casi in cui l'esame sia eseguito su tratti di lunghezza diversa, si applica un coefficiente di correzione di 0,2 millisecondi per ogni centimetro di differenza rispetto a quelli sopra specificati.

Relativamente rara e più spesso da intrappolamento, è la lesione del nervo ulnare al polso (sindrome del canale di Guyon).

I criteri neurofisiologici per la diagnosi di lesione ulnare al polso sono:
- latenza distale motoria maggiore di 4,5 millisecondi su un tratto trans-carpale di 8 cm;
- latenza distale sensitiva > 4 ms su un tratto di 14 cm;
- potenziale di azione nervoso di durata maggiore ai 2,4 millisecondi su un tratto trans-carpale o medio-palmare di 8 cm.

Nei casi in cui l'esame sia eseguito su tratti di lunghezza diversa, si applica un coefficiente di correzione di 0,2 millisecondi per ogni centimetro di differenza rispetto a quelli sopra specificati.

Il nervo circonflesso, o ascellare, è formato da fibre provenienti dalle radici C_5-C_6 che, passando attraverso il tronco posteriore del plesso brachiale, innervano il muscolo deltoide e convogliano la sensibilità dalla regione deltoidea.

Le lesioni di questo nervo sono caratterizzate da deficit di forza del muscolo deltoide e quindi dei movimenti di abduzione e di flesso-estensione del braccio. Il deficit sensitivo coinvolge una piccola area in regione deltoidea, cioè laterale e posteriore della spalla.

Il nervo muscolo-cutaneo è una branca terminale della corda laterale del plesso brachiale, che origina dalle radici C_5-C_7.

Le sue fibre motorie suppliscono i muscoli coraco-brachiale, bicipite e brachiale. Le fibre sensitive innervano la regione laterale dell'avambraccio, dal gomito fino all'eminenza tenar.

Le lesioni del nervo muscolo-cutaneo comportano deficit della flessione del gomito, soprattutto con posizione iniziale ad avambraccio supinato; l'azione del muscolo brachio-radiale (innervato dal nervo radiale) conserva invece la flessione del gomito con posizione iniziale ad avambraccio semiprono.

Il deficit sensitivo riguarda una piccola area della regione laterale dell'avambraccio. Il riflesso bicipitale è ridotto o assente.

Il nervo toracico lungo è un ramo solo muscolare che riceve fibre dalle radici C_5-C_6-C_7 e dai tronchi primari superiore e medio del plesso brachiale per poi innervare il muscolo dentato anteriore.

A causa del suo decorso relativamente superficiale, il nervo toracico lungo risulta suscettibile a lesioni traumatiche anche apparentemente banali, come quelle prodotte dal portare zaini. La lesione del nervo paralizza il muscolo dentato anteriore, provocando "scapola alata".

La Tabella 12.6 indica il grado di deficit prestazionale dell'arto superiore dovuto a lesione completa di uno dei suoi nervi.

Tabella 12.6 Deficit prestazionale massimo dell'arto superiore da lesione nervosa periferica [12]

Nervo leso	Quota di deficit prestazionale dell'arto superiore in caso di lesione completa del nervo
Nervo mediano, lesione prossimale al gomito	73%
Nervo mediano, lesione distale al gomito	61%
Nervo radiale, lesione "alta" con abolizione del riflesso tricipitale	57%
Nervo radiale, lesione "bassa" con riflesso tricipitale conservato	43%
Nervo ulnare, lesione prossimale all'avambraccio medio	42%
Nervo ulnare, lesione distale all'avambraccio medio	33%
Nervo circonflesso	38%
Nervo muscolocutaneo	29%
Nervo toracico lungo	15%

Arto inferiore. Menomazioni funzionali da lesione del sistema nervoso periferico

Tabelle di valutazione

Responsabilità civile (RC)	
	%
Monoplegia flaccida di un arto inferiore	55
Paralisi totale del nervo femorale	30
Paralisi totale del nervo sciatico	40
Paralisi totale del nervo sciatico popliteo interno	22
Paralisi totale del nervo sciatico popliteo esterno	20

Assicurazione privata (AP)		
	ANIA %	INAIL %
Monoplegia flaccida di un arto inferiore	70	80
Paralisi totale del nervo femorale	22,5	26
Paralisi totale del nervo sciatico	30	34
Paralisi totale del nervo sciatico popliteo interno	16,5	19
Paralisi totale del nervo sciatico popliteo esterno	15	17

Infortunistica del lavoro (IL)	
	%
Monoplegia dell'arto inferiore	55
Monoparesi dell'arto inferiore a seconda del deficit di forza e della compromissione deambulatoria	25-35
Paralisi totale del nervo femorale	30
Paralisi totale del nervo sciatico, a seconda del livello	Fino a 40
Paralisi totale del nervo sciatico popliteo interno	18
Paralisi totale del nervo sciatico popliteo esterno	22

Invalidità civile (IC)	
	%
Lesione del nervo crurale	25
Lesione del nervo sciatico (tronco comune)	21-30
Lesione del nervo sciatico popliteo esterno	25
Paresi dell'arto inferiore con deficit di forza grave o plegia	41-50
Paresi dell'arto inferiore con deficit di forza grave o plegia associata ad incontinenza sfinterica	71-80
Paresi dell'arto inferiore con deficit di forza lieve	11-20
Paresi dell'arto inferiore con deficit di forza medio	21-30
Sindrome della cauda equina completa con disturbi sfinterici e anestesia a sella	61-70

La poliomielite e la fase iniziale della Sclerosi Laterale Amiotrofica (SLA) sono, probabilmente, le uniche malattie che possono provocare paralisi flaccida di un solo arto inferiore.

Anche le sindromi dell'emicono midollare, le lesioni dell'emicauda e le plessopatie lombosacrali (da trauma, infiltrazione tumorale o da radiazioni), possono causare paralisi flaccida di un arto inferiore, ma associata a deficit sensitivo. Il cono midollare ha diametro troppo ridotto, le fibre nervose radicolari motorie e sensitive della cauda e del plesso inferiore sono troppo interconnesse e compattate nel loro decorso perché le fibre motorie possano essere selettivamente lese da traumi, infiammazioni, radiazioni e invasioni neoplastiche.

La monoparesi flaccida di un arto inferiore provoca un grado di invalidità in tutto paragonabile a quello da amputazione dell'arto ed eventualmente aggravato da alterazioni distrofiche osteoarticolari e dal disagio di convivere con un'appendice artuale ormai di solo impacio per le attività della vita quotidiana.

Monoplegia flaccida di un arto inferiore

Paralisi del nervo gluteo superiore	Il nervo gluteo superiore è un nervo muscolare formato da fibre provenienti dalle radici L_4-S_1 per i muscoli piccolo e medio gluteo e per il tensore della fascia lata. La sua lesione provoca ipostenia dell'abduzione dell'arto inferiore con un'andatura dondolante o "anserina".
Paralisi del nervo gluteo inferiore	Il nervo gluteo inferiore è un nervo muscolare formato da fibre provenienti dalle radici L_5-S_2 per il muscolo grande gluteo. La sua lesione provoca atrofia glutea e deficit di estensione della coscia.
Paralisi totale del nervo femorale	Il nervo femorale è formato dalle radici L_2-L_4 e contiene fibre motorie per i muscoli della loggia anteriore della coscia (Tabella 12.7). Le lesioni di questo nervo provocano paralisi dell'estensione della gamba e ipostenia della flessione della coscia, mentre le alterazioni sensitive interessano la regione anteriore della coscia e, attraverso il nervo safeno (terminale sensitivo del femorale), la superficie mediale del ginocchio e della gamba. Il riflesso rotuleo è assente.

Tabella 12.7 Muscoli innervati dal nervo femorale

Iliaco
Grande psoas
Pettineo
Sartorio
Quadricipite femorale

Paralisi totale del nervo otturatorio	Il nervo otturatorio è un nervo misto che origina dalle radici L_2-L_4 del plesso lombare per innervare i muscoli otturatorio esterno, gracile, gli adduttori della loggia mediale della coscia, a eccezione del pettineo. Le fibre sensitive suppliscono una piccola area cutanea del terzo medio-inferiore della regione mediale della coscia. La lesione del nervo otturatorio provoca ipostenia dell'adduzione e dell'extrarotazione della coscia associata a una piccola area di ipoestesia della sua regione mediale coscia.
Paralisi totale del nervo sciatico	Lo sciatico è formato dalle radici L_4-S_2. Da questo nervo hanno origine due rami terminali, tra loro antagonisti: il primo ramo è il nervo peroneo comune (*popliteo esterno*), mentre il secondo è il nervo tibiale (*popliteo interno* o *tibiale posteriore*).
Note di diagnosi	La lesione completa del nervo sciatico è rara e provoca paralisi dei movimenti della caviglia e del piede, con paresi della flessione della gamba. Limitato è il numero dei muscoli innervati dal tronco comune del nervo sciatico prima della sua divisione nei rami principali (Tabella 12.8).

Il deficit sensitivo da sofferenza di questo nervo coinvolge la regione laterale della gamba, la regione interna della pianta del piede e le dita del piede. Il riflesso achilleo è assente.

Tabella 12.8 Muscoli innervati dal tronco principale del nervo sciatico

Semitendinoso
Semimembranoso
Grande adduttore
Bicipite femorale (capo lungo e capo corto)

Il popliteo esterno è il nervo del corpo umano più spesso interessato dai traumi.

La sua lesione provoca ptosi del piede per deficit della sua flessione dorsale con paralisi della estensione delle dita (Tabella 12.9).

Il deficit sensitivo, che coinvolge un'area più ristretta di quella attesa in base alle distribuzione delle fibre, è localizzato alla regione esterna della gamba, a quella anteriore del terzo inferiore della gamba, al margine interno del piede e alla superficie dorsale delle falangi prossimali delle prime quattro dita.

Paralisi totale del nervo popliteo esterno (SPE) o nervo peroneo comune

Tabella 12.9 Muscoli innervati dal nervo popliteo esterno (nervo peroneo comune)

Tibiale anteriore
Estensore lungo delle dita
Estensore lungo dell'alluce
Estensore breve delle dita
Peroneo lungo
Peroneo breve

Il secondo ramo terminale del nervo sciatico innerva i muscoli della loggia posteriore della gamba e i muscoli della pianta del piede (Tabella 12.10).

La lesione completa di questo nervo provoca paralisi della flessione plantare, dell'adduzione del piede, della flessione e dell'abduzione delle dita.

La regione coinvolta dal deficit sensitivo, spesso più ristretta della distribuzione anatomica delle fibre, è localizzata alla pianta del piede, alla parte postero-inferiore della gamba fino al terzo medio, alla superficie dorsale laterale del piede e alle falangi terminali delle dita.

Il riflesso achilleo è assente. La lesione di questo nervo può essere seguita da causalgia.

Paralisi totale del nervo popliteo interno (nervo tibiale)

Tabella 12.10 Muscoli innervati dal nervo popliteo interno (nervo tibiale)

Gastrocnemio e soleo (tricipite della sura)
Tibiale posteriore
Flessore lungo delle dita
Piccoli muscoli del piede: abduttore dell'alluce, abduttore del mignolo e interossei

Paralisi del nervo pudendo

Il pudendo è un nervo misto, formato da fibre provenienti dalle radici S_2-S_4 che convogliano anche sensazioni di origine vescicale. Le sue fibre parasimpatiche per le arterie genitali controllano l'erezione del pene.

Il nervo si divide in tre branche che suppliscono rispettivamente i genitali esterni, gli sfinteri urinario e rettale, la cute perineale.

Le sue lesioni sono soprattutto traumatiche (spesso da parto), compressive (sella di bicicletta) e chirurgiche [11].

Sindrome della cauda equina

Le lesioni della cauda equina sono in genere caratterizzate da dolore multi-radicolare, che coinvolge asimmetricamente "a sella" il perineo e le cosce fino alle gambe. Il disturbo sensitivo interessa tutte le forme di sensibilità. Il segno di Lasègue è frequentemente positivo.

La compromissione motoria è in genere lieve e dipende dalle radici coinvolte: sono più spesso compromesse la flessione del piede e l'estensione dell'anca.

Caratteristica è la compromissione sfinterica con perdita di controllo di urina, di feci e impotenza.

La Tabella 12.11 indica il grado di deficit prestazionale dell'arto inferiore da lesione completa di uno dei suoi nervi.

Tabella 12.11 Deficit prestazionale dell'arto inferiore da lesione [12]

Nervo leso	Quota di deficit prestazionale dell'arto inferiore in caso di lesione completa del nervo
Nervo gluteo superiore	20%
Nervo gluteo inferiore	25%
Nervo femorale	37%
Nervo otturatorio	10%
Nervo sciatico	81%
Nervo popliteo esterno	38%
Nervo popliteo interno, lesione prossimale rispetto al ginocchio	45%
Nervo popliteo interno, lesione a livello del ginocchio o distale al ginocchio	33%

Tabella 12.12 Scala di valutazione clinica della forza muscolare [13]

0 = nessuna contrazione muscolare
1 = contrazione muscolare anche minima
2 = movimento attivo in assenza di gravità
3 = movimento attivo contro gravità
4 = movimento attivo contro gravità e resistenza
5 = forza muscolare normale

Bibliografia essenziale

1. Seddon HJ (1943) Three types of nerve injury. Brain 66:237-288
2. Sunderland S (1951) A classification of peripheral nerve injuries producing loss of function. Brain 74:491-516
3. Kline DG, Hudson AR (1990) Acute injuries of peripheral nerves. In: Youmans J (ed) Neurological Surgery, vol 4. 3rd edition. W.B. Saunders & Co, Philadelphia, pp 2423-2510
4. McLellan DL, Swash M (1976) Longitudinal sliding of the median nerve during movements of the upper limb. J Neurol Neurosurg Psychiatry 39:566-570
5. Midha R (1997) Epidemiology of brachial plexus injuries in a multitrauma population. Neurosurgery 40;1182-1189
6. Clippinger FW, Goldner JL, Roberts JM (1962) Use of electromyography in evaluating upper-extremity peripheral nerve lesions. J Bone Joint Surg [Am] 44A:1047-1060
7. Howard FM (1972) Electromyography and conduction studies in peripheral nerve injuries. Surg Clin North Am 52:1343-1352
8. Millesi H, Mingrino S (1981) Posttraumatic peripheral nerve regeneration. Raven Press, New York, pp 481-492
9. Wilbourn AJ (1991) Brachial plexus disorders. In: Dyck PJ, Thomas PK, Griffin JW, et al (eds) Peripheral Neuropathy, vol 2. 3rd edition. WB Saunders, Philadelphia, p 911
10. Narakas AO (1988) Pain syndromes in brachial plexus injuries. In: Brunelli GA (ed) Textbook of Microsurgery. Masson, Milano, p 809
11. Campbell WW (ed) (2005) Peripheral Neuroanatomy and Focal Neuropathies. In: Campbell WW (ed) DeJong's The Neurologic Examination. 6th edition. Harper and Row Publisher Inc, pp 548-564
12. Engelberg AL (ed) (1988) The extremities, Spines, and Pelvis. In: Guide to the Evaluation of Permanent Impairment. 3rd edition. American Medical Association, Chicago, pp 13-94
13. Medical Research Council (1981) Aids to the examination of the peripheral nervous system. Memorandum no. 45. Her Majesty's Stationery Office, London

Tabelle di valutazione

Responsabilità civile (RC)	
	%
Malattia del motoneurone con deficit moderato (percentuale da graduare in relazione al tipo e alla presenza contemporanea di due o più dei seguenti deficit: dispnea in attività fisiche moderate, disfagia occasionale o sporadica, dislalia occasionale con linguaggio di regola comprensibile, scrittura rallentata e/o imprecisa ma di regola comprensibile, deambulazione autonoma ma rallentata e faticosa, vestizione autonoma e completa ma imprecisa e difficoltosa)	25-50
Malattia del motoneurone con deficit medio/grave (percentuale da graduare in relazione al tipo e alla presenza contemporanea di due o più dei seguenti deficit: dispnea in attività fisiche minimali, disfagia con necessità di modificazione della dieta, dislalia subcontinua con linguaggio talora difficilmente comprensibile, scrittura rallentata e imprecisa talora difficilmente comprensibile, deambulazione rallentata e con necessità di appoggio di sicurezza, vestizione non sempre autonoma e con necessità di assistenza occasionale)	51-75
Malattia del motoneurone con deficit grave (percentuale da graduare in relazione al tipo e alla presenza contemporanea di due o più dei seguenti deficit: dispnea a riposo, assistenza ventilatoria intermittente e/o notturna, necessità di alimentazione enterale adiuvata, dislalia continua con linguaggio incomprensibile, perdita della capacità di scrivere a mano, perdita completa o subcompleta della funzione deambulatoria autonoma, necessità di generale assistenza quotidiana continua o subcontinua)	> 75

Assicurazione privata (AP)	ANIA %	INAIL %
Malattia del motoneurone con deficit moderato (si vedano le indicazioni applicative riportate per l'ambito RC)	25-49	33-65

(*cont.*)

A. Sghirlanzoni, U. Genovese, *Guida alla valutazione medico-legale del danno neurologico*,
© Springer-Verlag Italia 2012

Malattia del motoneurone con deficit medio/grave (si vedano le indicazioni applicative riportate per l'ambito RC)	50-75	66,5-100
Malattia del motoneurone con deficit grave (si vedano le indicazioni applicative riportate per l'ambito RC)	> 75	100

Invalidità civile (IC)

	%
Atrofia muscolare cronica progressiva infantile	95
Malattia del motoneurone con deficit moderato[1] (dispnea in attività fisiche moderate, disfagia occasionale o sporadica, dislalia occasionale, linguaggio comprensibile, scrittura rallentata e/o imprecisa ma comprensibile, deambulazione autonoma ma rallentata e faticosa, vestizione autonoma e completa ma imprecisa e difficoltosa)	34-66
Malattia del motoneurone con deficit medio/grave[2] (dispnea in attività fisiche minimali, disfagia con necessità di modificazioni della dieta, dislalia subcontinua, linguaggio talora difficilmente comprensibile, scrittura rallentata e imprecisa talora difficilmente comprensibile, deambulazione rallentata e con necessità di appoggio di sicurezza, vestizione non sempre autonoma e con necessità occasionale di assistenza)	67-80
Malattia del motoneurone con deficit grave[3] (dispnea a riposo, assistenza ventilatoria intermittente e/o notturna, necessità di alimentazione enterale adiuvata, dislalia continua con linguaggio incomprensibile, perdita della capacità di scrivere a mano, perdita subcompleta della funzione deambulatoria autonoma, necessità di assistenza subcontinua)	81-100
Malattia del motoneurone con deficit completo[4] (dipendenza assoluta da respiratore, alimentazione esclusivamente parenterale o enterale, perdita della verbalizzazione, perdita della capacità di scrivere sulla tastiera, perdita completa della funzione deambulatoria, dipendenza totale)	100 + indennità di accompagnamento

(*cont.*)

---

[1] Indicazione tratta dalla tabella valutativa presentata nella Circolare n. 20 del 28 novembre 2008 della Regione Lombardia (Indicazioni operative per la valutazione delle malattie dei motoneuroni e in particolare della Sclerosi Laterale Amiotrofica nell'ambito dell'Invalidità Civile e dello Stato di Handicap). Indicazioni applicative della tabella in questione: "...La compromissione di una funzione viene valutata con riferimento alle percentuali della colonna di appartenenza; nell'eventualità di compromissione di due o più funzioni principali, il caso viene valutato con riferimento alle percentuali della colonna successiva. La condizione di handicap viene riconosciuta come grave a partire dalla III colonna percentuale o, nei casi diagnosticati a evoluzione rapida, sin dal termine della procedura diagnostica ...". Vengono considerate funzioni principali: la respirazione, la nutrizione, la comunicazione (a sua volta composta dalle due funzioni secondarie *parola* e *scrittura*) e la motricità (a sua volta composta dalle due funzioni secondarie *deambulazione* e *vestizione*).

[2] Si veda la nota numero 1.

[3] Si veda la nota numero 1.

[4] Si veda la nota numero 1.

> La specifica casistica medico-legale viene massimamente riassorbita nell'ambito delle discipline IC e AP a tipo polizza malattia, dovendosi comunque riconoscere un interesse INAIL pressoché obbligato all'argomento qualora vengano definitivamente interpretate le ancora molto discutibili associazioni epidemiologiche tra SLA e specifiche categorie di lavoratori [1], e potendosi altresì figurare una saliente tipicità RC nell'ipotesi di *wrongful birth* di bambino affetto da malattia del motoneurone a base genetica colposamente mis-diagnosticata durante mirati accertamenti in corso di gravidanza[5] [2].

Le *malattie dei motoneuroni* sono affezioni caratterizzate dalla degenerazione progressiva dei neuroni motori.

Le principali forme cliniche includono: la Sclerosi Laterale Amiotrofica (SLA), l'Atrofia Muscolare Spinale (SMA, *Spinal Muscular Atrophy*) e la neuronopatia bulbospinale (o malattia di Kennedy).

Tutte queste malattie sono contraddistinte dalla totale assenza di deficit sensitivi, di compromissione della muscolatura oculare e di alterazioni sfinteriche.

Commento neurologico

La SLA è una malattia dell'adulto a decorso progressivamente ingravescente ed esito inesorabilmente fatale.

Nel 5-10% dei casi la malattia ha ereditarietà autosomica dominante. Nel 20% circa dei casi ereditari, il gene responsabile codifica per la superossido-dismutasi Cu/Zn (SOD-1), localizzato sul cromosoma 21. Le cause delle forme sporadiche sono del tutto oscure.

La SLA coinvolge ogni anno 1-2 persone su 100.000; ha quindi un'incidenza paragonabile a quella della sclerosi multipla.

Il decorso della malattia può essere letale in pochi mesi oppure evolvere in oltre 20 anni. Dall'esordio, l'aspettativa media di vita è di 3 anni e il 90% dei pazienti muore entro i primi 5 anni di malattia. Ne consegue che la prevalenza nella popolazione, cioè la frequenza della SLA al momento considerato, è pari a 6-9/100.000.

La progressione dei sintomi è tendenzialmente lineare nel singolo paziente, ma assai variabile da individuo a individuo. L'assoluta drammaticità di questa malattia è anche dovuta al fatto che nessuna terapia può prevenirne, migliorarne o comunque modificarne significativamente l'evoluzione.

Sclerosi Laterale Amiotrofica

Nella SLA si hanno degenerazione e morte dei primi (corticali) e dei secondi (bulbari e spinali) neuroni di moto, con una sintomatologia clinica peculiare, perché contemporaneamente comprensiva di sintomi piramidali e di atrofia muscolare. La compromissione del primo neurone e la conseguente degenerazione delle vie piramidali provocano paresi, spasticità e iperreflessia; la compromissione del motoneurone spinale provoca ancora paresi, ma associata, come nelle lesioni periferiche, ad atrofia, flaccidità, fascicolazioni e ipo-areflessia dei gruppi muscolari innervati dai neuroni spinali direttamente coinvolti.

Note di clinica

---

[5] Le tabelle RC e AP sono tratte da Ronchi E, Mastroroberto L, Genovese U (2009) Guida alla valutazione medico-legale dell'invalidità permanente. Giuffrè Ed., Milano.

Note di diagnosi

La diagnosi di SLA e delle sue varianti è anzitutto clinica; si basa quindi sull'anamnesi e sull'obiettività neurologica. Gli esami elettromiografico, elettroneuronografico e lo studio dei potenziali motori sono di fondamentale importanza per confermare le ipotesi diagnostiche e per definire l'estensione della compromissione muscolare.

Per la diagnosi di SLA "definita" e "probabile" è necessario dimostrare segni di compromissione del I o del II motoneurone in due o più distretti muscolari (per esempio, a un arto superiore e a un arto inferiore). La diagnosi di SLA è definita come "possibile" quando i segni di compromissione del I e del II motoneurone sono reperibili in una sola regione [3].

Quando necessario, le indagini neuroradiologiche o neuropatologiche vengono effettuate soprattutto per escludere la presenza di altre malattie. Non si conosce a oggi un marcatore genetico specificamente correlato alla SLA sporadica; nei casi familiari, è possibile ricercare, tra le altre, la mutazione del gene per la superossido-dismutasi Cu/Zn (SOD-1).

Varianti della SLA. Monomelia (sindrome di Hirayama)

È in realtà piuttosto controverso se la monomielia sia una malattia degenerativa dei neuroni di moto oppure una sindrome a patogenesi diversa.

Il rapporto maschio-femmina, pari a 6:1 nella popolazione interessata, suggerisce che un fattore genetico oppure ormonale abbia un preciso ruolo patogenetico.

Caratteristico della monomielia è il coinvolgimento di un gruppo muscolare distale di un arto superiore. Manca invece, o è più raro, l'interessamento dei neuroni corticali e delle vie piramidali. Questa forma, tipica dei giovani maschi, è relativamente benigna, ha esordio insidioso e può spontaneamente arrestarsi dopo una progressione iniziale protratta anche per anni.

I deficit restano spesso segmentari anche dopo una durata di malattia di oltre 16 anni [4].

Sclerosi Laterale Primaria

La sclerosi Laterale Primaria è una sindrome rara. Probabile variante della SLA, causa soprattutto degenerazione del motoneurone corticale.

La degenerazione progressiva del motoneurone corticale provoca una sintomatologia piramidale deficitaria che esordisce in modo tendenzialmente simmetrico agli arti inferiori, ha andamento lentamente ingravescente e ammette possibili periodi di stabilizzazione. Il suo sintomo principale è costituito dalla spasticità, che è potenzialmente invalidante e inabilitante e, a volte, è disgiunta dall'ipostenia e dall'ipotrofia, che sono invece componenti classicamente presenti nella SLA propriamente detta [5].

Malattie del II motoneurone

Le malattie del II motoneurone, conosciute come "amiotrofie spinali" o *Infantile Spinal Muscular Atrophy* (SMA), sono malattie a ereditarietà autosomica recessiva caratterizzate dalla degenerazione lentamente progressiva dei neuroni motori del tronco e del midollo spinale. Le SMA sono caratterizzate da astenia e da atrofia muscolare, hanno in generale esordio infantile, distribuzione prossimale e non provocano deficit sensitivi o sfinterici.

In base all'età di esordio e alla gravità clinica, si riconoscono tre varianti o SMA I-II-III rispettivamente:

1. malattia di Werdnig-Hoffmann, già presente alla nascita e con sopravvivenza limitata al primo anno di vita;
2. forma intermedia, con sopravvivenza oltre i 2 anni di età;

3. malattia di Kugelberg-Welander, in cui i pazienti presentano un deficit muscolare degli arti che insorge dopo l'acquisizione del cammino.

Il 90% dei pazienti manca di entrambe le copie: sono cioè omozigoti, per l'assenza del gene telomerico *Survival Motor Neuron* (SMN), sito nel cromosoma 5.

I pazienti affetti da SMA hanno da 1 a 3 copie del gene centromerico SMN2; il fenotipo della malattia è meno grave nei portatori di 3 copie del gene, anche se l'aspettativa di vita è comunque ridotta, nel migliore dei casi, alla tarda infanzia [6].

Sono segnalate forma di SMA, tipo III e IV, con evoluzione molto più lenta e prognosi favorevole *quoad vitam*.

Anche per queste malattie non esistono terapie specifiche.

Atrofia muscolare bulbo-spinale (malattia di Kennedy)

L'atrofia muscolare bulbo-spinale è una malattia a base genetica e con eredità X-linked, provocata dall'espansione della tripletta CAG nel gene recettore per gli ormoni androgeni.

La malattia esordisce di solito in età adulta, con ipostenia muscolare lentamente progressiva che prevale ai muscoli prossimali degli arti e alla muscolatura facciale. Ne è anche caratteristica la presenza di alterazioni endocrine.

La malattia di Kennedy non è in genere incompatibile con una normale aspettativa di vita.

Come già per la SLA e per le sue varianti, la diagnosi di malattia del II motoneurone è anzitutto clinica, ma va confermata con il supporto di esami elettromiografici, eventualmente neuro-radiologici, e bioptici muscolari.

La ricerca e la determinazione del numero di copie del gene SMN1 conferma la diagnosi di SMA e permette di indirizzare la prognosi. La diagnosi di malattia di Kennedy è invece confermata dalla presenza dell'espansione della tripletta CAG nel cromosoma X.

Note di diagnosi

Al fine dell'idonea caratterizzazione medico-legale di queste affezioni, risulta fondamentale la contemporanea analisi del quadro clinico del paziente (auspicabilmente sintetizzato in diciture sintetiche tratte da scale di funzionamento unanimemente condivise[6]), della storia naturale effettivamente maturata dalla patologia all'atto della valutazione (possibilmente riassunta a mezzo di indicatori sintetici di evolutività[7]) e della prognosi *quoad functionem* e *quoad vitam* regolarmente implicate dalla forma morbosa in concreto oggettivata. A tale riguardo, appaiono chia-

Note di approccio medico-legale

---

[6] Le scale a oggi specificamente approntate sono la *scala di Norris* (1974: scala improntata per il 76% sulla funzionalità degli arti), la *scala di Baylor* (1987: scala improntata per il 64% sulla funzionalità degli arti) , la *ALSFRS* (1996: scala improntata per il 60% sulla funzionalità degli arti) e la *ALSFRS-R* (1999: scala derivata dalla ALSFRS e da questa adattata con estensione quali/quantitativa degli item diretti alla esplorazione della funzione respiratoria).

[7] Possibile utilizzare a tale scopo le variazioni di score ALSFRS-R (si veda la nota successiva) e le variazioni di score Baylor (*paziente con progressione lenta*: variazione di punteggio < 2 punti/mese; *paziente con progressione intermedia*: variazione di punteggio pari a 2-4 punti/mese; *paziente con progressione rapida*: variazione di punteggio > 4 punti/mese). La scala di Baylor consente la registrazione di uno score minimo pari a 30 (situazione normale) e di uno score massimo pari a 164 (situazione di totale disabilità).

re e illuminanti le indicazioni metodologiche previste all'interno della già citata Circolare 20 del 28 novembre 2008 della Regione Lombardia (e dunque originariamente riferite alla disciplina IC): propedeutici al pronunciamento della Commissione Medico-Legale ASL risultano il preliminare inquadramento diagnostico a opera dei sanitari di un centro specializzato, la triplice valutazione specialistica del paziente a 0-3-6 mesi dalla prima diagnosi, la triplice definizione specialistica di uno score ALSFRS-R[8] a 0-3-6 mesi dalla prima diagnosi e infine la definizione specialistica di un indice di progressione di malattia a distanza di 6 mesi dalla prima diagnosi[9].

Per quanto riguarda la valutazione medico-legale, in ambito di IC la tabella elaborata dal gruppo di studio di Regione Lombardia costituisce senz'altro un utile strumento valutativo e deve essere applicata tenendo presenti i seguenti *criteri applicativi*:

a. trattandosi di patologie a carattere generalmente evolutivo-ingravescente, non si ritiene opportuno porre un termine di "revisione attiva";

b. ai pazienti portatori di malattie dei motoneuroni e in particolare di SLA, a progressione moderata o rapida, è consentito l'accesso a visita con procedura d'urgenza (visita entro 15 giorni dalla presentazione della domanda per accertamento di invalidità e/o handicap e invio alla Commissione Medica di Verifica dell'INPS per i controlli di legge con procedura d'urgenza);

c. la compromissione di una singola funzione viene valutata con riferimento alle percentuali della colonna di appartenenza; nell'eventualità di compromissione di due o più funzioni principali, il caso viene valutato con riferimento alle percentuali della colonna successiva;

d. in caso di progressione stimata come rapida, il periziando può essere valutato con il punteggio massimale nell'ambito della fascia valutativa di appartenenza;

e. la condizione di handicap viene riconosciuta come "grave" a partire dalla III colonna percentuale o, nei casi classificati a evoluzione rapida, sin dal termine della procedura diagnostica.

In ambito di RC e AP è stata elaborata la tabella valutativa riportata a inizio capitolo [7], che prende ispirazione da quella per l'Invalidità Civile e che può rappresentare un utile orientamento anche per altre patologie invalidanti neurologiche, quali

---

[8] *ALS Functional Rating Scale* (Revised). Questa scala si compone di 12 sezioni tematiche principali (linguaggio, salivazione, deglutizione, scrittura manuale, manualità strumentale a tavola e utilizzo di utensili, vestizione e cura dell'igiene personale, mobilità all'interno del letto e gestione delle coperte, deambulazione, ascesa delle scale, dispnea, ortopnea, insufficienza respiratoria), per ognuna delle quali è prevista una gradazione di gravità quantitativamente tradotta in punteggi da 0 – massimo deficit di singola funzione – a 4 – conservazione pressoché integrale di singola funzione. Lo score totale è dato dalla somma dei 12 punteggi settoriali e varia dunque da un minimo di 0 (paziente incapace di svolgere qualunque attività e dunque soggetto totalmente dipendente da terzi) a un massimo di 48 (paziente con capacità di performance personale sostanzialmente intatta). Come già la ALSFRS, la ALSFRS-R viene compilata in esito a un'intervista – possibilmente telefonica – del paziente e/o dei suoi familiari. A differenza della scala di Norris e della scala di Baylor, la ALSFRS e la ALSFRS-R non devono essere necessariamente compilate da un medico specialista neurologo.

[9] La Circolare della Regione Lombardia identifica l'eventuale variazione dello score ALSFRS-R quale variabile utile alla caratterizzazione oggettiva del decorso della patologia nel singolo caso clinico. Dal testo della Circolare: "...al termine del periodo di valutazione di 6 mesi, oltre alla diagnosi è formulabile il giudizio sulla rapidità di progressione nei seguenti termini: *progressione nulla o lenta* – punteggio ALSFRS-R invariato; *progressione moderata* – punteggio ALSFRS-R ridotto di 1-2 punti; *progressione rapida* – punteggio ALSFRS-R ridotto > 2 punti".

per esempio le Malattie Demielinizzanti. Per quanto riguarda queste ultime andrà, ovviamente, valorizzata la presenza di quei quadri menomativi che le possono caratterizzare (non espressamente menzionati nella tabella proposta).

Bibliografia essenziale

1. Chio A, Calvo A, Dossena M, et al. (2009) ALS in professional soccer players: the risk is still present and could be soccer-specific. Amyotroph Lateral Scler 10(4):205-209
2. Little SE, Janakiraman V, Kaimal A, et al. (2010) The cost-effectiveness of prenatal screening for spinal muscular atrophy. Am J Obstet Gynecol 202(3):253
3. Ross MA, Miller RG, Berchert L, et al. (1998) Toward earlier diagnosis of amyotrophic lateral sclerosis: revised criteria. rhCNTF ALS Study Group. Neurology 50(3):768-772
4. Van den Berg-Vos RM, Visser J, Franssen H, et al. (2003) Sporadic lower motor neuron disease with adult onset: classification of subtypes. Brain 126(Pt 5):1036-1047
5. Le Forestier N, Maisonobe T, Piquard A, et al. (2001) Does primary lateral sclerosis exist? A study of 20 patients and a review of the literature. Brain 124(Pt 10):1989-1999
6. Rudnik-Schöneborn S, Berg C, Zerres K, et al. (2009) Genotype-phenotype studies in infantile spinal muscular atrophy (SMA) type I in Germany: implications for clinical trials and genetic counselling. Clin Genet 76(2):168-178
7. Ronchi E, Mastroroberto L, Genovese U (2009) Guida alla valutazione medico-legale dell'invalidità permanente. Giuffrè Ed., Milano

Tabelle di valutazione

Responsabilità civile (RC)	
	%
Emiparkinsonismo manifesto, a seconda della risposta al trattamento	25-50
Parkinsonismo bilaterale manifesto, fino alla perdita del controllo della gestualità utile, a seconda della risposta al trattamento	40-80

Assicurazione privata (AP)	ANIA %	INAIL %
Emiparkinsonismo manifesto, a seconda della risposta al trattamento	25-50	33-66
Parkinsonismo bilaterale manifesto, fino alla perdita del controllo della gestualità utile, a seconda della risposta al trattamento	40-100	53-100

Invalidità civile (IC)	
	%
Sindrome extrapiramidale parkinsoniana o coreiforme o coreoatetosica	41-50
Sindrome extrapiramidale parkinsoniana o coreiforme o coreoatetosica grave	91-100

A. Sghirlanzoni, U. Genovese, *Guida alla valutazione medico-legale del danno neurologico*,
© Springer-Verlag Italia 2012

Commento neurologico

Dei molteplici sistemi che partecipano alla strutturazione del SNC, quello extrapiramidale configura un'entità a sé stante. Il termine, utilizzato con una connotazione funzionale prima che anatomica, fa riferimento al complesso di centri e reti nervose in grado di esercitare, direttamente o indirettamente, un'azione modulatoria nei confronti del movimento. In particolare, la sua funzione consiste nella regolazione del tono muscolare, della statica, dei movimenti automatici (deglutizione, articolazione della parola), dei movimenti associati (quali quelli pendolari degli arti superiori, nella marcia) e di quelli mimici. Il sistema extrapiramidale non determina quindi il movimento volontario, ma ne controlla l'esecuzione.

Il disturbo del tono di tipo extrapiramidale si esprime preferibilmente sotto forma di ipertono o rigidità muscolare; solo occasionalmente si ha ipotono, come si può riscontrare nella corea.

L'alterazione del movimento assume l'aspetto di bradicinesia nella malattia di Parkinson, di ipercinesia e di movimento anomalo definito come coreico, distonico, atetoide, tremore a seconda delle sue caratteristiche. I movimenti anomali sono spesso indipendenti da quelli volontari e sono assenti durante il sonno.

Nelle sindromi extrapiramidali non sono invece presenti astenia, atrofia muscolare o fascicolazioni, né si osservano alterazioni delle sensibilità e dei riflessi.

Le alterazioni di questo sistema sono frequentemente causate da patologie degenerative dei gangli della base, ma possono avere eziologia infiammatoria, tossica, vascolare, neoplasica e traumatica oppure derivare da alterazioni dello sviluppo.

Malattia di Parkinson

Il Parkinson idiopatico (*Parkinson Disease*, PD) è una malattia degenerativa del sistema nervoso centrale a eziologia sconosciuta.

La prevalenza di 120-180/100.000 ne fa una delle più frequenti malattie neurologiche dell'età medio-avanzata [1].

Il Parkinson è solitamente sporadico, ma può essere ereditato con modalità autosomica dominante o recessiva (Tabella 14.1). In generale, il Parkinson che inizia prima dei 45 anni ha più alta incidenza di casi familiari, evoluzione più lenta, risposta più consistente alla terapia con l-dopa e minore deterioramento cognitivo. La progressione è più lenta anche nella forma prevalentemente tremorigena [1].

La perdita dei neuroni dopaminergici della parte compatta della sostanza nera e la presenza dei *corpi di Lewy* caratterizzano il Parkinson e lo differenziano dai quadri di parkinsonismo.

Tabella 12.1 Parkinson familiare [2]

Gene	Locus	Trasmissione	Esordio	Caratteristiche cliniche distintive	Corpi di Lewy
Parkina PARK 2	6q25	AR	Precoce/ giovanile	Discinesie/distonie frequenti - Progressione lenta	No*
DJ-1 PARK 7	1p36	AR	Precoce	Distonia focale - Progressione lenta	Sintomi psichiatrici
PARK 6	1p35-36	AR	Precoce	Progressione lenta	
PARK 9	1p36	AR	Giovanile	Spasticità – Demenza - Oftalmoparesi sopranucleare	

(cont.)

Gene	Locus	Trasmissione	Esordio	Caratteristiche cliniche distintive	Corpi di Lewy
a-sinucleina PARK 1	4q421	AD	Tardivo	Bassa prevalenza del tremore - Progressione rapida	Sì
UCH-L1 - PARK 5	4q14	AD	Tardivo	Nessuna	-
NR4A2	2q22-23	AD	Tardivo	Nessuna	-
PARK 3	2p13	AD	Tardivo	Demenza in alcuni pazienti	Sì
PARK 4	4p14-16,3	AD	Tardivo	Tremore posturale in alcuni parenti Disfunzioni autonomiche – Demenza - Precoce perdita di peso	Sì
PARK 8	12p11-2q13	AD	Tardivo	Nessuna	No
PARK 10	1p32		Tardivo	Nessuna	-

* I corpi di Lewy sono stati rilevati in un solo paziente con mutazione della parkina.
AD, Autosomica Dominante; AR, Autosomica recessiva; UCH-L1, Ubiquitina c-terminale idrossilasi; NR4A2, Gene coinvolto nella differenziazione dei neuroni dopaminergici; DJ-1, Gene codificante una proteina mitocondriale.

La diagnosi di malattia di Parkinson è basata sulla presenza di rigidità, tremore a riposo, alterazione dei riflessi posturali, esordio asimmetrico e buona risposta alla terapia con dopa.

Note di diagnosi

Il riscontro di altri sintomi durante la prima fase di malattia pone in diagnosi differenziale:
a. i parkinsonismi degenerativi: atrofia multisistemica, paralisi sopranucleare progressiva, demenza da corpi di Lewy diffusi;
b. i parkinsonismi secondari a patologie vascolari, idrocefalo, encefaliti e iatrogeni da farmaci antipsicotici.

La diagnosi è ancora oggi sostanzialmente clinica; l'imaging neurologico (RMN e TAC) serve essenzialmente a escludere altre possibili cause della sintomatologia. Il DaT-SCAN (DaT, *dopamine transporters*) è un esame che prevede l'iniezione sistemica di un isotopo radioattivo (I-123 Ioflupane) per studiare lo stato funzionale del sistema dopaminergico pre-sinaptico dei gangli della base; l'esame evidenzia una riduzione del metabolismo dopaminergico sia nel Parkinson sia nei parkinsonismi, senza permetterne la diagnosi differenziale.

Strumenti diagnostici

La *Unified Parkinson's Disease Rating Scale* (UPDRS) è la scala più utilizzata per la valutazione clinica dei pazienti affetti da Parkinson[1].

---

[1] Tale scala si articola in quattro sezioni maggiori (sezione I: *attività psichica, comportamento e tono dell'umore*; sezione II: *performance nelle attività della vita quotidiana*; sezione III: *motricità*; sezione IV: *complicanze della terapia nell'ultima settimana trascorsa*). Ogni sezione maggiore è a sua volta organizzata in plurime voci tematiche (per esempio, in sezione I: *alterazione delle facoltà intellettuali, alterazioni del pensiero, depressione* e *motivazione/iniziativa*) alle quali va associata – in corso di esame clinico – una dicitura prestampata recante un prefissato codice numerico con valore compreso tra 0 e 4 (per esempio, in sezione I: alterazione delle facoltà intellettuali: *nessuna alterazione = 0; lieve dimenticanza [...] senza altre difficoltà = 1; modesta perdita di memoria con disorientamento e moderata difficoltà a trattare problemi complessi [...] = 2; perdita di memoria severa con disorientamento nel tempo e nello spazio. Peggioramento severo a trattare problemi = 3; perdita di memoria severa con* →

La PD esordisce in media attorno alla sesta decade di vita, ma ha esordio più precoce nel 20% dei pazienti.

Nei primi 5 anni di malattia, solo il 9% dei pazienti trattati con l-dopa è significativamente inabile o va incontro a decesso. A 5 e a 10 o più anni dall'esordio del Parkinson, rispettivamente il 22% e il 51% dei pazienti va incontro a significativa inabilità oppure a decesso [3].

Il rischio relativo di morte dei pazienti affetti da PD rispetto ai controlli è pari a 2,3 (1,60-3,39, per un intervallo di confidenza del 95%). Il rischio di morte aumenta con l'età più avanzata ed è probabilmente ridotto dalla terapia con l-dopa [4]. La durata media della vita dei pazienti con PD a esordio tra i 25 e i 39 anni è considerevolmente inferiore a quello della popolazione generale: 71 (DS = 3) contro 82 (DS = 2) anni (Tabella 14.2) [5]. Le polmoniti sono la causa più frequente di decesso.

Tabella 14.2 Aspettativa di vita dei pazienti con Parkinson (PD) rispetto ai controlli di pari età [5]

Età di esordio (anni)	Aspettativa di vita (anni): pazienti PD ± DS versus controlli ± DS
25-39	38 ± 5 versus 49 ± 5
40-64	21 ± 5 versus 31 ± 7
pari o superiore a 65	5 ± 5 versus 9 ± 5
DS: Deviazione Standard.	

La l-dopa resta il farmaco più efficace per il controllo della sintomatologia parkinsoniana. La sua efficacia è tale da modificare la storia naturale della malattia, ma il suo uso cronico porta alla comparsa di fluttuazioni dei sintomi (Parkinson complicato). Il paziente passa da fasi di benessere motorio o *on*, a fasi *off* in cui, con la ricomparsa della tipica disabilità motoria, si ha spesso sovrapposizione di movimenti discinetici, coreici e distonici.

Nel follow-up dei soggetti affetti da Parkinson va altresì ricordato che:
- la depressione interessa il 40% circa dei pazienti, è spesso associata ad ansia e può essere presente solo nella fase *off* per risolversi, con l'ansia, al ritorno della fase *on*;
- allucinazioni, a prevalente contenuto visivo, sono frequenti nelle fasi di scompenso della malattia e possono essere associate a disturbi deliranti;
- nelle fasi tardive della malattia i pazienti possono presentare confusione e deficit della memoria;
- la demenza interessa tardivamente circa il 30% dei pazienti; sono frequenti i disturbi del sonno e i disturbi autonomici (stipsi, nicturia, urgenza/incontinenza urinaria, ipotensione ortostatica);
- il dolore è spesso presente sin dalle nelle fasi iniziali della malattia.

→ *orientamento conservato solo alla persona. Incapacità ad emettere giudizi o a risolvere problemi. Richiede molto aiuto nella cura della persona. Non può essere lasciato da solo = 4).* La somma dei codici numerici assegnati a tutte le 42 diciture tematiche (4 in sezione I, 13 in sezione II, 14 in sezione III e 11 in sezione IV) determina lo score corrente del paziente valutato: tale parametro risulta di oggettiva importanza nel follow up clinico del singolo caso.

La presenza di una buona e persistente risposta alla terapia con l-dopa è un presupposto essenziale per la diagnosi di malattia di Parkinson. I cosiddetti parkinsonismi differiscono dal Parkinson propriamente definito per le caratteristiche neuropatologiche, la negatività della prognosi, la scarsa e transitoria risposta alla l-dopa.

I più frequenti tra i parkinsonismi degenerativi sono:
1. la paralisi sopranucleare progressiva (PSP);
2. la degenerazione corticobasale (CBD);
3. l'atrofia multisistemica (MSA);
4. la malattia da corpi di Levy diffusi (DLBD).

Altri parkinsonismi possono essere post-infettivi, iatrogeni, tossici, metabolici; oppure essere secondari a neoplasie, a vasculopatie, a idrocefalo.

Parkinsonismi

La prevalente rigidità assile, le frequenti cadute e la paralisi verticale di sguardo sono le caratteristiche di questo parkinsonismo degenerativo.

La diagnosi è basata su criteri clinici, perché non sono disponibili esami di laboratorio che la possano confermare.

L'età media di comparsa della PSP è 63 ± 2 anni. Dall'esordio della sintomatologia, l'intervallo di tempo mediano perché il paziente perda la capacità di deambulazione autonoma è di 3 anni. L'aspettativa di vita dalla insorgenza dei sintomi, pari a circa 7,2 ± 2,4, è sostanzialmente simile a quella della MSA (v. oltre).

Paralisi sopranucleare progressiva

La TAC e la RMN possono dimostrare atrofia della parte dorsale del mesencefalo e allargamento dell'acquedotto di Silvio, la NMR-T_2 può evidenziare aree periacqueduttali di ipointensità, mentre la PET con 18-fluorodesossiglucosio (18FDG) rivela un'eventuale ipocaptazione a livello di putamen e nuclei caudati.

Note di diagnosi

La CBD è una cosiddetta *taupatia*, ossia una malattia degenerativa caratterizzata da deposizione patologica di proteina *tau* in aree corticali e sottocorticali. Ne risulta una sindrome acinetico-rigida, distonica e asimmetrica con aprassia ideomotoria, deficit sensitivi, mioclono focale riflesso e fenomeno dell'arto alieno [6].

Degenerazione corticobasale (CBD)

L'asimmetria delle anomalie strutturali dell'encefalo (soprattutto a carico del lobo parietale) è la caratteristica principale della degenerazione corticobasale; la TAC e la RMN dimostrano atrofia cerebrale controlaterale al lato affetto, mentre la PET con 18F-dopa evidenzia una riduzione asimmetrica del metabolismo corticale [7].

Note di diagnosi

La malattia ha decorso progressivo. La disfagia, che insorge in un tempo mediano di 5 anni, precede di regola il decesso di 15-24 mesi [8].

Note di prognosi

Atrofia multisistemica

La MSA è una malattia fatale che si manifesta con una combinazione di sintomi parkinsoniani, cerebellari e disautonomici. La disautonomia ne è una caratteristica costante. Nelle sue diverse accezioni, la dicitura MSA comprende sindromi come la degenerazione striato-nigrica, la sindrome di Shy-Drager e casi sporadici di atrofia olivopontocerebellare (OPCA).

Note di prognosi

La diagnosi si fonda sulle evidenze cliniche supportate da specifiche evidenze strumentali. I test di funzionalità autonomica (tilt test, manovra di Valsalva, intervallo R-R dell'ECG, *deep breathing*) risultano di primaria importanza anche per le implicazioni prognostiche della loro alterazione. La RMN, nelle sequenze $-T_2$ pesate, può dimostrare ipointensità a carico del putamen combinata o meno ad atrofia del ponte e del cervelletto.

Note di prognosi

La malattia ha decorso progressivo. Dall'esordio:
- il tempo medio per lo sviluppo di segni autonomici è pari a 2,5 anni;
- il paziente è costretto in sedia a rotelle in un tempo medio di 3,5 anni;
- l'intervallo per l'allettamento obbligato è di 5 anni.

L'*exitus*, spesso improvviso, ha luogo dopo una durata media della malattia pari a 7-9 anni [9, 10].

Demenza da corpi del Lewy diffusa

La Demenza da corpi del Lewy è la seconda per frequenza dopo l'Alzheimer. La sua diagnosi richiede, oltre al deficit intellettuale, due altre caratteristiche tra segni parkinsoniani (presenti in oltre 85% dei casi), allucinazioni visive e fluttuazioni cognitive. La malattia è morfologicamente caratterizzata dalla presenza dei corpi del Lewy siti in aree corticali e sottocorticali limbiche e fronto-temporali.

Note di prognosi

La SPECT può evidenziare ridotto uptake del trasportatore della dopamina nei nuclei della base; una riduzione dell'uptake di ^{123}I-mIBG (metaiodiobenzilguanidina) può essere presente alla scintigrafia miocardica [6].
Questa malattia è più rapidamente progressiva dell'Alzheimer e, come l'Alzheimer, può essere diagnosticata con certezza solo *post-mortem* o tramite biopsia cerebrale.

Sindromi coreiche

Le sindromi coreiche possono essere:
1. *primarie*: includono la malattia di Huntington e la corea-acantocitosi;
2. *secondarie*: a eziologia iatrogena, immunitaria, infiammatoria e dismetabolica.

Malattia di Huntington

La corea di Huntington (HD), nella tragica inesorabilità della sua progressione, è una delle più importanti patologie neurodegenerative dell'adulto.

Ereditata con modalità autosomica dominante, la HD è caratterizzata dalla presenza di movimenti coreici, declino cognitivo sino alla demenza e disturbi psichiatrici. L'età di insorgenza della malattia è molto variabile: dai 2 agli 80 anni, ma in media si attesta intorno ai 40 anni. La prevalenza è di 5-10/100.000.

La HD è una malattia da espansione caratterizzata dalla presenza di 40 o più triplette della sequenza trinucleotidica CAG del gene IT-15, sito sul braccio corto del cromosoma 4 che codifica per la proteina *huntingtina*.

Come si verifica in altre malattie da tripletta espansa, anche nella HD i figli hanno un maggior numero di trinucleotidi e un esordio più precoce rispetto ai genitori affetti. Il fenomeno, conosciuto come "anticipazione", è dovuto alla correlazione tra l'ampiezza dell'espansione nucleotidica e con la precocità e la gravità della malattia.

La dimostrazione dell'espansione sul cromosoma 4 è ormai dirimente. Gli esami di *imaging* permettono comunque di avvalorare il sospetto clinico, dimostrando una tipica atrofia dei nuclei caudati.

Note di prognosi

Nella HD la disabilità correla con la componente motoria acinetica ed il deterioramento cognitivo. La capacità di badare a se stessi è in gran parte legata alla conservazione delle capacità intellettuali. I frequenti disturbi psichici (Tabella 14.3) contribuiscono all'alto rischio di suicidio di questi pazienti. La prognosi della HD dipende complessivamente dal numero di triplette costituenti l'espansione, con una sopravvivenza media di circa 15-20 anni dall'esordio.

Note di prognosi

Tabella 14.3 Incidenza dei disordini psichiatrici nella malattia di Huntington [11]

Disturbo	Incidenza
Depressione	23,0%
Mania	4,8%
Disturbi di personalità	20,2%
Disturbi schizofreniformi	7,8%
Irritabilità e disturbi esplosivi intermittenti	41,5%
Suicidio	2,6%
Disturbi della condotta sessuale	10,8%

Discinesie coreiche possono essere provocate dai farmaci neurolettici e dai dopaminoagonisti; più raramente da calcio-antagonisti, antistaminici e antiepilettici.
Le discinesie tardive si manifestano dopo un trattamento prolungato con neurolettici; sono spesso persistenti, a volte irreversibili ed estremamente disabilitanti. La loro prevalenza aumenta con l'età dei pazienti, il sesso femminile e la dose cumulativa dei neurolettici. Le possibilità di remissione si riducono in modo inversamente proporzionale all'età del paziente.

Discinesie tardive

I movimenti distonici sono discinesie involontarie provocate dalla contemporanea e prolungata contrazione dei muscoli agonisti e antagonisti; ne conseguono atteggiamenti distorti degli arti e del tronco, spesso esacerbati dall'attività e dalle emozioni.
Le sindromi distoniche possono essere classificate in base all'età di esordio, alla distribuzione anatomica (focale, generalizzata ecc.) e all'eziologia.

Sindromi distoniche

Distonie primarie

La ricerca della delezione DeltaGAG del gene DYT1 (cromosoma 9q34.1) è il primo esame diagnostico per una distonia esordita in età inferiore ai 26 anni; la sua presenza conferma la diagnosi di distonia generalizzata a esordio infantile senza necessità di ulteriori esami.

La RMN dell'encefalo può comunque essere eseguita per escludere la presenza di lesioni cerebrali strutturali.

Note di prognosi

L'età di esordio è il più importante fattore prognostico.

La distonia infantile si instaura tra i 6 e i 12 anni e ha l'80% di probabilità di generalizzarsi; provoca il massimo di disabilità in 5-10 anni per poi stabilizzarsi o addirittura migliorare. Questa forma trae beneficio dalla stimolazione cerebrale profonda del globo pallido [12].

La distonia primaria che esordisce in età adulta è spesso focale come il torcicollo, il crampo dello scrivano, il blefarospasmo, e tende a restare tale.

Non pare che le distonie riducano l'aspettativa di vita [13].

Distonia dopa-responsiva

La distonia dopa-responsiva è caratterizzata dalla risposta positiva alla terapia con l-dopa a dosaggi molto bassi.

Nei pazienti di età inferiore ai 26 anni negativi al test di ricerca della delezione DeltaGAG del gene DYT1 (v. sopra) e quelli con esordio distonico dopo il 26° anno di età, è sempre opportuno attuare un tentativo terapeutico con levo-dopa alla ricerca di una distonia dopa-responsiva.

La conferma della diagnosi di distonia dopa-responsiva si può ottenere dimostrando una riduzione della concentrazione di neopterina e biopterina nel liquor. Sono ormai reperibili in commercio test genetici che confermano la diagnosi di distonia dopa-responsiva, dimostrando la presenza di mutazioni del gene GCH1 [14].

Distonie secondarie

La localizzazione lesionale ai gangli della base o al talamo è il denominatore comune di queste distonie. La RMN dell'encefalo, che è l'esame di base per la diagnosi di distonia secondaria può indicarne la causa: ictus, malformazioni artero-venose o espansi, tumorali o meno.

Sindrome di Gilles de la Tourette

I criteri diagnostici della Sindrome di Gilles de la Tourette (*Tourette Syndrome*, TS) richiedono la presenza di tic motori multipli, uno o più tic vocali, età di esordio inferiore ai 21 anni e durata dei sintomi superiore all'anno. Le manifestazioni ticcose sono spesso associate a disturbi comportamentali.

La prevalenza della TS è pari a 5/10.000. Il rapporto M/F è pari a 4/1.

La malattia tende a migliorare nell'età adulta e non comporta riduzioni dell'aspettativa di vita, ma le sue manifestazioni possono creare importanti problemi di adattamento e di accettazione sociale.

Tremore essenziale

Il tremore è il disturbo del movimento più diffuso nella pratica neurologica.

Quello "essenziale" ha trasmissione autosomica dominante nel 60% dei casi, coinvolge soprattutto gli anziani, ha decorso lentamente progressivo, ma solo raramente determina invalidità.

All'età di 67-73 anni, i pazienti con tremore essenziale hanno rischio di morte significativamente aumentato rispetto alla popolazione generale: 1,59 con intervallo di confidenza di 1,11-2,27 (p = 0,01). Il rischio risulta ulteriormente aumentato a 4,69 in un gruppo di pazienti seguiti per più di tre anni (p = 0,001) [15].

Il trattamento neurochirurgico di stimolazione del talamo è efficace nei casi di grave tremore invalidante che non risponda al trattamento farmacologico.

Bibliografia essenziale

1. Girotti F, Fetoni E (2009) La Terapia della malattia di Parkinson. In: Sghirlanzoni A (ed) La terapia delle Malattie Neurologiche Springer-Verlag Milano, pp 347-369
2. Dekker MCJ, Bonifati V, Dujn CM (2003) Parkinson's Disease: piecing together a genetic jigsaw. Brain 126:1722-1733
3. Hoehn MM (1985) The result of chronic levodopa therapy and its modification by bromocriptine in Parkinson's disease. Acta neurol Scad 71:97-106
4. Morgante L, Salemi G, Meneghini F, et al. (2000) Parkinson disease survival: a population-based study. Arch Neurol 57(4):507-512
5. Ishihara LS, Cheesbrough A, Brayne C, Schrag A (2007) Estimated life expectancy of Parkinson's patients compared with the UK population. J Neurol Neurosurg Psychiatry 78(12):1304-1309. Epub 2007 Mar 30
6. Girotti F, Fetoni E (2009) Terapia dei parkinsonismi secondari. In: Sghirlanzoni A (ed) La terapia delle Malattie Neurologiche. Springer-Verlag Milano; pp 371-377
7. Gibb WRG, Luther PJ, Marsden CD (1990) Clinical and pathologic features of CBD. Adv Neurol 53:51-53
8. Müller J, Wenning GK, Verny M, et al. (2001) Progression of dysarthria and dysphagia in post-mortem-confirmed parkinsonian disorders. Arch Neurol 58(2):259-264
9. Watanabe H, Saito Y, Terao S, et al. (2002) Progression and prognosis in multiple system atrophy: an analysis of 230 Japanese patients. Brain 125(Pt 5):1070-1083
10. Tada M, Onodera O, Tada M, et al. (2007) Early development of autonomic dysfunction may predict poor prognosis in patients with multiple system atrophy. Arch Neurol 64(2):256-260.
11. Trimble MR, Mendez MF, Cummings JL (1997) Neuropsychiatric symptoms from the temporo-limbic lobes. J Neuropsychiatry Clin Neurosci 9(3):429-438
12. Coubes P, Roubertie A, Vayssiere N, et al. (2000) Treatment of DYT1-generalised dystonia by stimulation of the internal globus pallidus. Lancet 355:2220-2221
13. Marsden CD, Harrison M, Bundey S (1974) Natural history of idiopatic torsion dystonia (dystonia muscolorum deformans). A review of forty-two patients. Brain 97:793-810
14. Geyer HL, Bressman SB (2006) The diagnosis of dystonia. 5th edition. Lancet neurology, pp 780-790
15. Louis ED, Benito-León J, Ottman R, Bermejo-Pareja F (2007) Neurological Disorders in Central Spain (NEDICES) Study Group. A population-based study of mortality in essential tremor. Neurology 69(21):1982-1989

15

Sindromi cerebellari.
Atassie cerebellari
e non cerebellari

Sindromi cerebellari e atassia cerebellare

Tabelle di valutazione

Responsabilità civile (RC)	
	%
Sindrome cerebellare dalle forme monolaterali meno rilevanti, ma con disturbi della statica, della deambulazione e della coordinazione, sino alla sindrome cerebellare grave	30-80

Assicurazione privata (AP)	ANIA %	INAIL %
Sindrome cerebellare dalle forme monolaterali meno rilevanti, ma con disturbi della statica, della deambulazione e della coordinazione, sino alla sindrome cerebellare grave	30-100	39-100

Invalidità civile (IC)	
	%
Sindrome cerebellare	41-50
Sindrome cerebellare grave	91-100

Nota di approccio medico-legale

Le discipline RC, AP e IC prevedono espresse tabellazioni per la cosiddetta *sindrome cerebellare*, ne riconoscono implicitamente una considerevole variabilità clinica e dunque associano a tale dicitura sistematica ampi ventagli di valutazione percentuale. La valutazione medico-legale di un soggetto portatore di una sindrome cerebellare deve conseguire a un preciso *grading* del quadro clinico, poiché i determinanti di massima menomazione soggettiva si identificano nei disturbi della statica corporea e nei disturbi della cinetica deambulatoria, e invece riservandosi quantificazioni prossime ai limiti inferiori dei range previsti ai casi con anomalie – per esempio mono-artuali o mono-distrettuali – scarsamente incidenti sulla complessiva

A. Sghirlanzoni, U. Genovese, *Guida alla valutazione medico-legale del danno neurologico*, © Springer-Verlag Italia 2012 efficienza statica e motoria del soggetto. In accordo con quanto previsto recentemente da Rondinelli (Tabella 15.1) [1], la sindrome cerebellare grave (classi 3 e 4) è sostanzialmente caratterizzata dall'insieme di:

- difficoltà di assumere e mantenere autonomamente una stabile postura eretta;
- necessità di pratico ausilio da parte di terze persone al fine di una deambulazione efficace e sicura in piano.

Quale terza variabile da considerarsi per la compiuta definizione della sindrome cerebellare improntata a massima gravità, gli Autori identificano l'occorrenza di deficit degli arti superiori che limitino in modo sostanziale la capacità di gestualità/manualità finalizzata e controllata.

Tabella 15.1 Disturbi della stazione eretta e della marcia [1]

	Classe 0	Classe 1	Classe 2	Classe 3	Classe 4
Descrizione	Nessuna alterazione della marcia o della stazione eretta	Assume la stazione eretta; cammina; ha difficoltà in salita, nel fare i gradini, nel sollevarsi da una poltrona profonda e/o sulle lunghe distanze	Assume la stazione eretta; cammina per brevi tratti con difficoltà, ancora senza assistenza su superfici non accidentate	Si solleva e mantiene la stazione eretta con difficoltà; non può camminare senza assistenza	Non può mantenere la stazione eretta senza aiuto o senza supporti meccanico/protesici

La disciplina IL non prevede alcuna voce tabellare espressamente riferita alla sindrome cerebellare e forzosamente rimanda il medico valutatore a un utilizzo per analogia della guida di ambito neuropsichico (voci tabellari da 138 a 190). Gli Autori riconoscono nelle diciture comprese tra la voce 140 e la voce 151 quelle di massima utilità, perché strutturate con attenzione particolare ai deficit di forza artuale, di capacità deambulatoria e di funzione della mano dominante.

Commento neurologico

La regolazione del movimento costituisce la principale funzione clinica del cervelletto, ma l'atassia (greco: *a* = "senza", *taxis* = "ordine") cioè la perdita di coordinazione dell'attività motoria volontaria, non è specifica delle sole malattie cerebellari; può essere infatti provocata da perdita della propriocezione conseguente ad alterazioni delle afferenze sensitive centrali (es. lesioni delle colonne midollari posteriori) o periferiche (es. lesioni del contingente sensitivo dei nervi periferici) ed ancora da patologie dei lobi frontali (atassia frontale).

Eziologia

Le sindromi atassiche cerebellari possono essere:
1. acquisite;
2. congenite;
3. ereditarie;
4. neurodegenerative, da causa ignota.

La Sclerosi Multipla è la causa più frequente di atassia acquisita, che è però anche provocata da affezioni a eziopatogenesi diversa [2]:
a. tossica, iatrogena carenziale (deficit di vitamina E);

b. autoimmune (sclerosi multipla, sindromi paraneoplastiche);
c. infettiva;
d. in associazione a malattie sistemiche (amiloidosi, celiachia, patologie endocrine).

Le atassie ereditarie sono malattie rare: l'atassia di Friedreich, che è la forma autosomica recessiva più comune, ha una prevalenza pari a 2/100.000 e una frequenza di portatori asintomatici pari all'1% [2].

A seconda della regione cerebellare coinvolta nel processo patologico, i pazienti cerebellari presentano una variegata combinazione di tremore, incoordinazione, difficoltà di cammino, disartria e nistagmo (Tabella 15.2).

Più in dettaglio, le lesioni cerebellari possono provocare [3]:
1. asinergia/dissinergia: perdita della coordinazione tra i vari gruppi muscolari o i vari movimenti; i difetti di velocità e di precisione che ne derivano provocano disarmonia gestuale;
2. dismetria: perdita dell'abilità di regolare ampiezza, velocità e forza del movimento, che può arrestarsi prima di raggiungere la meta o superarla; può svolgersi in modo troppo rapido o troppo lento;
3. adiadococinesia: perdita della capacità di regolazione reciproca dei muscoli agonisti e antagonisti, con difficoltà di terminare un movimento e di farlo seguire immediatamente dal movimento opposto; questo accade, per esempio, nell'esecuzione di gesti rapidamente alternanti (es, prono-supinazione della mano);
4. disartria, cioè cattiva pronuncia dei fonemi, eloquio lento, scandito e interciso da scatti;
5. movimenti anomali e ipercinesie; il tremore d'intenzione è frequente nelle lesioni cerebellari, assente a riposo, si evidenzia durante gesti finalizzati; il tremore di intenzione è spesso di tipo terminale e diventa più evidente quando si avvicina il raggiungimento del bersaglio;
6. alterazioni della stazione eretta e del cammino con acquisizione di posture anomale; la marcia avviene con movimenti irregolari degli arti inferiori e con ondeggiamenti come "da ubriaco";
7. ipotonia-flaccidità muscolare evidenziata da una riduzione della resistenza ai movimenti passivi delle articolazioni;
8. instabilità della fissazione, nistagmo, ipermetria e dismetria oculare: gli occhi vanno oltre il bersaglio verso il quale sono stati rapidamente condotti da un movimento di inseguimento (*following*) di un bersaglio;
9. pendolarità dopo stimolazione osteo/tendinea (per esempio, il piede oscilla ripetutamente dopo stimolazione rotulea).

Tabella 15.2 Corrispondenza anatomo-clinica nelle sindromi cerebellari [3]

Area cerebellare	Manifestazioni cliniche
Lobulo flocculo-nodulare	Nistagmo, anormalità dei movimenti oculari
Verme	Atassia del cammino
Emisfero cerebellare	Atassia degli arti
Pancerebellare	Tutti i sintomi

Note di
diagnosi

Il primo orientamento diagnostico è ovviamente di natura clinica.

Gli esami neuroradiologici (TAC e RMN) permettono di dimostrare la presenza e la localizzazione di eventuali alterazioni atrofiche, vascolari, neoplastiche e infiammatorie che possono essere la causa dell'atassia.

Gli esami di genetica molecolari permettono di precisare le alterazioni genetiche di circa il 70% delle forme ereditarie autosomiche dominanti che, in Italia, sono soprattutto rappresentate dalla SCA *Spinocerebellar Ataxia 1* (41%) e dalla SCA2 *Spinocerebellar Ataxia 2* (29%) [2].

Note di
prognosi

La prognosi delle malattie cerebellari è prevalentemente determinata dalla loro eziopatogenesi.

Le forme degenerative o genetiche, con l'eccezione di quelle dovute a deficit correggibili del metabolismo oppure a carenza di vitamina E, hanno un decorso inesorabilmente progressivo (Tabella 15.3).

Tabella 15.3 Atassie cerebellari ereditarie: clinica e prognosi [4]

Sindrome	Clinica	Età esordio (anni)	Carrozzina (media anni dall'esordio)	Exitus (media anni dall'esordio)	Localizzazione genetica
FRDA (AR)	Atassia, areflessia, ipoestesia per profonde. Deficit altri apparati	< 20 (pubertà; di rado > 25)	11	Dopo + di 34 anni (nel 75% dei pazienti)	X25: espansione trinucleotide GAA (intronico)
EOCA (AR)	Atassia	< 20	22	Dopo + di 41 anni nel 75% dei pazienti	
ADCA - I/III (AD)	Atassia				
ADCA-I (SCA 1→ 28)	Atassia + deficit non cerebellari	39 (media)	17	21-25 anni per SCA1, SCA2 e SCA3	SCA-1: 6p; SCA-2: 12q; SCA-3: 14q; SCA-4: 19p; SCA-6: 16q. Le SCA1-2-3-6-7-12-17 e DPRLA sono da espansione trinucleotidica CAG. SCA8 da espansione CTG
ADCA-II	Atassia + retinite pigmentosa				
ADCA-III	Atassia cerebellare pura	41 (media)	26	35	
MSA (idiopatica)	atassia cerebellare, parkinsonismo, disautonomia	50-60 anni (media 56)	6	9	Non ereditaria

AD: trasmissione autosomica dominante; ADCA-I-III: atassia cerebellare autosomica dominante (*Autosomal Dominant Cerebellar Ataxia*) tipo I-III; AR: trasmissione autosomica recessiva; EOCA: atassia a esordio precoce con riflessi conservati (*Early Onset Cerebellar Ataxia with retained tendon reflexes*); DRPLA: atrofia dentato-rubro-pallido-luysiana; FRDA: atassia di Friedreich; SCA1-2-3: atassia spinocerebellare tipo 1-2-3 (*SpinoCerebellar Ataxia*); MSA: atrofia multisistemica (*multiple system atrophy*); non ereditaria, degenerativa, da causa ignota.

Atassie non cerebellari

Tabelle di valutazione

Responsabilità civile (RC)	
	%
Atassia che renda difficile la deambulazione senza disturbi sfinteriali	20

Assicurazione privata (AP)		
	ANIA %	INAIL %
Atassia che renda difficile la deambulazione senza disturbi sfinteriali	20	23

Le previsioni tabellari RC e AP associano alle atassie extra-cerebellari indicazioni in forma di singolo valore, comunque subordinando il ricorso all'automatismo valutativo alla preliminare oggettivazione di una significativa difficoltà deambulatoria del paziente e inoltre prevedendo un'esplicita deroga (sovra-dimensionante) allo stesso nei casi di più ampia estensione della sintomatologia neurologica del soggetto.

Similmente a quanto raccomandato nel caso di paziente con florida sindrome cerebellare, lo sforzo valutativo in disciplina IL ed IC deve anzitutto identificare voci tabellari di contenuto affine (voci con focus su stabilità ed efficacia deambulatorie) e deve dunque proseguire secondo metodo di quantificazione analogica della menomazione oggettivata. Come già detto, oltre che a lesioni cerebellari, l'atassia può essere dovuta ad alterazioni delle vie sensitive centrali o periferiche (atassia sensitiva) oppure a compromissione dei lobi frontali (atassia frontale). Tutte le forme atassiche possono essere gravi al punto da impedire l'autonomia dalla stazione eretta e del cammino (Tabella 15.1).

Nota di approccio medico-legale

Le malattie che danneggiano le vie sensitive in qualunque punto del loro decorso (*interessamento periferico*: nervi, radici dorsali oppure gangli delle radici dorsali; *interessamento centrale*: colonne posteriori del midollo spinale, vie propriocettive del tronco-encefalo e corteccia parietale) possono provocare una forma di atassia determinata dalla privazione degli impulsi propriocettivi.

In tutti questi casi, la coordinazione motoria peggiora nettamente a occhi chiusi. Il paziente con atassia sensitiva si guarda i piedi mentre cammina per compensare con l'assiduo controllo visivo i deficit di propriocezione. Per differenziare tra atassia sensitiva e atassia cerebellare è utile il confronto del movimento eseguito dal paziente a occhi aperti e a occhi chiusi. In caso di atassia sensitiva la chiusura degli occhi provoca peggioramento della coordinazione motoria; in caso di atassia cerebellare, non si nota differenza nei movimenti eseguiti a occhi aperti o chiusi (Tabella 15.4).

Atassia sensitiva

Tabella 15.4 Caratteristiche principali delle diverse forme di atassia [modificata da 3]

Atassia sensitiva	Atassia cerebellare	Atassia frontale
Deficit sensitivo, specialmente a carico delle funzioni pallestesica e stato-kinestesica	Nistagmo e dismetria oculare	Iper-reflessia e spasticità controlaterali alla lesione cerebrale
Marcia con movimenti irregolari e con volontaria fissazione dei piedi, sensibilmente peggiorata dalla chiusura degli occhi	Marcia atassica come "da ubriaco"	Marcia a piccoli passi
Riduzione dei riflessi profondi	Altri segni di compromissione cerebellare (dismetria, adiadococinesia, ipotonia, rimbalzo)	Evocabilità di riflessi patologici (riflesso del muso, riflesso palmo-mentoniero, riflesso di afferramento)

Atassia frontale

Nell'atassia frontale il deficit di coordinazione dei movimenti è provocato da lesioni del lobo frontale controlaterale.

Questa forma di atassia può assumere l'aspetto del deficit dovuto ad anormalità dell'emisfero cerebellare omolaterale.

L'atassia frontale è in genere associata ad altre alterazioni di rilievo neurologico, come l'iper-reflessia, l'aumento del tono muscolare e la presenza di riflessi patologici di "liberazione frontale" (riflesso del muso, riflesso palmo-mentoniero, riflesso di afferramento o di *grasping*) (Tabella 15.4).

Bibliografia essenziale

1. Rondinelli RD (2008) The Central and Peripheral Nervous System. In: Guides to the Evaluation of Permanent Impairment. 6th edition. American Medical Association, Chicago, pp 321-345
2. Mariotti C, Di Donato S (2009) Le atassie. In: Sghirlanzoni A (ed) La terapia delle Malattie Neurologiche. Springer-Verlag. Milano, pp 379-386
3. Campbell WW (2005) Cerebellar Function. In: Campbell WW. DeJong's: The Neurologic Examination. 6th edition. Lippincott Williams & Wilkins, Baltimora, pp 511-525
4. Klockgether T, Lüdtke R, Kramer B, et al. (1998) The natural history of degenerative ataxia: a retrospective study in 466 patients. Brain 121:589-600

Parte seconda

Angelo Sghirlanzoni

Disturbi del sonno e ipotensione ortostatica neurogena

16

Sono definiti disturbi del sonno e della veglia quelli correlati all'addormentamento o al mantenimento del sonno. Con l'ipotensione ortostatica neurogena ne accenniamo brevemente in questo capitolo, nonostante non siano previsti dalle tabelle di invalidità, per la possibilità che provochino improvvisa perdita della vigilanza con effetti simili a quelli delle crisi comiziali (Cap. 9).

Le malattie neurologiche con eccessiva sonnolenza diurna sono (vedi Tabella 16.1):

Tabella 16.1 Malattie neurologiche con eccessiva sonnolenza diurna

Sindrome apneica centrale durante il sonno
Narcolessia
Ipersonnia idiopatica
Movimenti periodici degli arti
Sindrome delle gambe senza riposo
Depressione
Tumori cerebrali
Ipersonnolenza post-traumatica
Sclerosi multipla
Encefaliti
Malattia di Alzheimer
Malattia di Parkinson
Atrofia multisistemica
Malattie neuromuscolari con apnea da sonno

È ovvio che la diagnosi di eccessiva sonnolenza deve essere supportata da studi anche strumentali che definiscano le caratteristiche del sonno e della veglia.

Sindrome delle apnee morfeiche ostruttive

La sindrome delle apnee morfeiche ostruttive (OSAS, *Obstructive Sleep Apnea Syndrome*) è la causa più frequente di ipersonnia.

Il russamento, provocato da sub-ostruzione delle vie aeree superiori durante il sonno, rappresenta spesso il sintomo iniziale e più evidente di questa condizione.

La sindrome è caratterizzata da:

1. sintomi notturni, che comprendono russamento, movimenti anomali e agitazione notturna, risvegli con sensazione di soffocamento;
2. sintomi diurni, che comprendono sonnolenza diurna, addormentamenti improvvisi potenzialmente simili alle improvvise perdite di coscienza di origine epilettica, difficoltà di concentrazione.

L'OSAS è associata ad aumento del tasso di mortalità sia per complicanze cardiocircolatorie, sia per incidenti stradali, sia per infortuni sul lavoro.

Narcolessia

La narcolessia è un'ipersonnia cronica caratterizzata da brevi attacchi anche plurigiornalieri di sonno incoercibile, dovuti a un'improvvisa intrusione di sonno REM (*Rapid Eye Movement*) nello stato di veglia [1].

La malattia è caratterizzata da:

1. attacchi cataplettici, caratterizzati da improvvisa perdita del tono muscolare con possibili cadute a terra, ma senza perdita di coscienza;
2. paralisi del sonno in cui il paziente, pur essendo cosciente, è incapace di ogni movimento; le paralisi del sonno si manifestano sia in fase di addormentamento sia in fase di risveglio;
3. allucinazioni ipnagogiche, sorta di sogni estremamente vividi che si verificano sia in fase di addormentamento sia in fase di risveglio.

Note di diagnosi

La valutazione di un paziente con disturbi del sonno non può prescindere dall'esecuzione di esami strumentali che comprendano una registrazione elettroencefalografica e poligrafica notturna seguita da test della latenza del sonno (*Multiple Sleep Latency Test*).

Un livello liquorale di orexina-A inferiore a 110 pg/ml è considerato diagnostico di narcolessia.

Disturbi comportamentali in sonno REM (RBD)

I disturbi comportamentali nel sonno (*RBD, REM sleep behavior disorder*) costituiscono una parasonnia legata al sonno REM e caratterizzata da agitazione motoria. L'esordio dei sintomi si colloca intorno ai 60 anni con agitazione motoria e verbalizzazione mentre il paziente è addormentato. Nel 60% dei pazienti l'alterazione è associata a malattie degenerative quali il Parkinson, l'atrofia multisistemica e la demenza a corpi di Lewy.

La diagnosi di RBD richiede l'esecuzione di registrazioni video-polisonnografiche notturne in cui si dimostra la mancanza della fisiologica perdita del tono muscolare durante il sonno REM (nelle Tabelle 16.2 e 9.4 i criteri di valutazione dell'invalidità).

Tabella 16.2 Criteri per valutare l'invalidità dovuta a disturbi del sonno e della veglia [modificata da 2]

	Classe 0	Classe 1	Classe 2	Classe 3	Classe 4
Descrizione	Vigilanza diurna normale; nessuna alterazione delle AVQ	Vigilanza diurna ridotta; il sonno è tale da permettere le AVQ	Vigilanza diurna ridotta; riduzione delle capacità di svolgere le AVQ (per esempio, non può guidare)	Vigilanza diurna ridotta; moderata riduzione della capacità di svolgere le AVQ	Grave riduzione della vigilanza diurna; il paziente è incapace di prendersi cura di sé, in qualsiasi situazione
AVQ: Attività della Vita Quotidiana.					

Si definisce ipotensione ortostatica (IO) la riduzione di almeno 20 mmHg della pressione arteriosa (PA) sistolica o di 10 mmHg nella PA diastolica entro i primi 3 minuti dall'assunzione della stazione eretta [3]. Questi valori sono associati al 5% di falsi positivi, mentre adottando un valore di PA sistolica di 30 mmHg si riducono i falsi positivi all'1% [4].

L'IO può avere causa neurologica e può comportare perdite di coscienza che hanno le stesse potenzialità invalidanti delle crisi epilettiche e degli improvvisi addormentamenti dovuti a "ipersonnia". L'IO, che non ha corrispondente tabellare, può essere valutata potenzialmente invalidante come l'epilessia e le ipersonnie (Tabelle 16.2 e 9.4).

Ipotensione ortostatica neurogena

L'ipotensione arteriosa che raggiunga valori tali da rendere impossibile la perfusione efficace del cervello provoca una sintomatologia stereotipa e progressiva che può culminare in perdita di coscienza che, se transitoria, è definita sincope.

Sincope

I sintomi caratteristici dell'IO comprendono: sensazione di vuoto in testa, instabilità, offuscamento visivo e sincope che appaiono più spesso dopo rapidi cambiamento posturali (in generale da supino all'impiedi), o in caso di stazione eretta prolungata. L'ipoperfusione grave può provocare scosse miocloniche. L'offuscamento visivo è probabilmente dovuto a ischemia retinica o occipitale. In caso di asistolia la perdita di coscienza può sopraggiungere anche in meno di 7 secondi.

Le cause di IO si possono dividere in neurologiche e non neurologiche; le cause neurologiche comprendono malattie del sistema nervoso centrale, del periferico, o anche del solo sistema nervoso vegetativo (Tabella 16.3). Indipendentemente dalle sue origini, questa entità clinica può di per sé riuscire invalidante o mortale.

Note di diagnosi

Tabella 16.3 Classificazione dell'ipotensione ortostatica [4]

Primaria
Disautonomia acuta/subacuta
– Pandisautonomia pura
– Pandisautonomia con caratteristiche neurologiche
Sindromi con deficit vegetativo cronico
– Insufficienza vegetativa pura (PAF, *Pure Autonomic Failure*)
– Atrofia multisistemica (MSA)
– Malattia di Parkinson con insufficienza vegetativa
Secondaria
Congenita
– Deficit del fattore di crescita del nervo
Ereditaria
– Autosomica dominante
Neuropatia amiloidotica familiare
– Autosomica recessiva
Disautonomia familiare: sindrome di Riley-Day
Deficit di dopamina ß-idrossilasi
Metabolica
– Diabete mellito, deficit di vitamina B12, porfiria
– Insufficienza renale cronica
Infiammatoria
– Sindrome di Guillain-Barrè
– Mielite traversa
Infezioni
– Batteriche: tetano, lebbra, tabe
– Virali: HIV
Neoplasie
– Tumori cerebrali: soprattutto della fossa posteriore
– Paraneoplastiche, carcinoma del polmone e del pancreas inclusi
Chirurgia
– Simpaticectomia splancnica
Traumi
– Sezioni del midollo spinale

(*cont.*)

Farmaci
– Effetto diretto: farmaci simpaticolitici (guanetidina)
– Neuropatia: alcol, vincristina e cisplatino
Sincopi neuromediate
– Sincope vasovagale
– Ipersensibilità del seno carotideo
– Sincope postminzionale
– Sincope da tosse
– Sincope da deglutizione
– Sincope associata a nevralgia del glossofaringeo

Strumenti diagnostici

La presenza di IO si accerta con la semplice misurazione della pressione arteriosa e della frequenza cardiaca con il paziente, prima a riposo e in posizione supina da 10 minuti; successivamente, dopo 3 minuti da quando ha assunto la stazione eretta.

L'*head up tilt test* misura la caduta pressoria del paziente basculato su una tavola mobile dalla posizione supina a quella eretta.

Le cause di ipotensione possono essere di volta in volta ricercate con esami di *neuroimaging*, con esami neurofisiologici mirati (ipotensione da malattie del periferico o del vegetativo), con esami di laboratorio e bioptici (amiloidosi).

Commento neurologico

L'IO può essere del tutto invalidante e addirittura mortale. I criteri di gradazione di gravità della IO sono riportati nella Tabella 16.4. La valutazione di invalidità può essere effettuata riferendosi, per quanto opportuno, ai criteri impiegati per l'epilessia (Tabella 9.4).

Tabella 16.4 Gradi di intolleranza ortostatica [4]

GRADO I	Sintomi ortostatici infrequenti, non costanti, solo in condizioni di aumentato stress ortostatico
	Standing time > 15 minuti
	Attività quotidiane preservate
	Gli indici pressori possono essere normali o alterati
GRADO II	Sintomi ortostatici frequenti, presenti almeno 1 v/sett, che si manifestano con facilità in condizioni di aumentato stress ortostatico
	Standing time > 5 minuti
	Alcune limitazioni nelle attività quotidiane

(cont.)

	Alcune variazioni negli indici cardiovascoalri: IO, riduzione della pressione al polso ≥50% o eccessive oscillazioni nella PA
GRADO III	Sintomi ortostatici che si sviluppano nella maggior parte delle occasioni e vengono regolarmente mostrati da condizioni di aumentato stress ortostatico
	Standing time > 1 minuto in molte occasioni
	Marcate limitazioni nelle attività quotidiane
	IO è presente in > 50% del tempo, misurata in diversi giorni
GRADO IV	Sintomi ortostatici molto spesso presenti
	Standing time < 1 minuto in molte occasioni
	Grave limitazione dell'autonomia del paziente che è confinato alla sedia a rotelle o al letto per l'IO*. Se il paziente tenta di raggiungere la stazione eretta, episodi presincopali e sincopali sono frequenti
	IO è quasi sempre presente

* Episodi sincopali o pre-sincopali se il paziente tenta di assumere la stazione eretta. IO quasi sempre presente.

Bibliografia essenziale

1. Ferini-Strambi L (2009) Disturbi del Sonno. In: Sghirlanzoni A (ed) Terapia delle Malattie Neurologiche. Springer-Verlag Italia, Milano, pp 69-79
2. Rondinelli RD (ed) (2008) The Central and Peripheral Nervous System. In: Guide to the Evaluation of Permanent Impairment. 6th edition. American Medical Association, Chicago, pp 321-345
3. Freeman R (2008) Neurogenic orthostatic hypotension. N Engl J Med 358(6):615-624. Review.
4. Mandrioli J, Cortelli P (2009) Patologie del sistema nervoso vegetativo. In: Sghirlanzoni A (ed) Terapia delle Malattie Neurologiche. Springer-Verlag Italia, Milano, pp 457-505

Salvo alcune eccezioni, le tabelle di invalidità in vigore in Italia non prevedono una specifica valutazione delle sindromi neurologiche caratterizzate da dolore cronico di origine non nota. Queste patologie si collocano però tra quelle che più frequentemente mettono in discussione la competenza diagnostica del medico-neurologo e rendono difficile la quantificazione di inabilità da parte del medico-legale. È quindi opportuno ricordare brevemente le più importanti.

Valutazione di invalidità

Nel sistema nervoso possono persistere risposte dolorose che continuano anche dopo l'avvenuta guarigione della lesione che le ha innescate; ne deriva una condizione di dolore che si può auto-perpetuare dando luogo a una "sindrome dolorosa cronica".

Dolore cronico

Il dolore è sempre un'esperienza soggettiva, la potenzialità di auto-riproduzione del dolore neurologico rende ancora più difficile la separazione tra dolore fisico "organico", cioè "reale", e dolore "psicogeno", considerato "non reale". La distinzione resta problematica anche nelle conclusioni della *International Association for the Study of Pain* (IASP) che definiscono il dolore come una "una esperienza sensoriale ed emotiva spiacevole dovuta a danno tissutale attuale o potenziale, o descritta come se ne derivasse" [3], mentre il dolore neuropatico è "un dolore iniziato o causato da una lesione o da una disfunzione primaria del sistema nervoso centrale" [4]. Va comunque sottolineato che il concetto medico-neurologico di dolore cronico include quello di "nocicezione cosciente" [5]. Tale concetto delimita la competenza medica da quella filosofico-umanistica alla quale appartiene la cognizione del dolore "di perdizione" dell'uomo che vive con angoscia la sua condizione.

La causa della nocicezione è molto difficile da dimostrareanche nelle condizioni di dolore cronico più banalmente comuni come la cefalea o il dolore lombare. Allo stesso modo sono del tutto imprevedibili le correlazioni tra sensazione dolorosa e danno tissutale riscontrabile, cronicizzazione del dolore, inabilità che ne deriva ai pazienti.

Nel valutare l'attendibilità e la credibilità medico-legale dei comportamenti "dolorosi" vanno tenuti in conto:
1. la congruenza tra dolore e la patologia accertata;
2. la consistenza del dolore nel tempo e nelle diverse situazioni;
3. la relazione del dolore con l'anatomia e la fisiologia;
4. l'accordo tra i diversi osservatori;
5. eventuali comportamenti inappropriati in riferimento alla patologia allegata.

A. Sghirlanzoni, U. Genovese, *Guida alla valutazione medico-legale del danno neurologico*,
© Springer-Verlag Italia 2012

Nelle sue varie accezioni, il sintomo "dolore cronico" è molto frequente ed è associato a depressione nel 25%; d'altro canto il 75% dei pazienti depressi lamenta dolore. La metà circa dei pazienti che si sottopongono a una prima visita neurologica ambulatoriale per "dolore" è affetta da una precisa patologia psichiatrica che rientra nei criteri diagnostici stabiliti dal DSM IV [6], anche se i disturbi della personalità sembrano spesso conseguenti al dolore invece che esserne la causa [7].

Resta il fatto che il sintomo "dolore" giustifica più di ogni altro il ruolo e il comportamento da malato e che è difficile capirne la natura e valutarne l'entità in una varietà di presentazioni cliniche, come l'ipocondria o l'isteria, in cui il dolore si può manifestare come unico indizio di malattia [8].

Non esiste un metodo per rendere obiettivo il dolore. La descrizione ne è la misura più valida (Tab. 17.1). L'anamnesi è quindi la chiave di valutazione del dolore e deve essere mirata su alcuni aspetti principali come: svolgimento temporale, intensità, localizzazione, qualità (urente, gravativo...), fattori peggiorativi o migliorativi. In assenza di obiettività, le scale soggettive sono le più semplici e quelle di uso più comune. Si indicano su scale numeriche da 0 a 10 le caratteristiche di intensità del proprio dolore valutando come 0 "l'assenza di dolore" e 10 "il peggior dolore possibile".

Anche il diario del dolore è utile per cogliere le sue relazioni con le attività della vita quotidiana e per valutare lo stato psicologico del paziente in base all'eventuale presenza di sintomi depressivi, come disturbi del sonno, preoccupazione eccessiva per la propria salute, riduzione dell'attività lavorativa e delle relazioni sociali, stanchezza, perdita della libido.

Tabella 17.1 Questionario di valutazione della disabilità da dolore [1]

1. Il dolore interferisce con il suo normale lavoro dentro e fuori casa?										
Lavoro normalmente									Incapace di lavorare	
0	1	2	3	4	5	6	7	8	9	10

2. Il dolore interferisce con la sua capacità di accudire a se stesso (lavarsi, vestirsi, ecc.)?										
Sono del tutto in grado di farlo								Ho necessità di essere assistito		
0	1	2	3	4	5	6	7	8	9	10

3. Il dolore interferisce con la sua capacità di viaggiare?										
Posso viaggiare senza problemi							Mi sposto solo per consultare medici			
0	1	2	3	4	5	6	7	8	9	10

4. Il dolore le è di ostacolo nello stare seduto o nel mettersi in piedi?										
Non ho problemi							Fatico sia a sedere sia nell'alzarmi			
0	1	2	3	4	5	6	7	8	9	10

5. Il dolore le rende difficile sollevare o prendere oggetti messi più in alto della testa?										
Non ho problemi									Non lo posso fare	
0	1	2	3	4	5	6	7	8	9	10

6. Il dolore le rende difficile sollevare oggetti dal pavimento, chinarsi in avanti o piegarsi sulle ginocchia?										
Non ho problemi									Non lo posso fare	
0	1	2	3	4	5	6	7	8	9	10

7. Il dolore le rende difficile camminare o correre?

Non ho problemi   Non lo posso fare
0   1   2   3   4   5   6   7   8   9   10

8. Da quando è iniziato il dolore sono diminuiti i suoi guadagni?

Nessuna riduzione   Non ho più redditi
0   1   2   3   4   5   6   7   8   9   10

9. Per controllare il dolore deve prendere quotidianamente degli antidolorifici?

Non ho bisogno di farmaci   Ne prendo per tutto il giorno
0   1   2   3   4   5   6   7   8   9   10

10. È costretto a rivolgersi ai medici più frequentemente di prima che iniziasse il dolore?

Non vedo mai medici   Consulto medici tutte le settimane
0   1   2   3   4   5   6   7   8   9   10

11. Il dolore interferisce con la sua possibilità di veder gente per lei importante tutte le volte che vorrebbe?

Non ho problemi   Non lo posso fare
0   1   2   3   4   5   6   7   8   9   10

12. Il dolore interferisce con attività ricreative e con hobby per lei importanti?

Nessuna interferenza   Interferenza totale
0   1   2   3   4   5   6   7   8   9   10

13. A causa del dolore, deve essere aiutato dai suoi familiari o dai suoi amici per completare i compiti di tutti i giorni (sia per il lavoro esterno sia interno alla casa)?

Non ha mai bisogno di aiuto   Ho sempre bisogno di aiuto
0   1   2   3   4   5   6   7   8   9   10

14. Si sente più depresso, teso o ansioso rispetto a prima che iniziasse il dolore?

No   Mi sento gravemente depresso/teso
0   1   2   3   4   5   6   7   8   9   10

15. Il suo dolore le provoca problemi emotivi che interferiscono con le sue attività familiari, sociali o lavorative?

No   Gravi problemi
0   1   2   3   4   5   6   7   8   9   10

Il punteggio ottenuto indica 5 distinte categorie: nessuna disabilità (punteggio = 0); disabilità lieve (punteggio da 1 a 70); disabilità moderata (punteggio da 71 a 100); disabilità grave (punteggio da 101 a 130); disabilità molto grave (punteggio da 131 a 150).
I punteggi fino a 70, corrispondenti a "nessuna disabilità" o a "disabilità lieve", non comportano invalidità; i punteggi da 71 a 100, corrispondenti a "disabilità moderata", comportano un'invalidità dell'1%; i punteggi da 101 a 130, corrispondenti a "disabilità grave", comportano un'invalidità del 2%; i punteggi da 131 a 150, corrispondenti a "disabilità molto grave" comportano un'invalidità del 3% [2].

Sindrome dolorosa regionale complessa (distrofia simpatica riflessa)

La "distrofia simpatica riflessa" è una sindrome generalmente post-traumatica caratterizzata da disestesie e dolore, tumefazione, alterazione del colorito cutaneo, e perdita delle capacità funzionali della regione lesa, quasi sempre un arto. Si manifesta nel 2% dei pazienti con lesioni nervose periferiche gravi e può essere invalidante.

La dizione "distrofia simpatica riflessa" è esplicativa della possibilità che il sistema nervoso simpatico sia causa di dolore, ma è ormai sostituita dalla definizione "sindrome dolorosa regionale complessa" (CRPS, *Complex Regional Pain Syndrome*) di cui si riconoscono due tipi:

1. il primo, strettamente corrispondente alla "distrofia simpatica riflessa", è caratterizzato da dolore la cui localizzazione si estende oltre le regioni innervate dai nervi lesi ed è sproporzionato rispetto all'evento che lo ha provocato; il decorso della malattia prevede un periodo in cui sono evidenti segni infiammatori;
2. nella CRPS di II tipo o "causalgia", il dolore è topograficamente limitato al solo nervo o ai soli nervi lesi ed è provocato da un danno periferico clinicamente definito.

In tutti e due i casi, il dolore è caratteristicamente urente e di intensità estrema: anche valutabile in 45-50 in una scala di misurazione in cui il dolore da parto è 35-50.

Nel 20% dei pazienti la CRPS si cronicizza ed è tale da richiedere un intervento terapeutico multidisciplinare prolungato, estremamente complesso e ormai riservato agli specialisti di terapia del dolore. Queste caratteristiche fanno sì che la CRPS sia temuta nella pratica clinica perché da un lato porta con sé il marchio di una condizione cronica e inesorabilmente dolorosa; dall'altro induce il medico a temere che provochi depressione reattiva e, come capita spesso nelle sindromi dolorose croniche, abuso di farmaci e sospetti di simulazione.

Il dolore è l'elemento essenziale della sindrome. Basti questo fatto a spiegare le difficoltà della diagnosi (Tabella 17.2) e, conseguentemente, della valutazione di invalidità.

Tabella 17.2 Criteri Diagnostici della CRPS-I e CRPS-II (IASP, 1994) [3]

Criteri Diagnostici della CRPS-I (Distrofia Simpatica Riflessa)
Presenza di un evento nocivo iniziale, o di una causa di immobilizzazione
Dolore continuo, allodinia o iperalgia di entità sproporzionata rispetto alla sua causa
Presenza, anche transitoria, nella regione interessata dalla sintomatologia dolorosa di edema, variazioni del flusso ematico cutaneo o anormale attività sudomotoria
La diagnosi è esclusa dalla presenza di fattori patogeni che possono spiegare altrimenti il dolore e i sintomi associati
Criteri Diagnostici della CRPS-II (Causalgia)
Presenza di dolore cronico, allodinia o iperalgia conseguenti a lesioni di tronco/i nervoso/i, limitato al territorio di distribuzione del nervo/i leso
Presenza, anche transitoria, nella regione interessata dalla sintomatologia dolorosa di edema, di variazioni del flusso ematico cutaneo o di anormale attività sudomotoria
La diagnosi è esclusa dalla presenza di fattori patogeni che possono spiegare altrimenti il dolore e sintomi associati

Sia nella CRPS-I sia nella CRPS-II sono previste riduzione di ampiezza del movimento attivo e passivo della parte interessata e/o altra disfunzione motoria (debolezza, tremore, distonia) associate o meno ad alterazioni trofiche (peli, unghie, pelle)

La menomazione provocata da queste sindromi può essere anche grave.

La sindrome CRPS è quasi sempre secondaria e provocata da traumi anche lievi [9].

Ne sono tipici il gonfiore, le variazioni della temperatura, della sudorazione e del colorito cutaneo, la disestesia, l'impotenza funzionale, l'osteopenia regionali.

La possibilità di disabilità permanente è concreta.

Note di diagnosi

Per la trattazione della nevralgia trigeminale si rimanda al Capitolo 11.

Nevralgia trigeminale

La fuoriuscita di materiale discale dall'anulus fibroso dà luogo alla cosiddetta ernia del disco. In Italia, la prevalenza di erniazioni lombari sintomatiche è di circa 1-3% nella popolazione generale; le più frequenti sono quelle comprese tra L_5-S_1 e L_4-L_5. Il rischio è maggiore per i soggetti tra i 30 e i 50 anni, con un rapporto maschi/femmine di 2/1. La presenza di ernia non comporta necessariamente alterazioni cliniche e non è prognosticamente significativa rispetto alla futura comparsa di sintomi, tanto che ernie discali asintomatiche sono reperibili all'imaging nel 20% della popolazione.

Ernia lombare

Al follow-up RMN, le ernie lombari tendono a regredire fino a risolversi o ridursi significativamente nel 60% dei pazienti, in circa sei mesi. Il 50% degli episodi di sciatica si risolve entro un mese; il 90% delle radicolopatie lombari da ernia si risolve in circa 2 mesi; questo andamento rende razionale rinviare un eventuale intervento almeno di 7-8 settimane dall'esordio dei sintomi. In assenza di deficit neurologici, l'unico vantaggio dell'intervento è la risoluzione del dolore. A 2-3 mesi dall'esordio resta un 10% di pazienti la cui sintomatologia dolorosa è sufficientemente violenta da indurre a considerare l'utilità di una terapia chirurgica; questa è più efficace della terapia medica fino a meno di 2 anni di *follow-up*, ma l'effetto positivo tende a ridursi dai 3 mesi ai 2 anni dopo l'intervento. A 2-4 e 10 anni dall'insorgenza dei sintomi, la prognosi della sciatica non varia significativamente con il tipo di trattamento, chirurgico o conservativo.

Note di prognosi

Il dolore è acuto se dura meno di 6 settimane; subacuto se si protrae per 6-12 settimane; cronico se continua oltre le 12 settimane. Il 70% della popolazione dei paesi sviluppati lamenta dolore lombare in qualche periodo della sua vita, più spesso tra i 35 e i 55 anni. Ogni anno ne fa esperienza il 15-45% degli adulti e circa il 30% degli europei in età lavorativa ritiene di svolgere un'occupazione facilitante la comparsa di lombalgia.

Il sintomo non ha cause specifiche nell'85% degli affetti; nell'1% è provocato da tumori; l'1-3% dei pazienti è portatore di protrusione discale.

Il dolore lombare acuto è in genere autolimitato, ma si ripresenta nel 50-80% dei casi entro il primo anno; il 90% degli episodi si risolve in 6 settimane; il 2-7% si cronicizza [10].

Dolore lombare

Il dolore lombare cronico è un importante problema sanitario destinato a diventare più grave con l'aumento del numero degli obesi. La sintomatologia dolorosa può essere o meno associata a disturbi radicolari la cui causa anatomica è spesso indimostrabile. Il 67% dei pazienti con lombalgia torna alla propria occupazione entro una settimana, il 90% entro i primi 2 mesi. Maggiore il periodo di astensione, meno probabile è la ripresa del lavoro. Rientra al lavoro solo il 50% dei soggetti che se ne siano astenuti per 6 mesi, praticamente nessuno di coloro che si siano assentati per 2 anni.

Ernia cervicale

Soprattutto nei giovani le ernie cervicali possono avere origine traumatica. Le ernie tra C_{6-7} e C_{5-6} sono le più frequenti dopo quelle dei dischi compresi tra L_5-S_1 e L_4-L_5 e si iscrivono tra le cause più comuni di dolore localizzato al collo con frequente irradiazione alla spalla e all'arto superiore.

Anche in questa patologia manca spesso la corrispondenza tra alterazione anatomica e sintomatologia clinica. In occasione di RMN eseguite per patologie laringee, si è dimostrato che nella terza decade il 13% degli uomini è affetto da spondilosi cervicale, nella quarta il 66%, il 98% dopo i 70 anni [11]. Nei primi due gruppi è presente un contatto asintomatico del disco con il midollo, senza compressione midollare, rispettivamente nel 16% e nel 26%; una compressione midollare nell'1% e nel 6%.

Dolore cervicale

Il 60% della popolazione ha esperienza di dolore cervicale, indipendentemente da quello dovuto a "colpi di frusta". La percentuale di persone con dolore cervicale, in tutto simile a quella con dolore lombare cronico, oscilla attorno al 10%. La sindrome guarisce spontaneamente in giorni o settimane, ma può diventare ricorrente o cronicizzarsi tanto da provocare disabilità, anche grave, nel 5% degli affetti.

Sindrome dell'arto fantasma

Quella dell'arto fantasma è una sindrome dolorosa che interessa l'80% dei pazienti sottoposti ad amputazione. La sua origine è certamente centrale, ma nel determinismo della sindrome sono riconosciuti anche fattori periferici e psicologici.

L'utilità dei trattamenti proposti non va oltre il 30% dei casi, una percentuale che non supera quella attesa in base all'effetto placebo. I protocolli farmacologici hanno previsto l'utilizzo di antiepilettici, antidepressivi, miorilassanti; le procedure invasive spaziano dall'anestesia locale, alla simpatectomia, alle lesioni delle radici dorsali, alla cordotomia, alla neurostimolazione.

Neuroma

Il taglio di un nervo porta regolarmente alla formazione di neuroma che, nel 30% dei casi, provoca dolore di diversa entità. Il neuroma traumatico è una lesione reattiva simil-tumorale che si sviluppa in corrispondenza di un'interruzione nervosa parziale o totale. Esso è costituito da un gomitolo disordinato di fibre in rigenerazione che assume le caratteristiche di un nodulo estremamente doloroso in grado di riformarsi anche dopo l'asportazione chirurgica.

Bibliografia essenziale

1. Anagnostis C, Gatchel RJ, Mayer TG (2004) The pain disability questionnaire: a new psychometrically sound measure for chronic musculoskeletal disorders. Spine (Phila Pa 1976) 29(20):2290-2302

2. Rondinelli RD (2008) Pain-Related Impairment. In: Guides to the Evaluation of Permanent Impairment. 6th edition. American Medical Association, Chicago, pp. 31-46

3. Merskey H, BodguK N (ed) (1994) Classification of Chronic Pain. 2nd edition. IASP Press, Seattle

4. Treede RD, Jensen TS, Campbell JN, et al. (2008) Neuropathic pain: redefinition and a grading system for clinical and research purposes. Neurology 70(18):1630-1635. Epub 2007 Nov 14.

5. Birket-Smith M (2001) Somatization and chronic pain. Acta Anaesthesiol Scand 45 (9):1114-1120

6. Williams LS, Jones WJ, Shen J, et al. (2003) Prevalence and impact of depression and pain in neurology outpatients. J Neurol Neurosurg Psychiatry 74 (11):1587-1589

7. Fishbain DA, Cole B, Cutler RB, et al. (2006) Chronic pain and the measurement of personality: do states influence traits? Pain Med 7(6):509-529

8. Ramsay RA (1984) The relationship of pathogenetic mechanisms to treatment in patients with pain. Psychother Psychosom 42(1-4):69-79

9. Paice E (1995) Reflex sympathetic dystrophy. BMJ 310:1645-1648. Review

10. Koes B, van Tulder M (2007) Low back pain. In: BMJ Clinical evidence handbook. BMJ Publishing Group Ltd, pp 376-378

11. Solomon S (2005) Chronic postraumatic neck and head pain. Headache 45:55-67

18

Disturbi dello stato di coscienza, coma e morte cerebrale

Il *coma*, sia definitivo sia transitorio, è caratterizzato dall'assenza completa di capacità di risveglio e dalla mancata coscienza di sé e dell'ambiente circostante. Alcuni pazienti comatosi possono però recuperare il ritmo sonno-veglia, riguadagnare la capacità di chiudere e aprire gli occhi a intervalli regolari per passare a quello che viene definito *stato vegetativo*. Comunque, i pazienti in stato vegetativo sono, per definizione, inconsci e non partecipi. In caso di ulteriore progressione verso un qualche grado di coscienza, si perviene allo *stato di coscienza minima*, espressione che definisce la possibilità di manifestare inconsistenti ma riproducibili evidenze di coscienza di sé e dell'ambiente.

La distinzione tra stato vegetativo e stato di coscienza minima è, peraltro, del tutto sfumata; gli errori di classificazione sono frequenti fino a raggiungere il 43% dei casi e, malgrado l'importanza di una corretta definizione dello stato di coscienza in cui versa un paziente, questa percentuale non è significativamente migliorata negli ultimi 15 anni [1].

La questione della permanenza di una possibile, seppur limitata e indimostrabile, partecipazione cosciente da parte di una persona in stato vegetativo, ha impatto difficilmente calcolabile sui comportamenti individuali e una rilevanza che va ben oltre quella filosofica per attingere a piene mani da una serie di altre discipline di cui fanno certamente parte sia la neurologia sia la medicina legale. Nei fatti, la differenza tra una persona considerata "non cosciente" e una riconosciuta "cosciente" è basata sull'incapacità della prima di segnalare la propria partecipazione con risposte agli stimoli che siano ripetibili, riproducibili, finalizzate e volontarie. Appare invece evidente che una persona può versare in uno stato in cui è cosciente, ma incapace di segnalarlo. Esiste cioè un *continuum* tra assenza totale di coscienza (coma) e pienezza di coscienza di cui non è possibile cogliere le molteplici sfumature e il passaggio da uno stato all'altro. La classificazione dei diversi disturbi della coscienza definisce con limiti artificiali condizioni che fanno parte e si integrano in un tutto; il procedimento è del tutto simile a quello dei geografi che distinguono diversi mari là dove si estende l'unico grande oceano del pianeta Terra.

La trattazione dei temi della coscienza e del coma e del loro impatto etico, sociale ed economico esula dalle prospettive di questo volume; ci limitiamo pertanto a sottolineare la loro importanza e a presentare un chiarimento terminologico riguardante sindromi neurologiche problematiche anche perché tra di loro intersecate.

Coma

A. Sghirlanzoni, U. Genovese, *Guida alla valutazione medico-legale del danno neurologico*,
© Springer-Verlag Italia 2012

La coscienza è vigilanza e consapevolezza di sé e dell'ambiente circostante: *wakefulness* e *awareness*. La vigilanza è sostenuta dall'attivazione corticale che deriva dagli stimoli ascendenti dal tegmento pontino, dall'ipotalamo posteriore e dal talamo. La consapevolezza è fornita dai neuroni corticali e dalle loro reciproche connessioni da e verso i nuclei sottocorticali.

Il coma è uno stato di incoscienza patologica, profonda e duratura – *unarousable unresponsiveness* – dovuto a lesioni del sistema reticolare attivatore ascendente sito nel tronco dell'encefalo o a contemporanea compromissione dei due emisferi cerebrali. Nel coma il paziente mantiene chiusi gli occhi e non è risvegliabile da stimoli esogeni o endogeni. Perché sia possibile distinguerlo da altri stati di incoscienza transitoria, il coma deve persistere per almeno 1 ora.

Stato vegetativo

Lo stato vegetativo è caratterizzato dall'assenza completa della coscienza di sé e dell'ambiente. In questa condizione sono però conservati i cicli sonno-veglia e, in modo almeno parziale, le funzioni ipotalamiche e tronco-encefaliche. La diagnosi richiede la mancanza di comportamenti volontari. Il paziente apre gli occhi, ma non è in grado di esplorare l'ambiente.

I traumi cranici e l'encefalopatia anosso-ischemica sono le cause più frequenti di uno stato vegetativo (Tabella 18.1).

Pur in assenza di dati epidemiologici attendibili, si calcola che negli USA 10.000-25.000 adulti e 4.000-10.000 bambini versino in questa condizione il cui decorso dipende per gran parte dall'eziopatogenesi della malattia.

Come il coma, lo stato vegetativo può essere transitorio o permanente; è detto persistente se si prolunga più di 1 mese [2]. Lo stato vegetativo transitorio può costituire uno stadio della convalescenza di un danno cerebrale.

Uno stato vegetativo persistente si sviluppa in circa 1-14% dei pazienti che abbiano presentato un coma prolungato di origine traumatica e in circa il 12% dei pazienti che abbiano avuto un analogo coma non traumatico. I pazienti affetti da malattie degenerative possono pervenire a uno stato vegetativo persistente dopo un'evoluzione di mesi o anni.

Sia negli adulti sia nei bambini la ripresa da uno stato vegetativo di qualsiasi causa (Tabella 18.1) è eccezionale a 12 mesi dall'esordio. La ripresa da uno stato vegetativo non traumatico è del tutto inconsueta dopo 3 mesi.

Tabella 18.1 Cause di stato vegetativo

Cause acute	
*Traumatiche**	Incidenti stradali
	Ferita da arma da fuoco o altro
	Traumi non accidentali nei bambini
	Traumi da parto
Non traumatiche	Encefalopatia ipossica ischemica*
	Arresto cardio-respiratorio
	Asfissia perinatale
	Malattie polmonari

(cont.)

	Ipotensione prolungata
	"Quasi annegamento"
	Lesioni cerebrovascolari
	Emorragia cerebrale
	Infarto cerebrale
	Emorragia sub-aracnoidea
	Infezioni del sistema nervoso
	Meningite batterica
	Meningo-encefalite virale
	Ascessi cerebrali
	Tumori cerebrali
	Tossine o veleni del sistema nervoso
Malattie degenerative e metaboliche	
Negli adulti	Demenza di Alzheimer
	Demenza multi-infartuale
	Malattia di Creutzfeld-Jakob
	Malattia di Parkinson
	Malattia di Huntington
Nei bambini	Gangliosidosi
	Adrenoleucodistrofia
	Ceroidolipofuscinosi
	Aciduria organica
	Encefalopatia mitocondriale
	Alterazioni degenerative della sostanza grigia
Malformazioni dello sviluppo fetale	
	Anaencefalia e idranencefalia
	Lissencefalia e oloprosenencefalia
	Encefalocele
	Schizencefalia
	Idrocefalo congenito
	Microencefalia

* Cause più frequenti

L'aspettativa di vita dei pazienti in stato vegetativo è gravemente ridotta ed è valutabile in 2-5 anni; è del tutto insolita una sopravvivenza che superi i 10 anni. Nell'adulto, la mortalità è dell'82% a 3 anni e del 95% a 5 anni.

Gran parte dei pazienti che sopravvivono a lungo in questa condizioni ha temperatura del corpo normale, capacità di respiro autonomo e buon funzionamento del sistema cardiovascolare. La prognosi peggiora nettamente se sono presenti disfunzioni ipotalamiche tali da provocare febbre centrale, sudorazione eccessiva, squilibrio idrosalino o alterazioni polmonari.

Strumenti
diagnostici

La gran parte dei pazienti in stato vegetativo ha elettroencefalogramma rallentato. I potenziali evocati possono dare indicazioni soprattutto statistiche, difficilmente significative dal punto di vista clinico.

La TAC e la RMN sono spesso dimostrative di una malattia cerebrale diffusa o multifocale a carico sia della corteccia sia della sostanza bianca. La correlazione tra importanza delle lesioni e la possibilità di recupero non è univoca.

La tomografia a emissione positronica (PET) dimostra spesso una riduzione del metabolismo del glucosio paragonabile a quella dei pazienti in anestesia generale profonda. L'alterazione metabolica è spesso estesa ai gangli basali e al cervelletto. Gli studi di flusso dimostrano spesso una riduzione della perfusione ematica [2].

Stato
di coscienza
minima

Alcuni pazienti presentano gravi alterazioni della coscienza, che non rientrano nei criteri diagnostici del coma e dello stato vegetativo. Questi pazienti manifestano cioè una qualche coscienza di sé – *conscious awareness* – e dell'ambiente, che li distingue dai pazienti in stato vegetativo. La presenza a sé e all'ambiente si esprime con comportamenti anche volontari però non costanti né duraturi. Possono, per esempio, eseguire saltuari movimenti di inseguimento con gli occhi accompagnando lo spostamento di una persona o di un oggetto.

È importante distinguere questa condizione, a volte stabile, anche perché può presentarsi come fase di passaggio e di ripresa dal coma o dallo stato vegetativo [3].

A 12 mesi, il 50% dei pazienti in stato di coscienza minima al momento di un trauma ha esito in disabilità moderata o addirittura non presenta disabilità; l'alterazione dello stato di coscienza ancora presente a 12 mesi resta tale per tutta la vita.

Locked-in
syndrome

"Sindrome dell'uomo incarcerato"

Si definisce *locked-in* una sindrome caratterizzata dall'assenza di tutti i movimenti volontari con la possibile esclusione di quelli oculari, ma con conservazione della coscienza di sé e dell'ambiente.

La *locked-in* può anche derivare da malattie dei nervi periferici o della giunzione neuro-muscolare, ma è classicamente provocata da una trombosi dell'arteria basilare che risparmia il tegmento pontino, ma coinvolge le vie cortico-bulbari della base del ponte e le vie cortico-spinali. Questa condizione è di tale drammaticità da avere colpito prima gli artisti dei medici: la sua prima descrizione, avvenuta nel 1875, è infatti del grande scrittore Alexandre Dumas che l'ha rappresentata ne *Il Conte di Montecristo*.

Recentemente la *locked-in syndrome* è stata di nuovo descritta dal giornalista francese Jean-Dominique Bauby che, nel libro *Lo scafandro e la farfalla*, delinea lo svolgimento della sua vita di "uomo incarcerato" dalla paralisi. Il libro è stato interamente scritto da Bauby tramite il battito della palpebra sinistra, unico contatto con il mondo esterno. Un collaboratore gli recitava l'alfabeto e Bauby batteva il ciglio alla lettera desiderata. Così, lettera dopo lettera, Bauby ha scelto le parole, ha dettato le frasi e le pagine del volume.

La diagnosi di *locked-in* è clinica. L'imaging può dimostrare la presenza di infarto a carico della regione ventrale del ponte. Gli studi di conduzione nervosa possono dimostrare una grave e diffusa neuropatia periferica.

La prognosi è del tutto infausta.

Strumenti diagnostici

Il mutismo acinetico è caratterizzato da perdita dell'iniziativa motoria e intellettuale. La coscienza di sé e le attività di attivazione corticale – *arousal* – sono conservate, ma il livello delle funzioni mentali è ridotto.

Mutismo acinetico

La demenza è una condizione di progressiva e multidimensionale perdita della memoria e delle altre funzioni cognitive con conservazione dei meccanismi di risveglio (*arousal*).

Demenza

La morte cerebrale è definita dall'assenza permanente di tutte le funzioni encefaliche, ivi incluse quelle del tronco.

Morte cerebrale

L'accertamento di morte cerebrale dei soggetti affetti da lesioni encefaliche e sottoposti a misure rianimatorie è regolamentato in Italia dalla Legge 29.12.93 n. 578 e dal Decreto Ministeriale 22.8.94 n. 582.

Per gli adulti e i bambini maggiori di 5 anni la morte cerebrale viene stabilita dopo 6 ore di osservazione; le procedure di accertamento vanno effettuate per 3 volte al tempo 0, dopo 3 ore e alla fine delle 6 ore, tramite:
a. constatazione dello stato di incoscienza;
b. accertamento dell'assenza di riflesso corneale, riflesso fotomore, riflesso oculocefalico e oculovestibolare, reazione a stimoli dolorifici effettuati nel territorio di innervazione del trigemino, riflesso carenale, respirazione spontanea dopo sospensione della ventilazione artificiale fino al raggiungimento di ipercapnia accertata da 60 mmHg con pH ematico minore di 7,40;
c. accertamento del silenzio elettrico cerebrale, che deve essere documentato con elettroencefalogramma eseguito secondo le modalità tecniche riportate nella normativa sopra citata;
d. accertamento dell'assenza di flusso ematico cerebrale, preventivamente rilevato dal Curante, ricorrendo alle condizioni di cui all'art. 2 del D.M.S. 22/8/94 n. 582.

Bibliografia essenziale

1. Schnakers C, Vanhaudenhuyse A, Giacino J, et al. (2009) Diagnostic accuracy of the vegetative and minimally conscious state: clinical consensus versus standardized neurobehavioral assessment. BMC Neurol 9:35
2. Multi-Society Task Force On PVS (1994) Medical Aspects of the Persistent Vegetative State-First of Two Parts. New Engl J Med 330:1499-1508
3. Giacino JT, Ashwal S, Childs N, et al. (2002) The minimally conscious state: definition and diagnostic criteria. Neurology 58(3):349-353

Deficit neurologici non organici[1]

19

Si definiscono psicogeni i deficit che non possono essere attribuiti ad alterazioni strutturali o a malattie neurochimiche note, ma che possono essere provocati da malattie psichiatriche o da simulazione [1].

Generalità

Nel linguaggio clinico comune, questi deficit sono detti anche "funzionali", intendendo con ciò, in modo improprio, deficit che non è possibile attribuire a malattie organiche. Quella di "funzionalità" rischia quindi di diventare una definizione *passe-partout* che indica ignoranza medica piuttosto che assenza di malattia. Nei limiti del possibile, devono perciò essere evitate le diagnosi di esclusione e devono essere utilizzati criteri diagnostici clinici e medico-legali il più possibile specifici.

Nella definizione del DSM IV i deficit "psicogeni" si distinguono in:

1. disturbo di somatizzazione (storicamente collegato all'isteria): è un disturbo polisintomatico che comincia prima dei 30 anni, dura per più anni ed è caratterizzato dall'associazione di dolore, sintomi gastro-intestinali, sessuali, pseudo-neurologici;
2. disturbo di conversione: comporta sintomi incongrui a carico delle funzioni motorie volontarie e sensitive e che possono suggerire la presenza di una sindrome neurologica o medica generale; i sintomi o i deficit appaiono collegati a fattori psicologici;
3. disturbo algico: è caratterizzato dal dolore come cardine della sindrome clinica (Tabella 19.1). Sono insieme presenti motivi per ritenere che fattori psicologici rivestano un ruolo importante nell'esordio, la gravità, l'esacerbazione o il mantenimento dei sintomi;
4. disturbi fittizi (*factitious*): sono dovuti a produzione o simulazione intenzionale di segni o sintomi fisici o psichici (i disturbi sono consciamente simulati per ottenere un guadagno psicologico, magari maggior attenzione da parte della famiglia o dei medici);
5. simulazione (*malingering*): ne è caratteristica fondamentale la riproduzione intenzionale di sintomi fisici o psichici esagerati motivata da incentivi esterni (es., ottenere un chiaro vantaggio finanziario o materiale).

---

[1] Il contenuto del presente capitolo è già stato pubblicato in Sghirlanzoni A, Rigamonti A (2007) Deficit neurologici non organici. Riv It Neurobiologia 53:169-186

A. Sghirlanzoni, U. Genovese, *Guida alla valutazione medico-legale del danno neurologico*,
© Springer-Verlag Italia 2012

La simulazione differisce dal disturbo fittizio per la motivazione del sintomo; nella simulazione l'incentivo è esterno, nel disturbo fittizio gli incentivi esterni sono assenti.

I disturbi psicogeni restano tra i più difficili da diagnosticare e da curare e sono forieri di grande contenzioso medico-legale; di conseguenza, la possibilità di etichettare come psicogeno un deficit organico è considerata con grande timore da parte del clinico e la diagnosi di psicogenicità è fatta con cautela e riluttanza. Questo atteggiamento allontana però i pazienti da un corretto approccio psicologico o psichiatrico al problema e li può coinvolgere in contenziosi interminabili o in lunghe trafile di esami e di cure inutili e sbagliate [2].

Tabella 19.1 Criteri del DSM IV per la diagnosi di disturbo algico

Il dolore in una o più sedi anatomiche è il sintomo predominante ed è sufficientemente grave da giustificare l'attenzione medica
Il dolore è clinicamente significativo oppure limita il paziente dal punto di vista sociale, lavorativo o in altre aree importanti della vita di relazione
I fattori o i deficit psicologici sono ritenuti importanti per l'esordio, la gravità, l'esacerbazione e il mantenimento del dolore
I sintomi o i deficit non sono simulati o intenzionalmente procurati (come nei Disturbi Fittizi o nella Simulazione)
Il dolore non è meglio attribuibile ad un Disturbo dell'Umore, d'Ansia o Psicotico e non rientra nei criteri diagnostici della Dispareunia

Epidemiologia

I sintomi "funzionali" anche gravi sono sorprendentemente comuni, possono coinvolgere tutte le età, ma sono rari prima degli 8 anni. La diagnosi di deficit psicogeno nei vecchi, in particolare se privi di precedenti disturbi psichici, richiede grande cautela, perché più frequentemente gli anziani sono portatori di malattie sovrapposte, organiche e non.

Complessivamente, le malattie neurologiche di origine psicogena equivalgono all'1-9% di tutte le diagnosi neurologiche [1]. Circa un terzo dei nuovi pazienti neurologici ambulatoriali ha sintomi non spiegabili con un'entità patologica organica o che lo possono essere solo in parte. L'incidenza di paralisi funzionali è di circa 3/100.000, simile a quella della sclerosi multipla. Nei servizi di "Disturbi del movimento", il 5% dei nuovi reclutati presenta alterazioni di origine non organica [3]. Il 10-20% dei pazienti che si sottopongono a visita specialistica per comizialità resistente al trattamento non soffre di attacchi epilettici. Allo stesso modo sono "funzionali" gli attacchi di circa la metà dei ricoverati in pronto soccorso per uno stato di *male epilettico*; la probabilità che una nuova sintomatologia non sia organica aumenta nei casi in cui il paziente abbia già presentato manifestazioni psicogene ed è grossolanamente proporzionale al loro numero e alla loro gravità. Questo dato, valido non solo per la neurologia, è simile negli ambulatori di primo e secondo livello di tutto il mondo (Tabella 19.2).

Tabella 19.2 Esempi di sintomi funzionali riguardanti a sindromi di diverse specialità mediche [3]

Neurologia: stanchezza "nervosa", attacchi pseudoepilettici, sintomi sensitivi emisomatici
Gastroenterologia: sindrome del colon irritabile, dispepsia, dolori addominali cronici
Ginecologia: dolori pelvici cronici, sindrome premestruale
Otorinolaringoiatria: disfonia funzionale, nodo alla gola
Cardiologia: dolori toracici atipici, palpitazioni senza causa organica
Reumatologia: fibromialgia
Malattie infettive: sindrome della fatica cronica (post-virale)
Immunologia/allergologia: sindrome di ipersensibilità multipla ai farmaci

La diagnosi di possibile psicogenicità viene subito in mente quando ci si trovi di fronte a pazienti che lamentano una lunga serie di disturbi a carico di diverse parti del corpo che possono essere provocati solo da molteplici malattie specifiche. Si tratta di pazienti che hanno consultato molti medici e sono spesso forniti di appunti scritti e di inibenti pacchi di documentazione radiologica. L'attuale visita costituisce "l'ultima speranza di guarigione" di una malattia che ha già magari richiesto una serie di "interventi" chirurgici. Sia chiaro: "gli esami sono tanti, ma ho fatto solo quelli che mi hanno ordinato... senza trovare la causa della malattia"; altri hanno già cercato di accertare la psicogenicità della sintomatologia, ma "mi creda, sto male e sono capace di soffrire!". Al di là di queste situazioni, non così rare, resta il fatto che lievi casi di somatizzazione sono molto comuni nella pratica clinica e possono derivare da una sottostante ansia o da depressione di cui il paziente non accetta la diagnosi.

Tipicamente i disturbi psicogeni esordiscono improvvisamente, a volte nel contesto di un secondo evento traumatico anche minore o di un qualche avvenimento precipitante; i sintomi raggiungono rapidamente il loro apice [4] e hanno caratteristiche che si possono riassumere con [5]:

1. *inizio acuto*, anche se magari *ritardato* rispetto all'evento scatenante: come un disturbo del cammino che si manifesti 2-3 mesi dopo un incidente stradale minore; una postura distonica che appaia 2-3 mesi dopo un infortunio;
2. *rapida progressione*;
3. *caratteristiche non congrue* con deficit di origine organica;
4. *distraibilità e variabilità*: risoluzione del deficit nel caso l'attenzione del paziente ne venga distolta o suo aggravamento al momento dell'osservazione;
5. *presenza contemporanea* di sintomi tra di loro incompatibili;
6. *sproporzione* tra gravità riferita ed effettiva limitazione funzionale;
7. *guarigione improvvisa*: la guarigione improvvisa può essere cardine della diagnosi di psicogenicità;
8. *contesto medico-psichiatrico*: l'ansia e la depressione fanno spesso da sfondo a molti deficit psicogeni; allo stesso modo la presenza di deficit può comportare possibili vantaggi in cause di risarcimento, il cosiddetto guadagno secondario; viceversa, la comparsa di un deficit neurologico organico può a sua volta provocare ansia e depressione;

9. *malattie organiche*: le malattie organiche facilitano l'insorgenza di disturbi psicogeni; è classica la comparsa di crisi funzionali che si sovrappongono a crisi comiziali vere;

10. *modelli*: in particolare i bambini e gli adolescenti possono manifestare sintomi da emulazione.

È invece assodato come la presenza di "bella indifferenza" non abbia valore discriminatorio per confermare la psicogenità di un sintomo [6]. È addirittura possibile che un paziente cerchi di apparire sereno proprio per evitare di essere etichettato come depresso o simulatore.

Dolore
Valutazione
di organicità

È nozione generale che la simulazione o la dissimulazione sono presenti nell'1,5-10% dei pazienti con dolore cronico (v. Cap. 17). Però la simulazione non può essere credibilmente identificata in base alla mimica, a questionari, test sensitivi o esami clinici. Del resto è nozione generale che l'anamnesi e l'esame fisico del paziente sono solo elementi della diagnosi, ma che il riconoscimento di una specifica malattia organica dipende in gran parte dagli esami strumentali. Questa legge generale vale anche per la ricerca della possibile causa di una sindrome dolorosa: è facile quando sia evidenziabile un danno tissutale, ma può essere solo presuntiva se gli esami dimostrano semplicemente l'apparente assenza di tale danno. Se ne conclude che gli elementi per la diagnosi di simulazione di una sindrome dolorosa cronica possono essere solo indiziari e non definitivi [7].

Persino le manovre consigliate da Waddell (Tabella 19.3) [8], così frequentemente citate nella letteratura sull'argomento come dirimenti per la diagnosi di dolore lombare non organico, sono spesso positive per 1-2 segni anche nel normale, e recentemente è stata segnalata l'inconsistenza del collegamento tra il test di Waddell [8] e l'effettiva origine organica di una lombalgia [9].

Tabella 19.3 Test dell'esagerazione di Waddel [modificata da 8]

1. Dolorabilità superficiale anche alla sola palpazione o pressione lieve

2. Simulazione
 	
   a. simulazione di carico rachideo eseguita applicando il peso delle mani dell'esaminatore sul capo del paziente: il test è positivo se riproduce i sintomi lombari
 	
   b. simulazione del movimento di torsione del tronco: il paziente deve ruotare in modo contemporaneo e consensuale le spalle e le anche. Questo movimento non provoca rotazione della colonna e non esacerba un dolore rachideo

3. Distrazione: l'arto del paziente seduto viene esteso. Nel paziente non organico la manovra simil-Lasègue non provoca dolore*
4. Distribuzione del dolore anatomicamente e fisiologicamente incongrua
5. Iper-reazione: lo stimolo provoca cioè risposte esagerate e non riproducibili

(cont.)

> * Il nervo sciatico ruota attorno all'asse di rotazione dell'anca; si ha quindi stiramento del nervo tutte le volte che si flette la coscia. Le radici dello sciatico hanno la possibilità di scivolare per 3-4 centimetri all'interno del forame intervertebrale; in condizione patologiche, come accade per esempio in caso di ernia discale, è dolorosamente impedito il movimento radicolare di "va e vieni". Il segno di Lasègue è appunto il dolore radicolare provocato dallo stiramento del nervo ottenuto flettendo la coscia a ginocchio esteso. Per accertare la reale positività di un Lasègue, lo stiramento sciatico si può effettuare senza che il paziente se ne renda conto facendogli flettere il tronco a ginocchio esteso oppure, sempre a ginocchio esteso, flettendogli la coscia mentre è seduto.

Elementi contraddittori nell'anamnesi e nell'esame obiettivo, descrizione vaga dei sintomi e mancata appropriatezza di comportamento (sia nel senso di un'attenuazione o bella indifferenza, sia di un'accentuazione) possono suggerire la diagnosi di sindrome non organica. Allo stesso modo orientano verso l'assenza di organicità i seguenti elementi sindromici.

1. Il dolore superficiale non causato da lesioni cutanee depone contro l'organicità della sua origine; la reazione nocicettiva al toccamento o alla pressione lieve è spesso presente nei pazienti che mirano a un guadagno secondario (considerando comunque le possibili eccezioni quali l'allodinia e l'iperpatia conseguenti a danno di un nervo periferico).
2. Come avviene per la sensibilità, anche il dolore organico non ha una demarcazione netta sulla linea mediana del corpo.
3. Il dolore organico si localizza in genere in parti del corpo o in strutture anatomicamente congrue; è probabilmente non organico il dolore che si diffonda con una distribuzione non anatomica o coinvolga in modo bizzarro regioni tra di loro non correlate o provochi risposte esagerate in alcuni momenti dell'esame e non in altri.
4. È spesso non organico il dolore che cambia di localizzazione durante l'esame [10].
5. Per il paziente organico risultano quasi sempre più dolorosi i movimenti attivi rispetto a quelli passivi [10].
6. Esclusi i casi di coesistente paralisi, sono rare le patologie spinali che coinvolgano contemporaneamente più di due radici o dermatomi spinali; deve perciò essere sottoposta ad attento criticismo l'origine organica di ogni ipoestesia isolata che coinvolga un intero arto o un'intera parte del corpo.
7. Il dolore non organico è caratteristicamente "sempre presente". Può avere esacerbazioni, ma non è intermittente e tende a essere ingravescente.

È evidente che ognuno dei punti elencati può caratterizzare la sindrome dolorosa di ogni paziente anche organico. Spesso il paziente sofferente non è in grado di descrivere appropriatamente i sintomi o li descrive secondo modelli psicologici e culturali che non sono quelli dell'esaminatore. Il dolore, se violento, può non essere localizzabile con precisione, toglie la nozione del tempo in cui si sviluppa, assume caratteristiche non facilmente definibili. Il paziente organico può sviluppare alterazioni del tono dell'umore tali da riuscire diagnosticamente devianti.

Il tutto può tradursi in un *puzzle* neurologico e medico-legale difficilmente risolubile e tale da richiedere grande cautela di approccio.

Di questi fatti dà parziale ragione la teoria della "sensibilizzazione spinale centrale" (*central spinal sensitization*) che è la più frequentemente citata riguardo alle modalità di cronicizzazione del dolore in assenza di stimoli nocivi. Secondo questa teoria i neuroni sensitivi del corno dorsale andrebbero incontro a una sensibilizzazione provocata dall'attività nocicettiva persistente delle fibre C per il dolore e delle fibre A-beta a bassa soglia. Questo indurrebbe il rilascio di mediatori citochimici infiammatori che provocano aumento della ramificazione e iperplasia dei nervi che diventerebbero così ipersensibili a stimoli altrimenti non nocivi.

Deficit olfattivi e del gusto

Circa il 50% degli individui maggiori di 60 anni è presbiosmico, ha cioè deficit dell'odorato magari riferito come perdita di gusto, ma dovuto alla mancata percezione del profumo del cibo. L'ageusia è invece raramente riportata e, se completa, è spesso sintomo non organico. La sensazione di un odore, anche se non riconosciuto con esattezza, esclude la presenza di anosmia.

Distorsioni del gusto si possono avere in caso di lesioni periferiche del nervo facciale che convoglia le sensazioni gustative dei due terzi anteriori dell'emilingua omolaterale (vedi Capitolo 11).

Il 15% dei traumi cranici provoca lesione dei filuzzi olfattivi e deficit parziale o totale dell'odorato che è passibile di successivo miglioramento solo nel 10% dei casi. La fase di recupero dall'anosmia e la depressione possono essere caratterizzate da distorsioni dell'odorato.

I pazienti non organici possono riferire anosmia unilaterale dal lato dove lamentano la presenza di deficit neurologici o negare di avvertire la stimolazione dell'ammoniaca, che è irritante trigeminale e che è quindi percepita anche in presenza di anosmia.

Strumenti diagnostici

L'odorato può essere testato facendo annusare odori quali tabacco, profumo, cioccolato. In presenza di deficit ne vanno escluse le possibili cause organiche non neurologiche: dalle riniti alle anomalie congenite, dai farmaci al fumo di sigaretta, all'invecchiamento.

La TAC o la RMN possono evidenziare fratture o altre lesioni della fossa cranica anteriore.

La determinazione dei potenziali evocati olfattivi non è esame di *routine*: la loro presenza è indice di conservazione della funzione olfattiva, la loro assenza non costituisce conferma definitiva di deficit dell'odorato [11].

Deficit visivi

La perdita di vista non organica può essere sia psicogena sia simulata ed è più comune tra i giovani e le donne. Alcune semplici manovre dell'esame clinico sono spesso sufficienti per differenziare tra cecità organica e non.

La presenza di riflessi visivi normali alla minaccia e alla fissazione esclude la presenza di una cecità; allo stesso modo la esclude la conservazione del nistagmo ottocinetico che richiede un'acuità visiva residua superiore a 1/10 per essere indotto da un tamburo rotante. Altro test utile è quello dello "specchio" in cui l'esaminatore muove uno specchio davanti agli occhi del paziente per indurre un movimento di inseguimento della immagine visiva.

La riduzione del campo visivo di tipo spirale o tubolare è segno di deficit non organico. Così pure sono quasi sempre non organiche la diplopia monoculare e la poliopia (Fig. 19.1) [12].

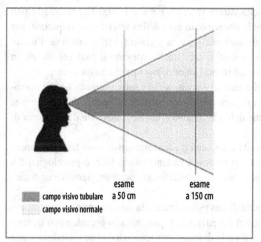

Fig. 19.1 Campo visivo tubulare [3]

▨ campo visivo tubulare
▨ campo visivo normale

esame a 50 cm   esame a 150 cm

Peraltro, anche un paziente cieco che non abbia deficit delle sensibilità profonde mantiene le capacità di:
- scrivere il proprio nome;
- mettere in contatto la punta degli indici tenendo gli arti superiori estesi davanti al corpo;
- volgere lo sguardo verso la propria mano ovunque posizionata dall'esaminatore.

In caso di cecità monoculare, queste procedure possono chiaramente essere applicate limitatamente all'occhio affetto.

Alcuni pazienti presentano aspetti simil-diplopici dovuti a iperattività non organica del riflesso di convergenza. Circa il 10% degli individui è in grado di eseguire volontariamente movimenti oculari nistagmo-simili.

Di difficile risoluzione per il non specialista sono i problemi di diagnosi differenziale posti dai pazienti che allegano riduzione del visus o alterazioni del campo visivo diverse dalla cecità [13]; in questi casi si applicano test (*fogging*, esame con lenti prismatiche e con lenti polarizzate) che permettono di valutare il grado di acuità visiva residua, ma che sono di stretta pertinenza specialistica.

Il deficit di acuità visiva è sempre prechiasmatico. Una volta accertata la normalità dei mezzi diottrici, i potenziali evocati retinici (ERG) e quelli visivi (PEV), in associazione, sono in grado di esplorare tutta la via ottica fino alla corteccia. La contemporanea normalità di ERG e PEV accerta la presenza di un'acuità visiva uguale o maggiore di 5/10. PEV normali sono però riportati in presenza di gravi alterazioni occipitali e la loro normalità non esclude del tutto la coesistenza di una significativa patologia visiva (es., agnosia visiva). I potenziali multifocali visivi possono essere utili per differenziare il deficit campimetrico organico da quello funzionale [14].

Strumenti
diagnostici

Pseudoipoacusia

La frequenza del suono della parola varia tra i 300 e i 3000 Hz; ricordarlo può essere utile per riconoscere le situazioni in cui i deficit uditivi sono importanti per la vita di relazione. Parlare con una persona significa anche valutarne l'udito. Difficilmente avrà alterazioni uditive socialmente rilevanti il paziente che sia in grado di sostenere un colloquio in cui l'interlocutore parli a bassa voce.

La cofosi isterica è molto rara ed è legata a esperienze traumatiche che possono rappresentare una causa ragionevole di vera perdita dell'udito; di conseguenza molte sordità non organiche dell'adulto sono simulate e motivate dalla ricerca di guadagno economico.

In età pediatrica, le sordità funzionali o pseudoipoacusie sono tendenzialmente dovute a scarsa riuscita negli studi o a violenti traumi fisici o psicologici. Sia negli adulti sia nei bambini ci può essere enfatizzazione di un preesistente disturbo organico [15].

Come sempre, nel sospetto di una pseudoipoacusia vanno in primo luogo osservati i comportamenti spontanei del paziente. Il paziente non organico può mostrare di non capire quando gli si parla di fronte e magari rispondere quando si è alle sue spalle; oppure può ammiccare a un rumore improvviso che afferma di non avere sentito; ancora, può esagerare i propri comportamenti come disporre a conchiglia la mano dietro l'orecchio pseudoipoacusico per far mostra di cercare di sentire meglio. La persona normale modula automaticamente il volume della propria voce a seconda del rumore di fondo dell'ambiente circostante; lo pseudoipoacusico può parlare troppo forte o troppo piano rispetto alla sua soglia uditiva. Questi aspetti comportamentali possono suggerire ipotesi, ma sono troppo aleatori per portare a conclusioni diagnostiche; sottolineano però che la caratteristica principale di una pseudoipoacusia è la mancata coerenza tra le varie prove uditive.

Strumenti diagnostici

La semplice ripetizione dell'audiometria può portare a una conclusione di non organicità del difetto acustico che si sta valutando. La normale differenza di soglia uditiva tra diverse determinazioni audiometriche è compresa tra 0 e 15 dB; una variabilità maggiore è quindi indice di non organicità dell'ipoacusia.

All'esame audiometrico il paziente organico tende a dare errate risposte positive (falsi positivi) perché portato ad avvertire anche suoni inesistenti; il paziente non organico tende a non commettere di questi errori ed è piuttosto indotto ad affermare di non avvertire stimoli veri (falsi negativi): il rapporto falso positivo/falso negativo sarà quindi squilibrato verso il secondo.

Il suono perde circa 40 dB nel passare per via aerea da un orecchio all'altro. In caso di ipoacusia asimmetrica, la stimolazione in cuffia dell'orecchio maggiormente difettoso fa sì che il suono possa essere avvertito dall'orecchio controlaterale se ne uguaglia o supera di 40 dB la soglia uditiva. Nella trasmissione per via ossea la perdita di intensità interaurale è di 0-10 dB. La conoscenza di queste caratteristiche fisiologiche può evidentemente essere di grande utilità nella distinzione tra deficit organico e non [15]: nel primo caso il soggetto in esame segnalerà di percepire gli stimoli sonori portati sull'orecchio ipoacusico con intensità di soglia superiore a 40 dB (via aerea) e a 15 dB (via ossea) rispetto a quella dell'orecchio sano; il paziente pseudoipoacusico invece tenderà ad affermare di non aver sentito.

Come altri test specialistici, i potenziali evocati uditivi sono strumento utile per lo studio della via acustica; i BAEP accertano con discreta accuratezza le capacità uditive e permettono di determinare la soglia uditiva se eseguiti con riduzione progressiva dello stimolo fino alla scomparsa del potenziale (curve intensità-ampiezza o curve intensità-latenza del picco V degli stessi BAEP). La presenza di questi potenziali non garantisce però riguardo alla capacità di percepire i suoni [15].

Anche in questo caso, la TAC e la RMN sono strumenti indispensabili di diagnosi eziopatogenetica (Tabella 19.4).

Tabella 19.4 Cause di perdita dell'udito [12]

| **Deficit di conduzione** |
| Ostruzione del canale acustico esterno (cerume, corpi estranei, acqua, sangue) |
| Perforazione della membrana timpanica |
| Malattie dell'orecchio medio |
| Malattie del naso-faringe con ostruzione della tuba di Eustachio |
| **Deficit sensorineurale** |
| Malattie della coclea |
| Trauma acustico |
| Malattie di Ménière |
| Infezioni |
| Malattie congenite (es. rosolia congenita) |
| Presbiacusia |
| Malattie del nervo e dei nuclei cocleari |
| Tumori (es. neurinoma dell'acustico) |
| Infezioni (meningite, sifilide) |
| Traumi (es. frattura del cranio) |
| Tossine e farmaci |
| Presbiacusia |
| Lesioni nucleari (vascolari, infiammatorie o neoplastiche) |
| Lesioni delle vie acustiche centrali |

Pseudovertigini

Quella di "vertigine" è una definizione con la quale i pazienti indicano una congerie di sintomi che vanno dalla sensazione di testa vuota, all'impressione di sbandamento, alla difficoltà di concentrazione. Le vertigini fobiche posturali rappresentano gran parte dei disturbi privi di supporto organico. L'ansia, con l'iperventilazione come possibile fattore inducente nella cosiddetta *hyperventilation syndrome*, è la maggiore responsabile di queste mal definibili sensazioni [16], ma le vere vertigini possono a loro volta provocare sindromi psichiatriche reattive perché l'esperienza vertiginosa è insolita, sconosciuta e quindi portatrice di notevole carica ansiogena [17].

L'approccio diagnostico alle sindromi vertiginose è basato sulla descrizione soggettiva dei sintomi. Le vertigini da ansia sono descritte come giramenti e incertezze del cammino o attacchi vertiginosi che durano frazioni di secondo o che sono scatenati o esacerbati da situazioni sociali o di *stress*. Si deve ancora sospettare la presenza di una vertigine psicogena quando il paziente riferisca di essere sotto attacco di vertigine rotatoria senza che si evidenzi nistagmo spontaneo all'esame con occhiali di Frenzel o se manchino il vomito o almeno la nausea che più tipicamente sono associati a lesioni vestibolari. Soprattutto in questi casi, la pseudovertigine va distinta dalla vertigine presente negli attacchi di emicrania basilare, dagli esiti traumatici cerebro-vestibolari, dalle sensazioni di mancamento dovute a ipotensione farmacologica o disautonomica.

Una storia di vertigine rotatoria, latero-pulsione e nausea con segni clinici obiettivi di nistagmo rotatorio depone nettamente per la presenza di un'alterazione vestibolare. Le eventuali tendenze a cadere in una sola direzione sono proprie delle vertigini rotatorie, ma va ricordato che anche l'esame otovestibolare può essere del tutto normale nelle fasi intercritiche.

L'ovvia possibilità di una neurite vestibolare che si sovrapponga a una preesistente nevrosi complica ulteriormente la diagnosi differenziale tra deficit organico e funzionale.

Strumenti diagnostici

L'esame con gli occhiali di Frenzel impiegati per eliminare la fissazione, l'esame otovestibolare (OTV) con i test di stimolazione calda, fredda, rotatoria, l'oculonistagmogramma sono spesso normali nelle fasi intercritiche; ma sono cardinali per la dimostrazione di un deficit di natura organica.

Disartria e disfagia non organiche

La disfonia è un comune disturbo funzionale dell'eloquio. Spesso si presenta come un sussurro o con voce roca come da laringite, oppure prende forma di balbuzie o di eloquio estremamente lento e inframmezzato da lunghe esitazioni. In alternativa, il deficit si presenta come agrammatismo pseudoafasico: il linguaggio comprende cioè i soli verbi principali e i sostantivi, senza preposizioni, o è caricaturale con verbi coniugati solo all'infinito. Al limite, il paziente può mostrarsi mutacico. Dai disturbi non organici va però differenziata la disfonia-disartria spasmodica, sintomo di distonia focale.

Molti pazienti lamentano sensazioni di nodo in gola, il cosiddetto "bolo isterico" che, in assenza di lesioni locali, va differenziato dai deficit provocati dalle malattie del bulbo encefalico o della muscolatura a innervazione bulbare (es., miastenia *gravis*).

Strumenti diagnostici

Gli esami neurofisiologici (elettromiografico, neuronografico, stimolazione ripetitiva dei tronchi nervosi) e la videofluoroscopia possono dare importanti informazioni sull'eventuale presenza di alterazioni neurofisiologiche e sullo svolgimento della deglutizione.

Durante la stazione eretta il paziente non organico può oscillare grossolanamente, presentare ampi movimenti di caduta e ripresa mentre si toglie e si infila i pantaloni o le calze, magari senza necessità di appoggio. Ancora, le oscillazioni del paziente non organico coinvolgono il corpo a partire dalle anche, mentre quelle del paziente organico si realizzano soprattutto a partire dalle caviglie. Il paziente non organico è in genere teatrale nelle sue manifestazioni e può migliorare la sua prestazione se distratto: per esempio chiedendogli di eseguire all'impiedi la manovra indice-naso o calcoli semplici come la serie 100-7.

Le anormalità psicogene della marcia sono spesso caratterizzate da sforzo o lentezza esagerati ed esibiti, da atteggiamenti insoliti e non economici, da frequenti cedimenti delle ginocchia, come se il paziente fosse in procinto di cadere: *near falling*. Oppure, si manifestano con una zoppia di fuga in cui l'arto inferiore pseudoparetico è trascinato a corpo morto, a ginocchio bloccato, ma senza il movimento falciante tipico del danno piramidale. Oppure, il paziente cammina come sul ghiaccio in modo pseudoatassico con incrociamenti delle gambe che rendono instabile e irregolare l'avanzamento [5], con variabilità dei sintomi a seconda che si senta o meno osservato. Durante il cammino inoltre il paziente pseudo-emiplegico non presenta il tipico atteggiamento a mano addotta e dita flesse della decorticazione e solo raramente presenta la riduzione dei movimenti pendolari di accompagnamento degli arti superiori che si riscontra nell'emiparetico o nel parkinsoniano. I disturbi motori non organici sono poi generalmente associati ad altri sintomi, come sensazioni vertiginose, astenia e faticabilità di uno o più arti.

La definizione di "astasia-abasia" si riferisce all'incapacità di mantenere la stazione eretta e di camminare di pazienti che sono in grado di compiere movimenti normalmente fluidi e stenici da coricati.

In breve i disturbi psicogeni del cammino sono caratterizzati da:
- sforzo esagerato o affaticamento, cedimenti delle ginocchia, smorfie, sospiri;
- lentezza differente da quello parkinsoniana per l'apparente sforzo con cui si compie;
- fluttuazioni: variazioni della marcia e della postura anche durante il singolo esame;
- scuotimenti convulsi; certi comportamenti sono così emozionali e drammatici da essere difficilmente attribuibili a un qualsiasi disturbo fisico;
- atteggiamenti non economici, mentre i pazienti con malattia fisica tendono a ridurre lo sforzo al minimo;
- bizzarria del cammino; a questo proposito va considerato che anche il cammino coreico o del parkinsoniano scompensato può essere del tutto bizzarro;
- elemento ulteriore di psicogenicità può essere l'assenza di sintomi concomitanti che riconducano a uno stesso substrato anatomico: per esempio, una paraparesi è più probabilmente organica se associata a disturbi sfinterici;
- presenza di segni psicogeni "positivi" sovrapposti: deficit sensitivi a distribuzione che non segue le vie anatomiche, alterazioni della parola.

Disturbi della stazione eretta e della marcia

Test della spinta: il paziente può oscillare violentemente dalla stazione eretta anche subendo spinte modeste.

Suggestione: all'opposto della distrazione, il richiamo dell'attenzione del paziente può aggravare il sintomo.

Nuovi test di cammino: chiedere al paziente di camminare all'indietro può paradossalmente modificare il deficit in senso positivo.

Strumenti diagnostici

Pseudoparalisi

Nel tentativo di guardare verso l'alto la ptosi palpebrale organica monolaterale è normalmente associata ad aumento dell'attività della muscolatura frontale che si esprime con un corrugamento; la *pseudoptosi*, non organica, è accompagnata da mancata attività della stessa muscolatura.

Astenia funzionale

Il paziente con deficit stenico organico oppone una resistenza costante al movimento passivo, che è superata lentamente da una forza superiore; quello non organico tende a cedere improvvisamente o a opporre una resistenza variabile "a ruota dentata".

La flessione della coscia contro resistenza (segno di Hoover) è la manovra più utile per diagnosticare l'astenia non organica di un arto inferiore. Il test ha il suo principio nel fatto che l'uomo tende a estendere la coscia controlaterale a quella che flette contro resistenza. Il paziente, supino, deve sollevare l'arto inferiore astenico mentre l'esaminatore mette una mano sotto il tallone dell'arto normale. Se il paziente non cerca di sollevare l'arto debole non ci sarà pressione verso il basso dell'arto sano. Alternativamente, al paziente è richiesto di sollevare l'arto normale contro resistenza mentre l'esaminatore mette una mano sotto il tallone dell'arto paralizzato per apprezzare la spinta sinergica verso il basso degli estensori dell'anca.

Allo stesso modo, il passaggio dalla posizione supina alla seduta ad arti inferiori abdotti e arti superiori incrociati sul petto, avviene normalmente con una pressione dei talloni contro il piano di appoggio; il paziente emiplegico organico effettua invece questo passaggio flettendo il tronco e la coscia e sollevando l'arto inferiore paretico dal piano del letto.

Questi test possono essere inficiati dalla presenza di dolore che può ostacolare il movimento degli arti e talvolta sono lievemente positivi anche nel normale.

Riflessi osteo-tendinei
La mancanza di rilassamento muscolare, magari dovuta a tensione psicologica, può provocare iperreflessia. Alcuni individui, soprattutto se molto muscolosi, possono avere riflessi profondi ineccitabili anche in assenza di patologia.

Riflessi superficiali
L'assenza degli addominali non è di per sé patologica ed è causata da molte condizioni come la pluriparità, l'obesità, i pregressi interventi chirurgici ecc. È segno più significativo di malattia l'asimmetria dei riflessi: sia profondi sia superficiali.

Il segno di Babinski
Il *segno di Babinski* è storicamente indice di lesioni piramidali ed è stato introdotto proprio per distinguerle dalle paralisi isteriche.

Deficit sensitivi

Il disturbo sensitivo che arrivi a tagliare il corpo in due metà esatte è segno di funzionalità piuttosto che di organicità, in quanto le branche cutanee dei nervi sensitivi si sovrappongono sulla linea mediana a quelle controlaterali; il limite di un'ipo-anestesia organica si colloca quindi a 1-2 centimetri oltre la linea di mezzo.

In assenza di paralisi, poche patologie spinali coinvolgono contemporaneamente più di due radici o dermatomi. Ogni ipoestesia isolata che coinvolga un intero arto o un'intera parte del corpo dovrebbe quindi indurre a un'attenta cautela interpretativa.

Il deficit sensitivo non organico può:

1. avere una distribuzione a calza e guanto (per altro possibile anche in alcune polineuropatie organiche) e interessare tutte le modalità sensitive di un intero arto, spesso fino alla radice, senza corrispondenti sintomi di altre funzioni (es., deficit sensitivo all'inguine senza disturbi motori o sfinterici e con riflessi normali);
2. interessare la parte anteriore delle regioni coinvolte con risparmio della posteriore (palmo e non dorso della mano; addome e non dorso);
3. essere variabile di intensità o avere una distribuzione a chiazze (come nella lebbra);
4. essere accompagnato da altri deficit sensoriali come offuscamento visivo o disturbo uditivo omolaterali al deficit sensitivo emisomatico.

In tutti i casi, resta molto importante la riproducibilità dell'esame, in quanto nel breve periodo il paziente organico tende a presentare deficit sensitivi simili o scarsamente variabili [10].

La diagnosi di tremore psicogeno richiede chiaramente la preventiva esclusione di altre cause di tremore organico come l'ipertiroidismo, il tremore essenziale, il Parkinson. Come avviene in altre sindromi non organiche, anche il tremore psicogeno ha esordio acuto e progressione rapida, è spesso bizzarro e di frequenza variabile.

Data la laboriosità nel mantenere costante la frequenza di un movimento oscillatorio di un segmento corporeo, sarà più probabilmente organico il tremore che abbia questa caratteristica. Per analoga difficoltà, è fortemente suggestivo di organicità il tremore che si esprima con frequenza diversa in due o più regioni corporee.

La difficoltà di mantenere movimenti non correlati e a diversa frequenza viene sfruttata chiedendo al paziente con tremore di un arto di eseguire una data sequenza ritmica con l'arto controlaterale; in questi casi il tremore psicogeno tenderà a svanire o a scivolare verso la frequenza del movimento richiesto dall'esaminatore. Il paziente funzionale tende infatti a muovere allo stesso modo tutte e due le mani (trascinamento) o, più frequentemente, esegue in modo irregolare o incompleto il movimento ritmico richiesto. Ancora, l'aggiunta di peso a un arto tremante provoca un aumento di ampiezza del movimento anomalo nel paziente non organico, una sua riduzione nei pazienti organici.

La presenza di coattivazione di muscoli antagonisti a quelli che provocano il tremore, dimostrata clinicamente o neurofisiologicamente, si colloca tra le caratteristiche utili per la diagnosi di tremore psicogeno, perché nel tremore organico non c'è attivazione contemporanea della muscolatura agonista e antagonista. Da ultimo, la maggior frequenza mantenibile di un tremore di origine volontaria è 11 Hz, ha quindi grande probabilità di essere involontario, cioè organico, ogni tremore che si manifesti con una frequenza maggiore [18].

Disturbi non organici del movimento: tremore

L'esame elettromiografico con poligrafia può essere dirimente rispetto alla psicogenicità o alla organicità del tremore.

La diagnosi di crisi psicogena è spesso impossibile su base puramente anamnestica; può essere suggerita dall'osservazione di attacchi epilettici atipici. Non esistono però segni clinici che appaiano solamente negli attacchi epilettici o in quelli pseudo-epilettici. Anche la bizzarria di alcune manifestazioni psicogene può essere uguagliata da quella delle crisi frontali e la diagnosi differenziale è ulteriormente complicata dalla possibile presenza di crisi epilettiche e di crisi psicogene nello stesso paziente (Tabella 19.5).

Tabella 19.5 Caratteristiche distintive tra crisi epilettiche e non epilettiche [18]

Sintomi	Non epilettici	Epilettici
In situazioni particolari	occasionale	raro
Esordio graduale	comune	raro
Precipitato da stimoli (rumore, luce)	occasionale	raro
Attività motoria variabile	comune	molto rara
Movimenti asincroni degli arti	comuni	rari
Movimenti finalizzati	occasionali	molto rari
Movimenti ritmici della pelvi	occasionali	rari
Opistotono	occasionale	molto raro
Scuotimento della testa da un lato all'altro	comune	raro
Morsicatura lingua	occasionale	rara
Vocalizzazione in fase tonico-clonica	occasionale	molto rara
Chiusura degli occhi	molto comune	rara
Convulsioni di durata > di 2 minuti	comune	molto rare
Resistenza apertura palpebrale passiva	comune	molto rara
Riflessi alla luce pupillare	spesso mantenuti	spesso assenti
Reattività durante l'incoscienza	occasionale	molto rara
Presenza di cianosi	rara	comune
Rapida ripresa post-critica	comune	rara

Le crisi psicogene si verificano quasi sempre in presenza di "pubblico", possono durare più di 2 minuti, tendono ad assumere l'aspetto dello stato epilettico; gli accessi sono facilitati da emozioni o da stress. Lo stesso può avvenire però nelle crisi epilettiche vere. È nota anche al grande pubblico la crisi comiziale che ai mondiali di atletica di Tokio del 1991 ha compromesso la gara sui 5.000 metri di uno degli atleti favoriti. Fu un esempio tipico di come lo stress e l'iperventilazione della corsa possano facilitare attacchi epilettici. Nel caso di questo campione le crisi ne determinarono la sconfitta prima, gli troncarono la carriera poi.

Le crisi comiziali si ripetono però con una fenomenologia che resta uguale a se stessa; si può dire che si muovano sempre sulla stessa strada anche se possono iniziare il loro percorso da punti diversi. Le crisi psicogene sono più variabili, fantasiose, esibite, con ampi, irregolari, magari violenti movimenti degli arti e del bacino o con l'assunzione di un atteggiamento di iperestensione della muscolatura cervicale, del tronco e degli arti inferiori, simile a quello dei lottatori che fanno il "ponte" per evitare lo schienamento e che è conosciuto come "arco di Charcot".

Un elettroencefalogramma (EEG) intercritico normale non è dirimente, in quanto l'EEG può essere normale anche in presenza di epilessia certa. La valutazione elettroencefalografica di base, quella dopo privazione di sonno o con registrazioni prolungate in telemetria o in video-EEG, se negative, possono indirizzare verso una diagnosi di psicogenicità. Questa diagnosi diventa molto probabile nel caso l'EEG resti normale addirittura durante le crisi o nonostante la presenza di crisi frequenti.

Strumenti diagnostici

Il coma isterico o di conversione è raro; spesso è clinicamente indistinguibile dalla simulazione e, almeno inizialmente, dalla catatonia. Relativamente frequenti sono i casi riportati nella letteratura anestesiologica, in generale riguardanti donne che non si svegliano dall'anestesia.

La diagnosi di coma non organico può essere suggerita dall'anamnesi nel caso la variazione dello stato di coscienza sia stata causata da stress o quando il paziente sia caduto a terra senza traumi cranici.

L'esame clinico è mirato sulle caratteristiche dei movimenti oculari. Nello pseudo-coma, gli occhi sono chiusi con pupille normoreagenti e di diametro congruo con le condizioni di luce. Il paziente può presentare una resistenza attiva all'apertura forzata delle palpebre, oppure queste vengono chiuse rapidamente e completamente una volta che siano lasciate libere. I movimenti spontanei degli occhi tendono a essere rapidi e scattanti piuttosto che lenti e erratici o pendolari come nel coma organico. Ancora, gli occhi possono essere deviati in una particolare direzione o verso il basso; comunque non sono rivolti verso l'esaminatore.

Gli arti di solito non offrono resistenza al movimento passivo, ma ci può essere attiva opposizione; comunque il paziente tende ad allontanare dal viso la mano che vi è stata lasciata cadere dall'esaminatore. All'osservazione si possono rilevare occasionali movimenti volontari o cambi di posizione nel letto [19]. Il respiro è normale o tachipnoico.

Il quadro EEG è quello di veglia. Devono comunque essere eseguiti gli esami necessari per escludere la presenza di un danno metabolico o di lesioni cerebrali tali da determinare una sindrome da *locked-in*.

Coma isterico

La letteratura è certamente ricca di pazienti con amnesia isterica o associata a stati dissociativi. In generale l'amnesia isterica è caratterizzata dall'incapacità del paziente di ricordare le caratteristiche anagrafiche personali, data di nascita com-

Amnesia psicogena

presa, e dalla perdita della memoria per i luoghi in cui ha trascorso gran parte della sua vita. Questa caratteristica è tipicamente assente nei pazienti con amnesia organica, nei quali la perdita dei dati biografici fondamentali è indice di demenza gravissima.

I pazienti con amnesia retrograda autobiografica senza danno cerebrale presentano in genere problemi psichici chiari e sintomi aggiuntivi di "somatizzazione" come astenia degli arti, anomia, paralisi diverse che orientano ulteriormente la diagnosi [20].

Distonia psicogena

Fino a una ventina di anni fa, alcune sindromi distoniche soprattutto focali come il torcicollo e il crampo dello scrivano erano erroneamente etichettate come isteriche; anche ora la distonia psicogena è però spesso del tutto indistinguibile da quelle che non lo sono. Del resto, il giudizio di non organicità è sostanzialmente clinico e si basa su criteri in gran parte simili a quelli impiegati per gli altri disturbi del movimento (Tabelle 19.6 e 19.7). Nella distonia organica l'esordio è tipicamente graduale con andamento ingravescente, la compromissione degli arti inferiori è rara nei casi a esordio dopo i 26 anni.

Tabella 19.6 Caratteristiche cliniche dei disturbi psicogeni del movimento [1]

1. Modalità di esordio
Acuto
Con evento precipitante
Rapida progressione con rapido raggiungimento della sintomatologia massima
2. Segni clinici
Incongruenti con una malattia organica
I movimenti aumentano con l'attenzione e si riducono con la distrazione
Movimenti anormali multipli
Deliberata lentezza del movimento
Coattivazione (aumento dell'ampiezza del tremore con l'aggiunta di un peso all'estremità tremante)
Associazione con falsa debolezza, deficit sensitivo e dolore
3. Risposta al trattamento
Mancata risposta ai trattamenti appropriati
Risposta positiva al placebo
Remissione con psicoterapia

Tabella 19.7 Livelli di certezza nella diagnosi di disturbi psicogeni del movimento [23]

Movimenti psicogeni documentati
I movimenti sono risolti dalla psicoterapia, dalla suggestione o dal placebo o scompaiono spontaneamente quando il paziente si ritiene non osservato
Movimenti psicogeni clinicamente stabiliti
I movimenti sono incongrui con malattie organiche o si presentano con sintomi inconsistenti, si aggiungono alla presenza di altri falsi segni neurologici, a somatizzazione multiple o a malattie psichiatriche documentate
Movimenti probabilmente psicogeni
I movimenti sono incongrui con malattie organiche o non hanno consistenza, ma non sono rilevabili altre caratteristiche che ne supportino la psicogenicità
Disturbi psicogeni del movimento possibili
Sospetto basato unicamente sulla chiara presenza nel paziente di altri disturbi emotivi

Nella distonia psicogena l'esordio dei sintomi è acuto, la progressione rapida fino a una prolungata stazionarietà. Il movimento distonico non organico è spesso parossistico e doloroso mentre lo è raramente quello organico, torcicollo escluso, e i parossismi sono in genere riconducibili a precise cause scatenanti.

I pazienti non organici possono resistere ai movimenti passivi e nello stesso tempo essere incapaci di attivare volontariamente gli stessi muscoli "resistenti"; la direzione delle posture distoniche è spesso variabile ed è frequente la distonia dei piedi, molto rara nella distonia organica dell'adulto. Nessuna di queste caratteristiche è però definitiva, perché tutte possono essere osservate anche nella distonia organica [21].

D'altro canto, alcuni movimenti distonici organici possono suggerire una diagnosi di funzionalità perché:

1. possono essere molto variabili nel tempo;
2. si risolvono spontaneamente nel 20% dei pazienti;
3. possono manifestarsi, come il crampo dello scrivano, solo di fronte a compiti specifici (*task-specific*);
4. alcuni pazienti, distonici a riposo, migliorano con l'esercizio (distonia paradossa);
5. altri alleviano la distonia con "trucchi sensitivi" come possono fare anche i pazienti organici che alleviano il torcicollo toccandosi il collo;
6. alcune distonie sono parossistiche o, come accade soprattutto nella distonia dopa-responsiva, si modificano nel corso della giornata (Tabella 19.8) [22].

Tabella 19.8 Distonia psicogena e distonia idiopatica generalizzata: diagnosi differenziale [modificata da 21]

Distonia psicogena	Distonia idiopatica
Esordio con distonia a riposo	Esordio con distonia di azione
Comune l'esordio agli arti inferiori anche in pazienti adulti	Rara compromissione degli arti inferiori con esordio età adulta
Frequenti spasmi fissi	Frequenti spasmi mobili
Progressione rapida	Progressione lenta
Movimenti distonici variabili nel tempo	Movimenti distonici simili nel tempo
Assenza di gesti antagonisti	Frequente presenza di gesti antagonisti
Disabilità e abilità selettive e incongrue con la presenza di spasmi fissi	Capacità sorprendentemente conservate malgrado la gravità dei disturbi del movimento e della postura
Dolore (anche da pressione lieve), esacerbato dai movimenti passivi	Usualmente non dolorosa
Nessun miglioramento dopo sonno	Miglioramento dopo il sonno
Movimenti distonici parossistici (isolati o misti a distonia persistente)	Generale assenza di parossismi
Altri disturbi psicogeni del movimento	Possibilità di altri disturbi del movimento (tremore, mioclono)
Altre malattie neurologiche non organiche	Rare
Frequenti le cause scatenanti	Rare le cause scatenanti
Remissioni: spontanee dopo terapia non fisiologica	Remissioni spontanee solo occasionali (in particolare nel torcicollo)
Familiarità assente	Familiarità spesso presente

Strumenti diagnostici

Nel caso di una distonia esordita sotto i 26 anni il principale esame diagnostico prevede la ricerca della delezione DeltaGAG del gene DYT1. L'alterazione identifica il 100% dei portatori e conferma la diagnosi di distonia organica senza necessità di ulteriori esami. Se l'esame è negativo o non c'è indicazione alla sua esecuzione (distonia esordita dopo i 26 anni) si effettua un tentativo terapeutico a base di levo-dopa; l'eventuale efficacia del farmaco permette di porre la diagnosi *ex iuvantibus* di "distonia dopa-responsiva".

Il movimento distonico può essere studiato neurofisiologicamente per evidenziare la contemporanea attivazione di gruppi muscolari agonisti e antagonisti.

Per escludere la presenza di lesioni cerebrali strutturali si esegue in ogni caso uno studio RMN dell'encefalo.

La prognosi dei pazienti con disturbi non organici del movimento non è positiva. Il 90% dei pazienti ne risulta ancora affetto a 3 anni dalla prima osservazione e, nel 38% dei casi, altri movimenti patologici possono aggiungersi a quelli presenti alla prima osservazione [23].

Lo stesso vale per i pazienti con disturbi funzionali motori o sensitivi: a distanza di 6 anni il 50% è ancora sintomatico. Dopo 12 anni di osservazione, solo il 33% dei pazienti non organici con deficit monolaterali della forza o delle sensibilità risulta in grado di svolgere un'attività lavorativa a tempo pieno, mentre il 47% cessa il lavoro per malattia [24]. La prognosi è grave anche per i pazienti con convulsioni non epilettiche, il 70% dei quali continua ad avere crisi 11 anni dopo la loro prima comparsa, mentre il 56% necessita di essere socialmente assistito. La presenza di supporto psicologico non sembra migliorare di molto l'evoluzione dei sintomi. Una lunga storia di deficit non organici, specialmente se debilitanti, è ovvio indice di cattiva prognosi. Questa migliora se il paziente trova un equilibrio emozionale e gode di buon supporto sociale [25].

Prognosi nei disturbi non organici

L'errore diagnostico è frequente nei pazienti giudicati "non organici"; può avere cause diverse, ma è spesso legato al fatto che la diagnosi di "funzionalità" si basa spesso sulla mancata dimostrazione di una malattia organica. La presenza di ipocondria, il potenziale guadagno secondario e le alterazioni sensitive inusuali sono in generale considerati indizi di funzionalità della sintomatologia (Tabella 19.9), però:

Conclusione

1. anche nei pazienti organici è spesso rintracciabile una storia suggestiva di ipocondria;
2. anche i pazienti "funzionali" rimangono suscettibili a indiscutibili malattie organiche;
3. le circostanze suggestive di un possibile guadagno secondario sono molto frequenti e la loro valorizzazione dipende spesso dall'atteggiamento psicologico dell'esaminatore;
4. la bella indifferenza non è un segno affidabile di isteria perché può essere frutto di una mancata percezione di gravità della malattia o può essere espressione di alterazione del sistema nervoso centrale;
5. i pazienti cerebrolesi sono molto suggestionabili e possono dare riposte che variano con l'aspettativa dell'esaminatore;
6. nelle lesioni parietali i disturbi sensitivi possono avere distribuzione atipica fino ad assumere aspetti pseudoradicolari. Nella lebbra possono apparire "a chiazze".

Tabella 19.9 Criteri di distinzione tra sindromi organiche e non organiche

Sindrome	Organica	Non organica
Anosmia	percepisce ammoniaca; deficit gustativi +; potenziali evocati –	non percepisce ammoniaca; gusto normale; potenziali evocati +
Amaurosi	riflessi alla luce e alla minaccia –; Ny ottocinetico –; PEV –	visione tubulare o spirale; reazione alla minaccia; diplopia monoculare; Ny ottocinetico +; PEV +
Cofosi	audiometria coerente; falsi positivi; BAEP –	audiometria variabile; falsi negativi; BAEP +

(cont.)

Sindrome	Organica	Non organica
Vertigini	anamnesi congrua; Ny + le crisi	anamnesi incongrua; Ny – anche durante le crisi
Disartria-disfagia	anamnesi congrua; esami neuro-fisiologici o radiologici dimostrativi	anamnesi incongrua; esami neurofisiologici o radiologici non dimostrativi
Deficit di stazione eretta e marcia	oscillazione dalle caviglie; presenza di sintomi associati	*near falling* dalle anche; astasia-abasia; amplificazione
Deficit stenico	alterazione riflessi o sensibilità Babinski +; alterazioni del tono muscolare	manovra di Hoover; riflessi normali; cedimento improvviso contro resistenza
Deficit sensitivo	asimmetria sulla linea mediana; deficit associati; coerenza anatomica; costanza temporale	limite mediano; assenza di deficit associati; incoerenza anatomica; variabilità temporale
Tremore	frequenza anche > 11 Hz; frequenza costante; differente frequenza del tremore contemporaneo di due distretti	frequenza variabile; coattivazione; trascinamento
Disturbi della coscienza e del movimento	vedi Tabelle 19.4-19.6	

+: presente; –: assente; *Ny*: nistagmo; *PEV*: potenziali evocati visivi; *BAEP*: potenziali evocati uditivi

Tra i pazienti che sono maggiormente a rischio di aver una diagnosi scorretta di non organicità si annoverano le donne, gli omosessuali, i pazienti portatori di malattia psichica, quelli che si presentano con disturbi del movimento inusuali; quelli che descrivono i loro deficit in modo fiorito o semplicemente in modo culturalmente diverso da quello dell'esaminatore [26].

Bibliografia essenziale

1. Hinson VN, Blake Haren W (2006) Psychogenic movement disorder. Lancet Neurology 5:695-700
2. Henningsen P, Zipfel S, Herzog W (2007) Management of functional somatyc syndromes. Lancet 369:946-955
3. Stone J, Carson A, Sharpe M (2005) Functional symptoms and signs in neurology: assessment and diagnosis. J Neurol Neurosurg Psychiatry 76(Suppl 1):2-12
4. Feistein A, Stergiopoulus V, Fine J, Lang AE (2001) Psychiatric outcome in patients whith a psychogenic movement disorder: a prospective study. Neuropsychiatry Neuropsychol Behav Neurol 14:169-176
5. Hayes MV, Graham S, Helford P, et al. (1999) A video review of the diagnosis of psychogenic gait: appendix and commentary. Movement Disorder 14(6):914-921
6. Stone J, Smyth R, Carson A, et al. (2006) La belle indifference in conversion symptoms and hysteria:systematic review. Br J Psychiatry 188:204-209
7. Fishbain DA, Cutler R, Rosomoff HL, Rosomoff RS (1999) Chronic pain disability exaggeration/malingering and submaximal effort research. Clin J Pain 15(4):244-274
8. Waddell G, McCulloch JA, Kummel E, Venner RM (1980) Nonorganic physical signs in low-back pain. Spine 5(2):117-125
9. Fishbain DA, Cutler RB, Rosomoff HL, Rosomoff RS (2004) Is there a relationship between nonorganic physical findings (Waddell signs) and secondary gain/malingering? Clin J Pain 20(6):339-408
10. Kiester PD, Duke AD (1999) Is it malingering, or is it "real"? Eight signs that point to nonorganic back pain. Postgrad Med 106(7):77-80, 83-84

11. Lotsch J, Hummel T (2006) The clinical significance of electrophysiological measures of olfactory function. Behav Brain Res 170(1):78-83
12. Campbell WW (ed) (2005) DeJong's The Neurologic Examination. 6th edition. Harper and Row Publisher, Inc
13. Beatty S (1999) Non-organic visual loss. Postgrad Med J 75:201-207
14. Massicotte EC, Semela L, Hedges TR 3rd. (2005) Multifocal visual evoked potential in nonorganic visual field loss. Arch Ophthalmol 123(3):364-367
15. Lin J, Staecker H (2006) Non-organic hearing loss. Semin Neurol 26(3):321-330
16. Staab JP (2006) Chronic dizziness: the interface between psychiatry and neuro-otology. Curr Opin Neurol 19(1):41-48
17. Brandt TH (1991) Vertigo. Springer-Verlag, London
18. Brown P, Thompson PD (2001) Electrophysiological aids to the diagnosis of psychogenic jerks, spasm, and tremor. Movement Disorders 16(4):595-599
19. Baxter CL, White WD (2003) Psycogenic coma: case report. Int J Psychiatry Med 33(3):317-322
20. Markowitsch HJ (2003) Psychogenic amnesia. Neuroimage 20(Suppl 1):S132-138
21. Lang AE (1995) Psycogenic distonia: a Review of 18 Cases. Can J Neurol Sci 22:136-143
22. Miyasaki JM, Sa DS, Galvez-Jimenez N, Lang AE (2003) Psychogenic movement disorders. Can J Neurol Sci 30(Suppl 1):S94-S100
23. Fahn S, Williams PJ (1988) Psychogenic dystonia. Adv Neurol 50:431-455
24. Crimlisk HL, Bhatia K, Cope H, et al. (1998) Slater revisited: 6 year follow up study of patients with medically unexplained motor symptoms. BMJ 316(7131):582-586
25. Reuber M, Mitchell AJ, Howlett Sjet al. (2005) Functional symptoms in neurology: questions and answers. J Neurol Neurosurg Psychiatry 76(3):307-314
26. Gould R, Miller BL, Goldberg MA, Benson DF (1986) The validity of hysterical signs and symptoms. J Nerv Ment Dis 174(10):593-597

Valutazione neuropsicologica

Sylvie Piacentini

20

Questa sezione approfondisce e in parte riprende argomenti già trattati nel volume. Suo scopo è di offrire uno strumento di comprensione degli esami neuropsicologici, così spesso "misteriosi" all'apparenza, ma determinanti in ogni perizia che preveda la valutazione delle funzioni corticali superiori. Si pensi in particolare ai pazienti con demenza e ai traumatizzati cranici, come a tutti i periziandi in cui le lesioni frontali e la perdita di abilità cognitive sono la regola piuttosto che l'eccezione.

Il capitolo è particolarmente esteso e dettagliato perché vuole rispondere alle esigenze non sempre soddisfatte sul come diagnosticare le sindromi psico-organiche e come valutarne la gravità. Oltre a una parte generale, comprende quindi la presentazione di una serie di test che sono spesso trascurati nella letteratura neurologica, ma che possono avere importanza diagnostica uguale o superiore allo stesso *neuroimaging*.

Le funzioni corticali superiori comprendono le capacità linguistiche, quelle mnesiche e matematiche, la possibilità di trarre insegnamento dall'esperienza e di orientarsi nello spazio e nel tempo, le attitudini musicali, la capacità di astrazione e di invenzione; sono cioè le funzioni cognitive che rendono l'uomo un *unicum* nella scala biologica.

La raccolta dell'anamnesi è il primo, fondamentale momento di valutazione dello stato di coscienza di un paziente e della sua adeguatezza intellettuale. Un ulteriore passo prevede test che possono essere rapidamente eseguiti al letto del paziente o in ambulatorio (vedi Cap. 1) e che possono rinviare a successivi approfondimenti strumentali e di laboratorio.

Disordini del lobo frontale

Il lobo frontale occupa circa un terzo della superficie corticale ed è il più grande dei quattro lobi in cui è diviso il cervello umano.

Le aree prefrontali, i cui deficit sono l'argomento di questo paragrafo, sono anteriori all'area 6, alla 8 e ai centri motori della parola.

Le lesioni frontali hanno grande importanza sociale e medico-legale in quanto vedono la demenza e i traumi tra le loro cause principali (Tabella 20.1). I cambiamenti di personalità e i disturbi del comportamento dei pazienti frontali sono noti da oltre un secolo; molti dati sperimentali dimostrano il coinvolgimento del lobo frontale nelle operazioni di attenzione selettiva, sia motoria sia sensoriale: in una conversazione a più voci, il lobo frontale ci permette, per esempio, di ascoltare selettivamente solamente la persona che ci interessa [1]. I deficit frontali restano però difficili da evidenziare all'esame neurologico di *routine* e corrono il costante rischio di essere sottovalutati.

A. Sghirlanzoni, U. Genovese, *Guida alla valutazione medico-legale del danno neurologico*,
© Springer-Verlag Italia 2012

Tabella 20.1 Sindromi neurologiche associate a disfunzioni esecutive

Demenze degenerative	Demenza fronto-temporale (malattia di Pick)	
	Demenza di Alzheimer	
	Demenza sottocorticale	Malattia di Parkinson
		Corea di Huntington
		Paralisi sopranucleare progressiva
Traumi cranici	Penetranti	
	Non penetranti	
Malattie vascolari	Malattia di Binswanger	
	Stato lacunare	
	Leucoacariosi	
	Stroke	
Tumori		
Sclerosi multipla		
Malattie psichiatriche	Schizofrenia	
	Depressione	
	Psico-chirurgia del lobo frontale	
Malattie infiammatorie	Infettive	Aids
		Neurosifilde
		Ascessi cerebrali
		Micosi cerebrali
		Leucoencefalopatia multifocale progressiva
		Encefalite da herpes simplex
		Malattia di Lyme (neuroborreliosi)
		Malattia di Creutzfeld-Jakob
	Non infettive	Lupus eritematoso sistemico (LES)
		Poliartrite a cellule giganti
		Malattia di Behcet
		Malattia di Sjoegren
		Angioite isolata del sistema nervoso centrale

Tre sono le principali sindromi frontali, ciascuna di esse deriva dalla compromissione di una differente regione cerebrale con ruolo preciso nel determinismo delle funzioni corticali superiori.

1. La *corteccia prefrontale dorso-laterale* sovrintende alle "funzioni esecutive" vale a dire:

- presiede l'insieme di attitudini che controllano i processi volontari di scelta, organizzazione e regolazione delle capacità adattative finalizzate alla programmazione psicomotoria e alla generazione di ipotesi;
- rende possibile i cambiamenti del programma in corso, cioè permette di passare da una situazione all'altra, di eseguire e controllare la serie di azioni mirate al raggiungimento di un obiettivo;
- è collegata con l'organizzazione delle abilità personali che permettono di trarre beneficio dalle esperienze precedenti;
- fa da rete neurale per la memoria recente [2]. Collegata e dipendente da quest'area corticale è anche la cosiddetta *working memory*, cioè la facoltà di mantenere le informazioni in un deposito temporaneo per il tempo sufficiente a risolvere un dato problema.

2. La *corteccia orbito-frontale* ha importanti connessioni con il sistema limbico, compresa l'amigdala; è importante per il mantenimento delle caratteristiche di personalità e di comportamento sociale. Le sue lesioni provocano sindromi di disinibizione che variano dall'atteggiamento leggermente non consono a quello maniacale grave. I pazienti con lesioni di questo tipo sono anche predisposti alla labilità emotiva, alla scarsa capacità critica e alla distraibilità.

3. La *corteccia orbitaria mediale* è determinante per l'impulso ad avviare nuove attività, è in relazione all'*arousal* e alla motivazione [3].

Le lesioni delle aree orbitarie mediali, che sono collegate col sistema limbico, possono essere caratterizzate da acinesia e da mutismo, da disturbi della marcia e da incontinenza.

In generale, i pazienti frontali trovano soprattutto difficile eseguire compiti che richiedano una deviazione dalla routine perché non si adattano alle situazioni insolite, sono disattenti e distraibili; trovano difficoltà ad acquisire e sintetizzare le emozioni nuove; si affaticano rapidamente se messi di fronte a un problema intellettuale, possono essere labili emotivamente e avere rapide variazioni di umore e manifestazioni di pianto, di riso o di rabbia in contraddizione con un carattere premorboso magari del tutto equilibrato; oppure possono presentare abulia, cioè incapacità di iniziativa spontanea.

Riassumendo, il danno di queste aree corticali provoca disturbi caratterizzati da [4]:
1. deficit delle funzioni esecutive;
2. disinibizione;
3. apatia.

Le difficoltà di concentrazione e attenzione sono tra i problemi mentali maggiormente associati a lesioni cerebrali [5, 6]. Le aree prefrontali sono le aree cerebrali più coinvolte nell'attenzione e si attivano significativamente durante l'esecuzione di compiti di attenzione selettiva [7]. Le aree prefrontali e il cingolo anteriore sono messi in gioco quando il soggetto deve concentrarsi nella risoluzione di problemi *nuovi*, mentre non lo sono quando la risoluzione di questi diventa automatica [8]. I pazienti con lesioni frontali hanno difficoltà anche nei compiti di attenzione divisa [9]. Quando è presente un deficit di attenzione, *tutte* le abilità cognitive ne risentono, anche se intatte, e la performance cognitiva si abbassa notevolmente e globalmente.

Un'importante caratteristica del sistema attentivo è la sua capacità limitata: solo una quantità delimitata di elaborazione può avvenire nello stesso momento sotto diretto controllo di attenzione.

Aree prefrontali
e attenzione

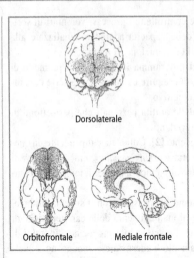

Fig. 20.1 Divisione del lobo frontale con correlati neurocomportamentali

Attenzione focalizzata

L'attenzione selettiva o focalizzata è l'abilità di selezionare uno o due stimoli importanti o target e di ignorare, eliminandone la consapevolezza, gli stimoli distraenti. In genere questo tipo di attenzione si identifica con le abilità di concentrazione.

Un classico test per valutare questo tipo di compromissione è il test delle *matrici attentive* [10], che si basa su un compito di cancellazione di cifre.

Descrizione: il test è costituito da 3 matrici in cui sono disposte 13 righe contenenti 10 cifre ciascuna (0-9). Ogni matrice è a difficoltà crescente perché gli stimoli bersaglio da cancellare passano progressivamente da 1 a 3 (gli stimoli target
sono 10 per ogni matrice per un totale di 60). Il punteggio è costituito dal numero
totale di risposte esatte entro 45 secondi in ciascuna delle 3 matrici (Fig. 20.2).

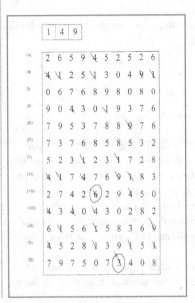

Fig. 20.2 Matrice con 3 stimoli target (1, 4 e 9):
in questa matrice sono stati omessi alcuni item
target e sono presenti intrusioni (6 e 3). Da [10]

Attenzione divisa

L'attenzione divisa consiste nella capacità di svolgere due compiti contemporaneamente oppure di rispondere a diversi elementi contemporaneamente all'interno dello stesso compito.

Un test molto valido usato nella pratica clinica è il *Trail Making Test* [11].

Descrizione: il test è costituito da due parti (A e B). Nella parte A, il soggetto (S) deve unire con una linea in ordine crescente 25 numeri disposti in modo casuale su un foglio (1, 2, 3 ecc). Nella parte B il soggetto deve collegare alternativamente 13 numeri e 12 lettere in ordine progressivo (1A, 2B, 3C ecc), disposti ugualmente in modo casuale su un secondo foglio. Il S deve eseguire entrambi i compiti il più velocemente possibile. Il punteggio totale è dato dalla differenza di tempo impiegato per completare le due parti (Figg. 20.3 e 20.4).

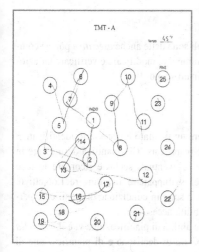

Fig. 20.3 Trail Making Test, parte A: correttamente eseguita

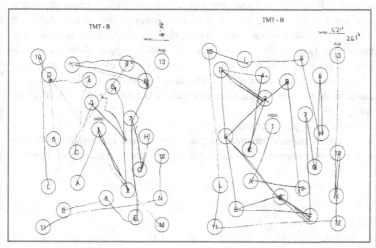

Fig. 20.4 Trail Making Test, parte B. Esempi di performance di pazienti con difficoltà di attenzione divisa; si noti la tendenza a continuare la sequenza di numeri o lettere senza alternanza

Aree prefrontali e
memoria

Pazienti con lesioni delle aree prefrontali hanno difficoltà in compiti che valutano i *meccanismi facilitatori* della rievocazione mnestica più che disordini veri e propri dei *sistemi* di memoria. L'alterazione è legata ai meccanismi di rievocazione e di richiamo delle informazioni correttamente conservate in memoria che impediscono di recuperare *attivamente* l'informazione. Nella vita quotidiana, per esempio, questi pazienti possono non ricordare di andare a un appuntamento, di cambiarsi d'abito, di lavarsi, di mangiare. Ricordarsi di eseguire un'azione pianificata nel futuro (memoria prospettica) richiede l'esistenza di un meccanismo che segnali quando è giunto il tempo per rievocare l'intenzione.

Un esempio di compito di memoria prospettica si trova all'interno di una batteria di test per la memoria, il *Rivermead Behavioural Memory Test* [12], nel subtest *Remembering an appointment*: l'esaminatore punta un timer e chiede al soggetto di ricordarsi di chiedergli un appuntamento per la visita successiva, quando il timer suonerà (dopo 20 minuti).

Aree prefrontali e
funzioni cognitive

Le funzioni cognitive delle aree prefrontali sono dette anche *esecutive* poiché comprendono le capacità di pianificare, programmare, modificare e verificare un'azione volta al raggiungimento di un determinato scopo.

Pianificazione

Per realizzare un'intenzione o raggiungere un risultato è necessario identificare e organizzare una sequenza di azioni, cioè pianificare. Chi pianifica deve essere in grado di valutare alternative, soppesare le eventuali scelte e ricordare le idee sequenziali e gerarchiche necessarie per sviluppare e raggiungere l'obiettivo. Alcuni pazienti con lesioni prefrontali non sono in condizione di pianificare perché sono compromesse una o più delle abilità necessarie.

Tra i test più conosciuti per valutare le abilità di pianificazione vi è il *test della Torre di Londra* [13] che misura le capacità di decisione e di pianificazione di soluzioni efficaci tese alla risoluzione di un compito. Nella versione classica, il materiale è costituito da 3 pioli di diversa lunghezza montati su una struttura di legno e da 3 palline colorate (rosso, verde, blu) (Fig. 20.5). Il test si compone di una serie di 12 prove difficoltà crescente. Si chiede al soggetto di spostare le palline una per volta in modo da disporle, a partire da una configurazione di base, nella stessa posizione di un modello illustrato. La difficoltà consiste nel numero crescente di mosse necessarie per arrivare alla soluzione. Le operazioni richieste sono:

a. formulare un piano generale;
b. identificare traguardi intermedi e organizzarli entro una sequenza di movimenti;
c. conservare i traguardi intermedi e il piano generale nella memoria di lavoro.

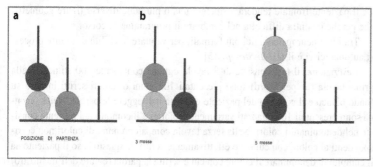

Fig. 20.5 Test della Torre di Londra: **a** posizione di partenza, **b** posizione raggiungibile in 3 mosse, **c** posizione raggiungibile in 5 mosse

Inibizione/perseverazione

L'inibizione è la capacità di sopprimere le risposte automatiche abituali che possono distogliere dal fine prefissato. Per converso, la difficoltà di inibizione induce comportamenti perseverativi che sono particolarmente evidenti in caso di lesione della corteccia premotoria o delle strutture motorie dei gangli della base. La perseverazione, ossia l'incapacità di passare volontariamente da un compito a un altro, è uno dei più sintomi evidenti dell'incapacità di cambiare comportamento adeguandolo in maniera semplice e appropriata alle richieste ambientali.

Un semplice test, il *test della greca* [14] permette di valutare la perseverazione motoria, chiedendo al paziente di disegnare in successione, per più volte, segni diversi alternati (Fig. 20.6).

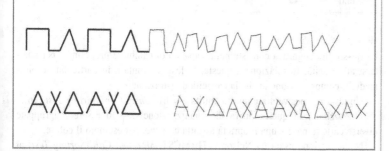

Fig. 20.6 Test della greca

Il paziente frontale tenderà a ripetere una o più delle diverse figure geometriche perché incontra difficoltà nel cambiare il programma in corso.

Tra i test neuropsicologici più formali, per valutare le abilità di inibire processi automatici vi è il *test di Stroop* [15].

Descrizione: il test consiste di 3 tavole ognuna contenente 100 stimoli. Nella prima tavola (W per Word) sono presentati 100 nomi di colori scritti in nero su fondo bianco e il compito del paziente consiste nel leggere le parole. Nella seconda sono presentati 100 quadrati variamente colorati e il compito del paziente consiste nel denominare i colori. Nella terza tavola compaiono nomi di colori non corrispondenti al colore con cui sono effettivamente scritti; in questo caso il paziente ha il compito di denominare il colore con cui è scritta la parola (colore dell'inchiostro) superando l'interferenza prodotta dal processo automatico di lettura (Fig. 20.7). Per ogni tavola il compito deve essere eseguito nel minor tempo possibile.

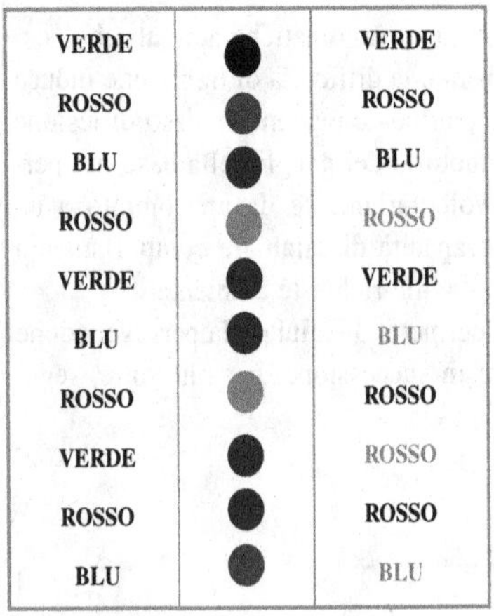

Fig. 20.7 Test di Stroop

Flessibilità cognitiva

La flessibilità cognitiva consiste nella capacità di cambiare programma per adattarsi alle novità. In relazione a questa, le lesioni frontali, in particolare orbitomediali, compromettono anche la capacità di astrazione.

Un test utile per valutare questa abilità è il *Wisconsin Card Sorting Test* [16].

Descrizione: in questa prova di organizzazione devono essere raggruppate diverse carte in base a una proprietà astratta comune, per esempio il colore.

Nella versione usata da Nelson [17] (MCST, *Modified Card Sorting Test*) al soggetto vengono mostrati 4 cartoncini con disegnate figure differenti per forma, colore o numero. Uno alla volta gli vengono presentati 48 cartoncini con figure in qualche modo analoghe a tre dei modelli (Fig. 20.8). Il soggetto deve associare ogni cartoncino a un modello con cui reputa condivida qualche caratteristica; dopo ogni scelta l'esaminatore lo informa se l'assegnazione è "giusta" o "sbagliata". Dopo 6 risposte corrette consecutive si chiede al soggetto di cambiare il criterio associativo; se il paziente ripete la stessa associazione commette un errore perseverativo. Il test considera sia il numero di categorie identificate dal soggetto, sia gli errori perseverativi. Il paziente con alterazioni delle funzioni frontali tende ad avere un'alta frequenza di errori perseverativi.

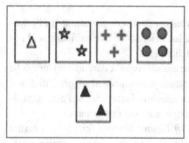

Fig. 20.8 MSCT: in alto i 4 cartoncini cui associare di volta in volta le carte poste sotto

L'abilità a stimare grandezze e quantità è un altro modo per valutare le abilità del paziente di applicare conoscenze, di comparare, di fare valutazioni mentali.

Un test per valutare queste abilità è quello delle *stime cognitive* [18] in cui vengono poste domande del tipo: "A che velocità galoppa un cavallo da corsa?", "Qual è l'altezza media di una donna italiana?", "Quanto è lungo un campo di calcio?". I pazienti con lesioni frontali hanno difficoltà in questo genere di compito.

Ragionamento

Ragionare significa pensare con il proposito conscio di giungere a una conclusione: è il pensiero logico. Le prove per valutare quest'abilità cognitiva sono "verbali" (valutazione emisfero sinistro) e "non-verbali" (valutazione emisfero destro).

Per esplorare il ragionamento verbale si utilizzano test di interpretazione di proverbi e di metafore in cui viene richiesto di trovare le differenze principali [10] o le analogie tra due item.

Nella pratica clinica la prova più usata di ragionamento non verbale è il *test* delle *Matrici Colorate Progressive* [19]. Si mostra una figura incompleta e si chiede al soggetto di scegliere, tra 6 alternative, la parte mancante. Il criterio di scelta deve seguire un ragionamento logico.

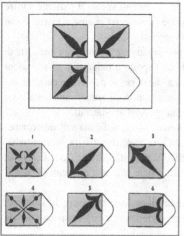

Fig. 20.9 Esempio di figura incompleta del test di John C. Raven *CPM Coloured Progressive Matrices,* Serie A, Ab, B (Organizzazioni Speciali, Firenze, 1984. Per gentile concessione dell'Editore)

Riduzione dell'iniziativa

La riduzione dell'attività può essere determinata da una dissociazione tra l'intenzione e l'azione, così come dall'assenza di intenzionalità o di pianificazione. I test di fluenza hanno lo scopo di identificare tali deficit.

Il *test di fluenza verbale* [20] è uno strumento volto a dare una misura delle capacità di ricerca rapida delle parole. L'esaminatore chiede al soggetto di dire il maggior numero di parole che conosce per categorie fonemiche, una alla volta: F, L, P. Per ogni lettera viene concesso un tempo massimo di 1 minuto.

Per il test di fluenza grafica (RFFT, *Ruff Figural Fluency Test*) [21], a partire da una configurazione di punti, si chiede al paziente di tracciare più configurazioni diverse possibili, connettendo due o più punti attraverso linee rette (Fig. 20.10).

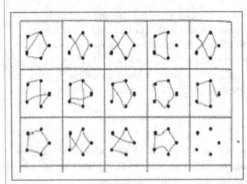

Fig. 20.10 Test RFFT: esempio di performance di fluenza con diversi errori perseverativi. Riprodotto col permesso speciale dell'editore Psychological Assessment Resources, Inc., 16204 North Florida Avenue, Lutz, Florida 33549, dal Ruff Figural Fluency Test di Ruff RM, PhD. Copyright 1988, 1996, Psychological Assessment Resources, Inc. (PAR). Non sono permesse ulteriori riproduzioni senza il permesso della PAR

Aree prefrontali e alterazioni comportamentali

Spesso i pazienti con lesioni prefrontali hanno difficoltà di giudizio pratico e sociale. La disabilità sociale è spesso il loro punto più debilitante. I disordini comportamentali tendono a non presentare aspetti specifici e possono essere raggruppati in 5 categorie principali.

1. *Inerzia patologica*: può essere presente una riduzione della spontaneità, della produttività, dei comportamenti spontanei o dell'iniziativa. Nelle forme lievi, i pazienti mancano di ambizione e di intraprendenza ma sono in grado di svolgere attività usuali. I pazienti con grave compromissione sono in grado di svolgere semplici *routine* o attività domestiche. Ai parenti spesso il paziente appare come "pigro". La grave perdita di iniziativa si trasforma in apatia, mutismo che sono spesso associati a lesioni mesiali superiori.

2. *Difficoltà al cambiamento*: il paziente può prolungare o continuare una serie di atti o sequenze, oppure ripetere identiche risposte a richieste o in situazioni diverse. Il problema non sta nella risposta che di per sé può essere corretta, ma nel perseverarla anche di fronte alle variazioni degli stimoli ambientali. Le lesioni associate alla perseverazione sono spesso dorso-laterali.

3. *Difficoltà nel fermarsi/impulsività e disinibizione*: la difficoltà nell'interrompere un comportamento in atto, che si manifesta come impulsività, iperreattività, disinibizione, è in relazione con la difficoltà di posticipare una gratificazione, una ricompensa. Il paziente viene descritto come se avesse momenti di "perdita del controllo".

4. *Difficoltà di consapevolezza (anosognosia)*: il paziente può avere difficoltà nel percepire i propri errori, nell'interpretare correttamente una situazione sociale

e nell'essere consono con le emozioni degli altri. In alcuni pazienti la mancata consapevolezza tende a manifestarsi con comportamenti euforici, con la violazione di regole sociali, con mancata riservatezza e con comportamenti infantili.
5. *Atteggiamento concreto e perdita dell'astrazione*: il paziente con lesioni frontali può perdere la capacità di cogliere concetti astratti finendo per interpretare tutto in maniera letterale, concreta. Nei casi gravi è persa anche l'abilità di generare spontaneamente previsioni, piani, comportamenti diretti all'obiettivo.

Altri deficit attribuiti a lesioni frontali sono l'ecolalia, l'ecoprassia, la confabulazione, la bulimia e il collezionismo afinalistico.

La memoria ha natura composita. Ciò che chiamiamo "ricordo" è il risultato di un *insieme di sistemi di memoria* differenti ma in interazione tra loro in cui si possono distinguere tre aspetti:

Memoria

1. acquisizione dell'informazione (*codifica*);
2. mantenimento del ricordo nella memoria (*ritenzione*);
3. rievocazione del ricordo, cioè attivazione del ricordo (*recupero*).

Molte e controverse sono le classificazioni della memoria intesa come la possibilità del cervello di immagazzinare e rievocare informazioni.

Secondo una classificazione clinicamente opportuna, perché utile e maneggevole anche se sicuramente incompleta e criticabile, si possono distinguere una memoria immediata, una di breve e una di lungo termine (Fig. 20.11).

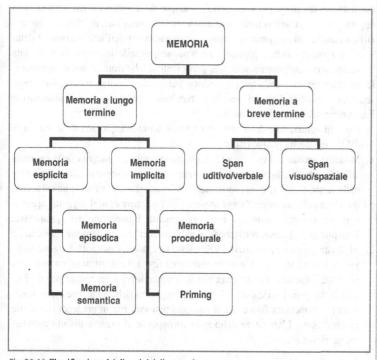

Fig. 20.11 Classificazione dei diversi tipi di memoria

Alla divisione funzionale dei tipi di memoria corrispondono diverse localizzazioni (Tabella 20.2).

Tabella 20.2 Tipi di memoria e loro localizzazione [22]

Tipi di memoria	Localizzazione
Dichiarativa (esplicita): fatti, eventi	Temporale mesiale
Implicita: capacità procedurali	Gangli della base, lobi frontali
Condizionamento classico	Cervelletto (con amigdala)
Memoria immediata (*working*)	Corteccia prefrontale

Memoria a breve termine

La memoria a breve termine (MBT) ha un tempo di ritenzione molto breve (pochi secondi). La MBT raccoglie ed elabora i dati connessi con il compito in corso.

È questo un sistema di memoria a capacità (*span*) limitata, che mantiene poche informazioni in un deposito temporaneo solo per il tempo sufficiente a ultimare un compito semplice. Nel soggetto normale lo *span* di memoria immediata corrisponde alla possibilità di rievocare per secondi o pochi minuti una media di 7 ± 2 "blocchi" di informazioni. Per esempio, dovendo memorizzare una striscia di numeri come: 5 2 1 4 7 6 5 1 2 1 0, ricorderemo un numero minore di cifre se le richiamiamo singolarmente e uno maggiore se le raggruppiamo in blocchi come: 521 476 512. La traccia di questo ricordo si perde quando l'attenzione della persona si rivolge a un altro oggetto. Viceversa, se ripetiamo continuamente l'informazione, possiamo mantenerla in memoria; questo processo attivo di mantenimento dell'informazione è detto *working memory*. Tutti i processi che rendono possibile la memoria immediata implicano il coinvolgimento delle aree prefrontali. Il lobo frontale non è responsabile del mantenimento della traccia mnesica, ma è coinvolto nell'acquisizione, registrazione e codificazione dei ricordi, probabilmente perché capace di promuovere l'attenzione selettiva sul dato da ricordare.

I test di valutazione della memoria a breve termine esplorano di solito sia la modalità verbale sia quella visiva:

1. Modalità verbale – *Digit span* [23]: questo test valuta l'integrità della memoria uditivo-verbale a breve termine. Il compito del paziente consiste nel ripetere nello stesso ordine le cifre pronunciate dall'esaminatore al ritmo di una al secondo. L'esaminatore inizia da una sequenza di 2 o 3 cifre e, se il soggetto ripete in maniera corretta, aumenta progressivamente l'ampiezza delle sequenze. L'ampiezza dello span corrisponde al numero di cifre correttamente rievocate.

2. Modalità visiva – *Span visivo* [10]: questo test valuta l'integrità della memoria visiva a breve termine. L'esaminatore tocca fino a 9 cubetti di legno su di una tavoletta seguendo una sequenza che il paziente dovrà a sua volta ripetere (Fig. 20.12). La prima serie è di 2-3 cubi; la lunghezza delle sequenze è progressivamente aumentata fino a che il paziente non sarà più in grado di riprodurle correttamente. L'ampiezza dello *span* corrisponde al numero di cubi correttamente rievocati.

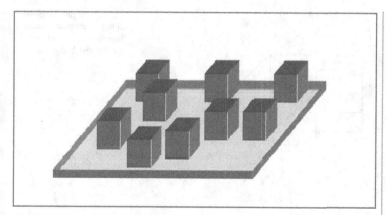

Fig. 20.12 Tavoletta per valutare lo span visivo

La memoria di lungo termine si riferisce alle informazioni acquisite nel tempo; per esempio quelle riguardanti un luogo in cui anni prima si sono passate le vacanze, oppure il primo insegnante che si è avuto a scuola. Questo tipo di memoria è in grado di ritenere la traccia mnestica per molto tempo e il formato della traccia mnestica può essere rielaborato e integrato con le altre conoscenze. La conservazione della memoria a lungo termine richiede l'integrità dell'ippocampo e del circuito di Papez: ippocampo, fornice, aree settali, corpi mammillari, nuclei anteriori del talamo, giro cingolato, ippocampo. La memoria a lungo termine resiste alle lesioni della corteccia temporo-mesiale, in quanto probabilmente conservata nella neocorteccia.

Memoria a lungo termine

Le memorie di breve e lungo termine sono consapevoli, esplicite e dichiarative.

Memoria esplicita

La memoria esplicita o dichiarativa si riferisce alla conoscenza esplicita di fatti, come la definizione di una parola o le circostanze in cui abbiamo conosciuto una persona. È un tipo di conoscenza *direttamente accessibile alla coscienza*. Questo tipo di memoria si articola in memoria episodica e memoria semantica.

La *memoria episodica* riguarda eventi o episodi di cui si è avuta esperienza diretta e che si riferisce a specifici eventi ed esperienze di vita. È organizzata cronologicamente e contiene informazioni spazio-temporali che specificano dove e quando si è verificato l'evento. Questo tipo di memoria è valutato attraverso compiti di rievocazione libera, di rievocazione guidata o di riconoscimento.

Compito di rievocazione libera verbale: molti test che valutano la memoria episodica sono costituiti da rievocazioni di racconti, storie che il paziente deve richiamare senza indizi o aiuto (libera). Viene letta una breve storiella, molto semplice, connessa a eventi della vita quotidiana, molto simile a quello che potrebbe essere detto in una conversazione, sentito alla radio o al telegiornale. Successivamente al paziente è richiesto di rievocarla. Spesso si valuta sia la rievocazione immediata (quando l'esaminatore termina la lettura) sia quella differita (dopo 10-15 minuti). Il test del *Breve Racconto* [24] e della *Memoria di Prosa* [10] si collocano tra i test di memoria verbale più usati nella clinica.

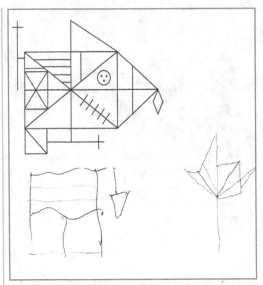

Fig. 20.13 Figura complessa di Rey – Esempi di rievocazione libera di due pazienti con disturbo di memoria

Per quanto riguarda la *rievocazione libera visiva*, il test più conosciuto e di facile somministrazione è la *Figura Complessa di Rey* [25]: in questo test il paziente è invitato a copiare un disegno geometrico complesso (Fig. 20.13) che ha le caratteristiche di assenza di evidente significato, facile realizzazione grafica e complicata struttura d'insieme; il tutto finalizzato a sollecitare un'attività percettiva analitica e organizzatrice. La rievocazione differita è richiesta dopo 15 minuti.

Rievocazione guidata: rievocazione dopo la somministrazione di un aiuto (indizio), per esempio l'appartenenza categoriale nel caso di rievocazione di parole.

Riconoscimento: nei compiti di riconoscimento dopo una fase di presentazione del materiale da memorizzare, si mostra lo stesso materiale all'interno di un insieme di distrattori. Il compito del soggetto consiste nel riconoscere il materiale già presentato.

Test di apprendimento: tra i test di apprendimento più conosciuti vi è il *Test delle 15 Parole di Rey* [26]. In questo test, per rendere necessario l'impiego di un processo di apprendimento che ne permetta la memorizzazione, l'esaminatore legge al paziente un elenco di 15 parole (maggiore dello span) e ne chiede la ripetizione. La sequenza lettura-rievocazione è ripetuta fino a cinque volte. Un'ulteriore rievocazione differita viene richiesta dopo 15 minuti.

Memoria semantica

Questo tipo di memoria:
1. si riferisce a conoscenze astratte e generali;
2. trascende le condizioni temporali e spaziali in cui la traccia si è formata;
3. è organizzata in modo tassonomico e associativo.

Un deficit selettivo della memoria semantica è abbastanza raro, ma si può realizzare in associazione a encefalite erpetica o a malattie degenerative (per esempio nella demenza semantica). In questo caso avviene una diminuzione nella conoscenza delle parole, degli oggetti e del loro significato anche in pazienti con processi linguistici e visuo-percettivi preservati. I deficit sono specifici per modalità: visivi o verbali.

La valutazione di tale sistema di memoria avviene tramite compiti associativi:
- compiti associativi: si chiede al paziente di evocare le parole che fanno parte di una specifica categoria: per esempio nomi di frutti;
- compiti di verifica categoriale: attraverso definizioni strutturali (per esempio, ha quattro ruote, dei sedili, un motore) o funzionali (per esempio, serve per aprire le porte) si verifica la conoscenza delle parole.

Memoria implicita o procedurale

La memoria procedurale è quella che permette di imparare modelli di cognizione e di comportamento poi applicati automaticamente, in modo inconscio: è il "sapere come si fa" (per esempio, giocare a tennis). La memoria procedurale imprime una traccia che può protrarsi per un lasso di tempo variabile da minuti ad anni. Questa memoria implicita, non dichiarativa e non cosciente, non è connessa a procedure verbali, ma piuttosto ad apprendimenti motori non consapevoli, come può essere l'automatismo motorio per il quale si è in grado di nuotare o l'automatismo che permette a uno strumentista di suonare il pianoforte senza la precisa consapevolezza del movimento delle dita.

La memoria non dichiarativa implicita ha localizzazione nei gangli della base e nei lobi frontali. Quella comprendente le sequenze motorie ha prevalente localizzazione striatale e cerebellare.

I pazienti con profonda amnesia per fatti espliciti possono acquisire in modo quasi normale varie forme di *priming* (cioè di apprendimento implicito) ottenendo abilità motorie attraverso il condizionamento classico.

Per evidenziare difficoltà in questo genere di apprendimento si utilizzano test di apprendimento motori, come per esempio l'apprendimento di scrittura allo specchio e con compiti di *priming*. L'effetto *priming* si può misurare anche come la maggior facilità rievocazione e di utilizzazione di una data parola dopo che sia stata presentata anche una sola volta.

Le afasie sono sempre dovute a lesioni dell'emisfero dominante.

Afasie

L'afasia di Broca è dovuta a lesioni che interessano le regioni frontali postero-inferiori. In questa afasia il paziente presenta una prevalente difficoltà della produzione verbale, è anomico: non trova la parola; parla poco con eloquio non-fluente e agrammatico, interciso da "inceppi" tra una parola e la successiva o all'interno della stessa parola. In generale i pazienti con afasia di Broca hanno cattiva ripetizione, ma buona comprensione del linguaggio parlato. Questa afasia è spesso associata a emisindrome piramidale.

Afasia espressiva o di Broca

È un'afasia dovuta a lesioni che coinvolgono la regione temporale postero-superiore, la corteccia associativa uditiva, il giro angolare e quello sopra-marginale.

In questi pazienti il difetto linguistico si manifesta prevalentemente a carico della comprensione di ogni forma linguistica sia parlata che scritta. Il paziente è

Afasia recettiva o di Wernicke

anomico, ma parla molto, in modo fluente. Il discorso è spesso incomprensibile perché inframmezzato da neologismi e da errori sia fonemici (parafasie fonemiche) che semantici (parafasie semantiche); alla fine, l'enunciato può risultare talmente privo di significato da configurare una vera e propria "insalata di parole".

Il paziente non capisce quanto ascolta e non si rende conto degli errori che commette parlando: è anosognosico. Questa afasia è associata a cattiva ripetizione e, spesso, a disturbi visivi campimetrici.

Afasia globale

È un'afasia dovuta a distruzione delle aree del complesso linguistico perisilviano.

Il paziente ha linguaggio grossolanamente non fluente con incapacità sia di denominazione sia di ripetizione, cui si aggiungono gravi deficit di comprensione. Questa afasia è tipicamente associata a emisindrome piramidale e a disturbi visivi campimetrici.

Afasia di conduzione

Le lesioni coinvolgono il "fascicolo arcuato" che collega l'area di Wernicke con quella di Broca. La cattiva ripetizione ne è la caratteristica distintiva. La produzione e la comprensione del linguaggio sono invece conservate perché restano intatte sia l'area di Wernicke (comprensione) sia quella di Broca (produzione linguistica). La compromissione del collegamento tra le due aree fa sì che il paziente comprenda quanto gli si dice, possa parlare correttamente, ma non ripeta quanto ha ascoltato e compreso.

Afasia anomica

L'anomia è presente in tutti i tipi di afasia. Si parla di anomia pura quando il deficit linguistico è caratterizzato da incapacità di denominazione con relativa conservazione delle altre funzioni linguistiche. L'anomia è frequente portato della senescenza.

Afasie transcorticali

Sono le afasie provocate da alterazioni che non coinvolgono direttamente le aree perisilviane ma le disconnettono dal resto dell'encefalo.

Nell'*afasia transcorticale motoria* la lesione è principalmente anteriore, perifrontale, tale da isolare l'area motoria supplementare prefrontale dorso-laterale, che è responsabile della pianificazione e dell'iniziativa linguistica, dalle regioni frontali posteriore e inferiore. Il deficit può essere simile a quello riscontrabile nell'afasia di Broca, ma si esprime soprattutto come difficoltà a iniziare il discorso; una volta avviata, la produzione verbale è relativamente corretta; allo stesso modo sono conservate la ripetizione e la comprensione.

Nell'*afasia transcorticale sensoriale* le caratteristiche del deficit sono simili a quelle riscontrabili nell'afasia di Wernicke, ma con ripetizione conservata; in questa sindrome le regioni frontali posteriori inferiori e temporali posteriori superiori sono integre, come lo è il fascicolo arcuato che le connette; sono invece lese le connessioni delle aree del linguaggio con le aree associative temporo-parietali.

Afasie sottocorticali

Questo tipo di afasia deriva da una lesione sottocorticale oppure del putamen, della capsula interna e del caudato. Il quadro clinico non è monomorfo ma è prevalentemente caratterizzato da afasia non fluente, agrammatismo, parafasie e anomie.

A seconda delle componenti compromesse, le afasie si distinguono in diversi tipi, elencati nella Tabella 20.3.

Tabella 20.3 Classificazione delle Afasie

	Eloquio spontaneo	Ripetizione	Comprensione	Denominazione
Afasia di Broca	Non fluente, agrammatismo	Deficit	Norma (deficit sintattico-grammaticali)	Deficit
Afasia di Wernicke	Fluente (parafasie fonemiche, semantiche e neologismi)	Deficit	Deficit livello semantico	Deficit
Afasia globale	Non fluente	Deficit	Deficit	Deficit
Afasia di conduzione	Fluente (parafasie fonemiche)	Deficit	Norma	Deficit
Afasia anomica pura	Norma	Norma	Norma	Deficit
Afasia transcorticale motoria	Non fluente	Norma	Norma	Deficit
Afasia transcorticale sensoriale	Fluente	Norma	Deficit	Deficit
Afasia sottocorticale	Non fluente	Norma	Norma	Deficit

Un'analisi del linguaggio e delle sue componenti deve includere alcuni dei seguenti aspetti del comportamento verbale:

- *eloquio spontaneo*: valutazione della quantità e facilità di produzione (fluenza) verbale, errori di articolazione, ritmo e intonazione (prosodia), grammatica, sintassi e presenza di errori fonemici o semantici (parafasie);
- *ripetizione* di lettere, parole, frasi: valutazione dell'integrità delle connessioni tra le aree espressive (area di Broca) e recettive (area di Wernicke);
- comprensione;
- *denominazione*: l'esaminatore indica alcuni oggetti o parti di essi e chiede al paziente di dirne il nome;
- lettura;
- scrittura.

A seconda del problema diagnostico, i test del linguaggio possono analizzare tutti gli aspetti citati, oppure analizzare in maniera specifica una singola funzione linguistica.

Tra le batterie del linguaggio maggiormente utilizzate a scopo diagnostico citiamo:

- *Aachener Aphasie Test* (AAT) di Huber et al. [27];
- *Esame del linguaggio II* di Ciurli, Marangolo e Basso [28];
- *Batteria per l'Analisi dei Deficit Afasici* (BADA) di Miceli [29]: è una batteria, molto dettagliata e approfondita, che non descriviamo per ragioni di spazio.

Test di
valutazione
del linguaggio

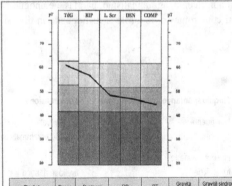

Fig. 20.14 Esempio di rappresentazione dei risultati dello Aachener Aphasie Test (AAT) di Walter Huber, Klaus Poeck, Dotothea Weniger e Klaus Willmes. In alto, visione grafica; in basso, risultati numerici. Da [27], per gentile concessione dell'Editore

Risultati	Range	Punteggi	RP	PT	Gravità complessiva	Gravità sindrome afasica
Linguaggio spontaneo	0-5	2 5 4 3 3 3				
Test dei Gettoni (erron)	36-0	9	88	62	7	Disturbo lieve
Ripetizione	0-150	135	79	58	7	Disturbo lieve
Linguaggio scritto	0-90	44	46	49	5	Disturbo medio
Denominazione	0-120	64	36	47	4	Disturbo medio
Comprensione	0-120	74	31	45	4	Disturbo medio

L'AAT comprende un'analisi del *linguaggio spontaneo* e diverse prove (subtest) per la valutazione sia del *linguaggio orale sia* di quello scritto. Gli item di ogni subtest sono in ordine di difficoltà crescente. Il linguaggio spontaneo è valutato attraverso sei livelli: *comportamento comunicativo, articolazione e prosodia, linguaggio automatico, struttura semantica, fonologia, sintattica.* Vi sono poi 4 prove per la valutazione dei *deficit di ripetizione* (5 test), del *linguaggio scritto* (3 test), della *denominazione* (4 subtest) e della *comprensione* (3 subtest per la comprensione orale e 2 per la comprensione scritta) (Fig 20.14).

L'esame del linguaggio II (revisione del precedente test elaborato negli anni Sessanta dal Centro di Neuropsicologia dell'Università di Milano) si compone di prove che valutano i principali aspetti della produzione orale e scritta:
1. produzione spontanea (come si prepara la pasta al sugo; come ci si taglia la barba);
2. denominazione;
3. comprensione.

Sono presenti anche prove di ripetizione, scrittura sotto dettato e lettura ad alta voce. Questo tipo di test è particolarmente adatto per pazienti con sindrome afasica grave.

Di seguito sono riportati i test di valutazione specifica.
- *Test di comprensione*: *Test dei Gettoni* [30]: i risultati di questo test correlano in modo significativo con le abilità di comprensione uditiva e di produzione verbale del paziente. Il test è composto da 20 gettoni di 5 colori diversi divisi in quadrati (grandi e piccoli) e cerchi (grandi e piccoli) (Fig. 20.16). L'esaminatore chiede al soggetto di toccare alcuni gettoni attraverso ordini sempre più complessi.
- Test di Denominazione: *Boston Naming Test* [31]: questo test è composto da 60 figure di stimoli di familiarità descrescente. Fra i primi item ci sono figure semplici (es., penna, albero) e, tra gli ultimi, item più complessi (compasso, goniometro). Il compito del soggetto consiste nel dire il nome (denominare) dell'oggetto rappresentato. È un test sensibile e di rapida somministrazione.

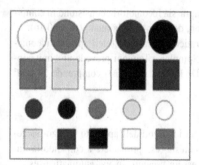

Fig. 20.15 Test dei gettoni

- *Test di fluenza semantica*: è uno strumento volto a dare una misura delle capacità di recupero delle parole nel lessico. L'esaminatore chiede al soggetto di dire il maggior numero di parole che conosce per ciascuna di 3 categorie semantiche, una alla volta: ad es. frutta. Per ogni categoria viene concesso un tempo massimo di 1 minuto.

Le acalculie si distinguono in forme primarie e secondarie. La forma primaria o anaritmetria è legata a lesione delle aree parietali sinistre. I disturbi selettivi del calcolo possono riguardare: fatti aritmetici, segni aritmetici, procedure o regole. Le acalculie secondarie sono tali perché legate a disordini visuospaziali (lesioni posteriori destre) o a disordini linguistici (emisfero sinistro, aree perisilviane). L'acalculia visuospaziale è caratterizzata da difficoltà nell'organizzazione spaziale, necessaria per l'esecuzione del calcolo, dei rapporti tra i numeri. L'acalculia afasica è caratterizzata da difficoltà nella lettura e scrittura dei numeri.

Test per l'acalculia [32]: il test si divide in 4 prove principali, in ognuna della quali sono previste diverse sottoprove di difficoltà crescente (7 addizioni, 7 sottrazioni, 7 moltiplicazioni e 6 divisioni). Il tempo globale di esecuzione del test è di circa 45 minuti.

Acalculia

Si definisce aprassia l'incapacità di eseguire volontariamente un atto motorio elaborato, familiare e finalizzato in assenza di perdita di forza, alterazione sensitiva o di altri deficit coinvolgenti la parte del corpo interessata dall'azione. Più semplicemente, si può definire come aprassia l'incapacità di eseguire volontariamente gesti che si è invece in grado di effettuare in modo automatico, tanto che il paziente aprassico può non presentare particolari limitazioni nello svolgimento delle attività della vita quotidiana.

L'aprassia è quasi sempre associata ad afasia, va quindi ricercata chiedendo di imitare un gesto piuttosto che di eseguirlo su comando verbale.

Ci sono diversi tipi di aprassia; quelli più frequenti sono la ideomotoria, la bucco-facciale, la costruttiva e l'aprassia dell'abbigliamento. Va anche ricordata l'esistenza di aprassia dell'apertura e, rispettivamente, della chiusura degli occhi.

Aree posteriori
Aprassia

Aprassia ideo-motoria (o motoria)
In questo tipo di aprassia, il paziente non sa *come* eseguire il gesto, ma conosce quali sono i movimenti da fare.

I test neuropsicologici per valutare l'aprassia ideomotoria consistono in compiti di imitazione di gesti significativi e non, dell'arto o della mano (Fig. 20.16).

Tra i test maggiormente usati nella pratica clinica, il test dell'aprassia ideomotoria eseguito sulla mano dominante di Spinnler e Tognoni prevede una imitazione di 10 gesti simbolici [10]; il test di De Renzi e coll. [33] comprende 24 gesti (12 simbolici e 12 non simbolici).

Aprassia bucco-facciale

L'aprassia bucco-facciale è l'incapacità per i muscoli dell'apparato faringo-bucco-facciale di compiere un movimento a richiesta (es., protrudere a comando la lingua), mentre lo stesso movimento può essere eseguito in via automatica (es., il paziente protrude la lingua per leccarsi le labbra).

Test di aprassia bucco-facciale [10]. *Descrizione*: L'esaminatore mima i 10 movimenti bucco-facciali nell'ordine riportato nel protocollo e chiede al soggetto di imitarli. Esempi di movimenti: "Mostri la lingua", "Fischi", "Faccia vedere come tremano i denti quando fa freddo" ecc.

Aprassia ideativa o di utilizzazione

L'aprassia ideativa o di utilizzazione consiste nella perdita della rappresentazione del gesto. Il paziente non sa *che cosa* deve fare, non riesce a rappresentarsi mentalmente il gesto e non è in grado di riconoscere il significato di un gesto osservato, tuttavia può produrre il gesto su imitazione. Il difetto di ideazione che comporta errori nell'uso di oggetti (riconosciuti), o nell'organizzazione della sequenza d'uso.

Test per l'Aprassia Ideativa [34]: si chiede al paziente di eseguire alcune azioni sequenziali, per esempio accendere una candela, avendo di fronte, appoggiati orizzontalmente sul tavolo, un candeliere, una candela, e una scatola di fiammiferi; aprire e chiudere un lucchetto, avendo un lucchetto e la sua chiave separati; riempire d'acqua un bicchiere, avendo di fronte una bottiglia piena d'acqua e tappata, un'apribottiglia e un bicchiere ecc.

Test di utilizzazione semplice [34]: viene chiesto al paziente di mimare l'uso di alcuni oggetti di uso comune: per esempio lo spazzolino, il pettine, le forbici ecc.

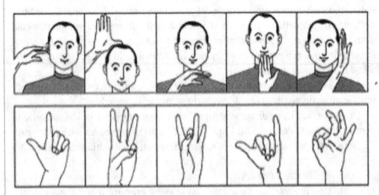

Fig. 20.16 Esempi di movimenti per valutare i deficit prassici (movimento non simbolici e simbolici). Da [45], con autorizzazione di Elsevier

Aprassia costruttiva e dell'abbigliamento

Sono in genere dovute a lesione parietale dell'emisfero non dominante, il paziente è rispettivamente incapace di copiare una forma geometrica o di vestirsi correttamente (ad esempio può cercare di indossare un maglione infilando un braccio nel collo di questo, oppure mettere la camicia sopra al maglione).

Il test di valutazione dell'Aprassia costruttiva avviene attraverso:

1. copia di figure [10] (Fig. 20.17). *Descrizione*: l'esaminatore presenta uno alla volta una serie di 7 fogli recanti figure di difficoltà crescente che il soggetto deve copiare nella metà inferiore dello stesso foglio;
2. copia di fugura complessa [35] (Fig. 20.18);
3. compiti di ricostruzione tridimensionale: *disegno con cubi della WAIS – Block Design* [36]. *Descrizione*: si chiede al paziente di comporre un disegno utilizzando le facce colorate dei cubetti. In questa prova sono implicate non solo funzioni costruttive ma anche attentive, percettive, motorie e di intelligenza visuospaziale, e per tale motivo risulta più complessa.

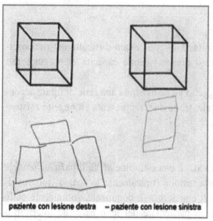

Fig. 20.17 Copia di disegno da parte di pazienti affetti da aprassia costruttiva provocata da lesione destra e sinistra

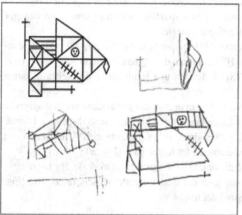

Fig. 20.18 Figura di Rey (in alto a sinistra) con relative copie eseguite da pazienti con difficoltà prassico-costruttive

Agnosie visive

L'agnosia consiste in una difficoltà di riconoscimento limitata a un canale sensoriale.

Le lesioni associate alle agnosie sono prevalentemente bilaterali, ma tendenzialmente l'agnosia appercettiva è dovuta a lesioni destre e l'agnosia associativa a lesioni sinistre.

Agnosia appercettiva

Il paziente non riconosce gli oggetti perché non è in grado di comporre i dati sensoriali in unità percettive aventi salienza e struttura tale da permettere di ricostruirne la forma.

Street's Test [10]: il test è composto da figure incomplete e valuta la capacità di sintesi percettiva. Il soggetto deve riconoscere le figure (Fig. 20.19).

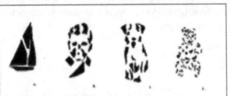

Fig. 20.19 Esempi di figure incomplete nello *Street's completion test.* Da [10]

Agnosia associativa

In questa agnosia il disturbo si manifesta in genere con difficoltà nel riconoscimento degli oggetti nonostante siano presenti buone capacità di eseguire test appercettivi.

Test *Object Decision* [37]: al soggetto viene mostrata una serie di figure accoppiate; suo compito è di decidere quale, tra le due, rappresenta un oggetto esistente, reale.

Negligenza spaziale unilaterale

La negligenza spaziale unilaterale (NSU) è una sindrome in cui il paziente tende a ignorare lo spazio controlaterale alla lesione (tipicamente lo spazio sinistro). È causato da una lesione cerebrale dell'emisfero non dominante, solitamente delle aree circostanti l'area perisilviana, in particolare del lobo parietale inferiore o della giunzione temporo-parietale.

La valutazione neuropsicologica di tale sindrome avviene prevalentemente attraverso compiti di cancellazione, di bisezione di linee e di copia di disegni. In questi test il paziente con emineglicenza spaziale unilaterale omette un maggior numero di *item* collocati nell'emispazio negletto.

Test di cancellazione di lettere [38]: in questo test il compito del paziente consiste nel cancellare la lettera "H" all'interno di 6 righe contenenti 52 caratteri (formato A3). La presenza di NSU è data da una significativa differenza di target omessi tra le due parti.

Test di cancellazione di linee [39]: in questo test per evidenziare la negligenza visiva si chiede al paziente di cancellare tutte le linee che sono disposte sul foglio (18 linee a destra, 4 centrali e 18 a sinistra). La presenza di NSU è data da una significativa differenza di linee omesse tra le due parti (Fig. 20.20).

Test di copia: il compito è di copiare un disegno da un modello. Il paziente con NSU tenderà a omettere alcune parti del modello poste nel settore negletto (Fig. 20.21). Esistono diverse versioni del test [40].

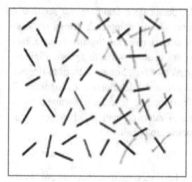

Fig. 20.20 Test di Albert: il paziente trascura le linee disposte a sinistra

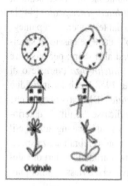

Fig. 20.21 Copia di disegni (a sinistra il modello e a destra la copia) di un paziente con NSU

Si tratta di un disturbo specifico nel riconoscimento di volti, mentre la capacità di riconoscere oggetti risulta integra. Le lesioni associate a questo deficit di riconoscimento sono temporo-occipitali unilaterali o bilaterali.

Il test maggiormente utilizzato nella pratica clinica è il test di *Riconoscimento di volti ignoti* [41]. *Descrizione*: in questo test il soggetto deve confrontare e riconoscere visi identici visti di fronte o di profilo, fotografati con diversi tipi di illuminazione, e inseriti tra vari stimoli distraenti (visi di altre persone).

Prosopoagnosia

Il *Mini Mental State Examination* (MMSE) [42] è sicuramente il test di screening più diffuso per valutare il deterioramento cognitivo (demenza corticale). Il test ha il grande vantaggio di essere rapido e di facile somministrazione, ambulatoriale o al letto del paziente. Il MMSE esamina brevemente alcune funzioni cognitive: orientamento temporale e spaziale, memoria di lavoro, linguaggio, prassia e memoria. È un test valido per differenziare un deterioramento moderato da uno grave, per suggerire ulteriori approfondimenti diagnostici in caso di punteggi bassi, ma è molto meno efficace nella diagnosi di deterioramento iniziale.

Valutazioni globali

Mini Mental State Examination

Il *Milan Overall Dementia Assessment* (MODA) [43] è un test che nasce per valutare in maniera più approfondita rispetto al MMSE il quadro cognitivo di un paziente esaminato per sospetta demenza. Il MODA si articola in 14 prove divise in 3 sezioni: orientamenti, autonomia e test neuropsicologici. La prima sezione

Milan Overall Dementia Assessment

valuta l'*orientamento* temporale, spaziale, personale e familiare. La seconda è costituita da una *scala di autonomia*. La terza sezione comprende diversi *test neuropsicologici*: apprendimento *reversal*, test attenzionale, intelligenza verbale, raccontino, test di produzione di parole, test dei gettoni, prova di agnosia digitale, prova di aprassia costruttiva e *Street's Completion Test*. Somministrazioni ripetute nel tempo permettono di valutare la progressione del deterioramento cognitivo. Il punteggio totale ottenuto rende possibile formulare ipotesi di normalità o di rischio di non normalità cognitiva (rispetto ai valori normativi) del soggetto esaminato e di misurare la gravità del deterioramento cognitivo.

Wechsler Adult Intelligence Scale

I primi teorici di psicologia consideravano le funzioni cognitive, chiamate poi "intelligenza", come un fenomeno unitario. David Wechsler mantenne nella sua scala di valutazione intellettuale per adulti (WAIS, *Wechsler Adult Intelligence Scale*) [44] la concezione di intelligenza come entità globale; per questo dal test emerge un punteggio globale "IQ" che rappresenta il "quoziente intellettivo", anche se basato su specifiche e distinte abilità. La scala fu poi applicata con diversi altri scopi: per misurare l'eventuale deterioramento mentale, individuare il tipo d'*intelligenza* (verbale o di performance), individuare carenze in alcune aree, ecc. Nel 1958 Wechsler individuò attraverso una formula un *Indice di Deterioramento Mentale* (IDM), assumendo che il declino di performance al di sopra dei limiti normali indicasse "senilità": deterioramento cognitivo. La WAIS nasce prima delle tecniche di neuroimaging attuali e il suo compito era anche di individuare la presenza di alterazioni cerebrali senza specificarne l'eziopatogenesi. Alcune varianti della WAIS hanno introdotto criteri di valutazione qualitativa accanto a quella meramente quantitativa, che è riassunta nel punteggio del quoziente intellettivo (QI) globale.

La WAIS si articola in 11 subtest, di cui 6 Verbali (Informazione, Comprensione, Ragionamento aritmetico, Analogie, Memoria di cifre e Vocabolario) e 5 di Performance o Non-Verbale (Associazione di simboli a numeri, Completamento di figure, Disegno con i cubi, Riordinamento di storie figurate e Ricostruzione di figure) (Tabella 20.4).

La scala è ancora un riferimento attendibile per la valutazione delle capacità cognitive e per determinare la presenza/assenza di un ritardo mentale.

Il DSM-IV indica, tra i criteri diagnostici di ritardo mentale, un QI inferiore a 70, ottenuto con test psicometrici specifici. Il ritardo mentale è ulteriormente definito dal livello di gravità come:
- lieve (QI 50/55-70, che riguarda l'85% dei ritardi mentali);
- medio (QI 35/40-50/55, 10%);
- grave (QI 20/25-35/40, 10%);
- profondo (QI inferiore a 20/25, 1-2%).

Tabella 20.4 Wechsler Adult Intelligence Scale (WAIS). Esempio di punteggio ottenuto da una paziente. Il QI totale ottenuto (pari a 77) si pone, in questo caso, ai limiti inferiori della norma

		Punteggio grezzo	Punteggio graduato
Verbale	Informazione	16	10
	Comprensione	5	3
	Ragionamento aritmetico	5	5
	Analogie	14	10
	Memoria di cifre	7	4
	Prova di vocabolario	30	8
Punteggio verbale			**40**
Non verbale	Associazione simboli-numeri	25	5
	Completamento di figure	9	7
	Disegno con cubi	29	9
	Riordinamento di storie	11	5
	Ricostruzione di figure	18	5
Punteggio non verbale			**31**
Punteggio verbale		40	**QI 79**
Punteggio non verbale		31	**QI 76**
Punteggio scala totale		**71**	**QI 77**

Bibliografia essenziale

1. Faglioni P (1990) Il Lobo Frontale, in Manuale di Neuropsicologia. In: Denes G, Pizzamiglio L (eds) Zanichelli, Milano, pp 701-750
2. Campbell W (2005) DeJong's the neurologic examination. Lippincott Williams& Wilkins, Philadelphia
3. Alexander MP, Stuss DT (2000) Disorders of frontal lobe functioning. Seminars in Neurology 20:427-437
4. Filley CM (2000) Clinical neurology and executive dysfunction. Seminars in speech and language 21(2):95-108
5. Lezak MD (1978) Subtle sequelae of brain damage. Perplexity, distractibility, and fatigue. Am J Phys Med 57(1):9-15
6. Lezak MD (1989) Assessment of the behavioral consequences of head trauma. A.R. Liss, New York
7. Mesulam MM (2000) Principles of behavioral and cognitive neurology. Oxford University Press, Oxford
8. Passingham RE (1998) Attention to action. In: The prefrontal cortexexecutive and cognitive functions. Roberts AC, Robbins TW, Weiskrantz L (eds) Oxford University Press, Oxford
9. Della Sala S, Baddeley A, Papagno C, Spinnler H (1995) Dual-task paradigm: a means to examine the central executive. Ann N Y Acad Sci 769:161-171
10. Spinnler H, Tognoni G (1987) Standardizzazione e taratura italiana di test neuropsicologici. The Italian Journal of Neurological Sciences 6
11. Reitan RM (1958) Validity of the Trial Making Test as an indicator of organic brain damage. Perceptual and Motor Skills 8:271-276
12. Wilson B, Cockburn J, Baddeley AD (1985) The Rivermead Behavioral Memory Test. Thames Valley Test, Bury St. Edmunds, UK

13. Shallice T (1982) Specific impairment of planning. Philos Trans R Soc Lond 298:199-209
14. Luria AR (1966) Higher cortical functions in man. New York
15. Stroop JR (1935) Studies of interference in serial verbal reactions. Journal of Experimental Psychology 18:643-662
16. Berg EA (1948) A simple objective treatment for measuring flexibility in thinking. Journal of General Psychology 39:15-22
17. Nelson HE (1976) A modified card sorting test sensitive to frontal lobe defects. Cortex 12(4):313-324
18. Shallice T, Evans ME (1978) The involvement of the frontal lobes in cognitive estimation. Cortex 14(2):294-303
19. Raven JC (1949) Progressive matrices (1947), Sets A, Ab, B: Board and Book Forms. London
20. Novelli G, Papagno C, Capitani E, et al. (1986) Tre test clinici di ricerca e produzione lessicale. Taratura su soggetti normali. Archivio di Psicologia, Neurologia e Psichiatria 47:477-506
21. Ruff RM, Light RH, Evans RW (1987) The Ruff Figural Fluency Test: A normative study with adults. Developmental Neuropsychology 3:313-327
22. Kirshner HS (2004) Approachers to Intellectual and Memory Impairments. In: Bradley WG, Daroff RB, Fenichel GM, Jankovich J (eds) Neurology in Clinical Practice. 4th edition. Butteworth-Heinneman, pp 65-74
23. Orsini A, Grossi D, Capitani E, et al. (1987) Verbal and spatial immediate memory span. Normative data from 1355 adults and 1112 children. Ital J Neurol Sci 8(6):539-548
24. Carlesimo GA, Buccione I, Fadda L, et al. (2002) Standardizzazione di due test di memoria per uso clinico. Breve racconto e Fig. 19.di Rey. Nuova Rivista di Neurologia 12(1):1-13
25. Caffarra P, Vezzadini G, Dieci F, et al. (2001) Rey-Osterrieth complex figure: normative values in an Italian population sample. Neurol Sci 22(6):443-447
26. Rey A (1958) Mèmorisation d'une sèries de 15 mots en 5 rèpetitions. In: Rey A (ed) L'examen clinique en psychologie. Presses Universitaires de France, Paris
27. Huber W., Poeck K, Weniger D, Willmes K (1996) Aachener Aphasie Test. Versione italiana: Luzzatti C, Willmes K, De Bleser R. Organizzazioni Speciali. Ref Type: Catalog
28. Ciurli P, Marangolo P, Basso A (1996) Esame del linguaggio. 2nd editino. Firenze, Organizzazioni Speciali
29. Miceli G, Laudanna A, Burani C, Capasso A (1994) Batteria per l'Analisi dei Deficit Afasici. CEP-SAG, Roma
30. De Renzi E, Vignolo LA (1962) The token test: A sensitive test to detect receptive disturbances in aphasics. Brain 85:665-678
31. Goodglass H, Kaplan E (2000) Boston Naming Test. Philadelphia
32. Associazione per lo Sviluppo delle Ricerche Neuropsicologiche (1985) Test per l'acalculia. Firenze, Organizzazioni Speciali
33. De Renzi E, Motti F, Nichelli P (1980) Imitating gestures. A quantitative approach to ideomotor apraxia. Arch Neurol 37(1):6-10
34. De Renzi E, Lucchelli F (1988) Ideational apraxia. Brain 111(Pt 5)1173-1185
35. Osterrieth PA (1944) Le test de copie d'une figure complex: contribution a l'étude de la perception et de la mémoire. Archives de Psychologie 30:286-356
36. Wechsler D (1955) WAIS Manual. The Psychological Corporation, New York
37. Warrington EK, James M (1991) A new test of object decision: 2D silhouettes featuring a minimal view. Cortex 27(3):370-383
38. Diller L, Ben-Yishay Y, Gerstman LJ, et al. (1974) Studies in cognition and rehabilitation in hemiplegia. New York University Medical Centre Institute of Rehabilitation Medicine, New York
39. Albert ML (1973) A simple test of visual neglect. Neurology 23(6):658-664
40. Wilson B, Cockburn J, Halligan P (1987) Behavioural Inattention Test (BIT). Thames Valley Test Co, Bury St. Edmunds, UK
41. Benton AL, Sivan AB, Hamsher K, et al. (2000) Test di riconoscimento di volti ignoti. Firenze, Organizzazioni Speciali
42. Folstein MF, Folstein SE, McHugh PR (1975) "Mini-mental state". A practical method for grading the cognitive state of patients for the clinician. J Psychiatr Res 12(3):189-198
43. Brazzelli M, Capitani E, Della Sala S, et al. (1994) M.O.D.A. Milan Overall Dementia Assessment: uno strumento italiano per la diagnosi dell'Alzheimer. Giunti, Firenze
44. Wechsler D (1997) Wais-R Wechsler Adult Intelligence Scale – revised. Giunti, Firenze
45. Goldberg G (2001) Imitation and matching of hand and finger postures. Neuroimage 14:132-136

Appendice

Tabelle di valutazione della capacità di provvedere a se stessi e di mantenere equilibrate relazioni sociali

Nel titolo di questo capitolo è scritto il suo fine. Può essere molto difficile valutare il grado di autonomia di un portatore di malattia, non solo neurologica. Riportiamo qui alcuni esempi di come affrontare questo problema.

Sia l'*Indice di Barthel* (BI) sia la *Modified Rankin Scale* (MRS) sono scale di comune impiego per misurare la disabilità o la dipendenza nelle attività della vita quotidiana (ADL).

Indice
di Barthel

L'indice di Barthel è un test sviluppato nel 1965 [1] e rivisto nel 1979 [2], che precisa l'autosufficienza del paziente nell'esecuzione di dieci comuni attività della vita quotidiana. Ogni attività è definita da un punteggio che va da 0 a 10; la somma totale dei vari item riassume il grado di disabilità in un numero da 0 a 100.

Il punteggio massimo è 100 per un individuo che sia totalmente indipendente; il punteggio più basso è 0 e indica che il paziente è costretto a letto in una situazione di dipendenza completa.

Una valutazione sintetica prevede la situazione descritta nella seguente Tabella 1.

Tabella 1 Punteggi per la valutazione della disabilità

Punteggio	Valutazione
100	indipendenza totale
99-91	quasi autosufficienza
90-75	dipendenza lieve
74-50	dipendenza moderata
49-25	dipendenza grave
< 25	dipendenza completa

A. Sghirlanzoni, U. Genovese, *Guida alla valutazione medico-legale del danno neurologico*,
© Springer-Verlag Italia 2012

BARTHEL INDEX: VALUTAZIONE DELLA DISABILITA'

Paziente:_____Età:____ Data ing. ___/___/____

Diagnosi: _____ Data dim.___/___/____

ATTIVITA'	Punteggio Ing.	Punteggio Dim.
Alimentazione 0= incapace 5= necessita di assistenza, ad es. per tagliare il cibo 10= indipendente		
Fare il bagno 0= dipendente 5= indipendente		
Igiene personale 0= necessita di aiuto 5= Si lava la faccia, si pettina, si lava i denti, si rade (inserisce la spina se usa il rasoio)		
Vestirsi 0= dipendente 5= necessita di aiuto ma compie almeno metà del compito in tempo ragionevole 10= indipendente, si lega le scarpe, usa le cerniere lampo, bottoni		
Controllo del retto 0= incontinente 5= occasionali incidenti o necessità di aiuto 10= continente		
Controllo della vescica 0= incontinente 5= occasionali incidenti o necessità di aiuto 10= continente		
Trasferimenti nel bagno 0= dipendente 5= necessita di qualche aiuto per l'equilibrio, vestirsi/svestirsi o usare carta igienica 10= indipendente con l'uso del bagno o della padella		
Trasferimenti sedia/letto 0= incapace, no equilibrio da seduto 5= in grado di sedersi, ma necessita della max assistenza per trasferirsi 10= minima assistenza e supervisione 15= indipendente		
Deambulazione 0= immobile 5= indipendente con la carrozzina per > 45 m 10= necessita di aiuto di una persona per > 45 m 15= indipendente per più di 45 m, può usare ausili (es. bastone) ad eccezione del girello		
Salire le scale 0= incapace 5= necessita di aiuto o supervisione 10= indipendente, può usare ausili		
TOTALE (0 – 100)		

Modified Rankin Scale

La *Modified Rankin Scale* (MRS) misura l'indipendenza piuttosto che la capacità di soddisfare compiti specifici [3]; cerca di definire in qualche modo la capacità fisica e mentale di adeguarsi ai deficit neurologici. La scala è divisa in 6 gradi, da 0 a 5. Lo 0 corrisponde a nessun deficit, 5 a una grave disabilità (Tabella 2).

BARTHEL INDEX

Strumento	Descrizione	Validità, affidabilità e sensibilità	Impiego e tempo di somministraz.	Punti di forza e debolezza
Indice di Barthel	Scala ordinale con punteggio (totale da 0 totalmente dipendente) a 100 (totalm. indipendente). Dieci items: alimentazione, fare il bagno, igiene personale, vestirsi, controllo retto e vescica, trasferimento. nel bagno e sedia/letto, deambulazione e salita scale	Validità** Affidabilità** Sensibilità**	Impiego: screening, monitoraggio, mantenimento Tempo: 5-10 minuti	Punti di forza: test ampiamente utilizzato nella valutazione della disabilità. Eccellente validità e affidabilità Punti di debolezza: effetto plateau nell'evidenziare i cambiamenti nelle funzioni più complesse; relativamente insensibile ai cambiamenti

** esaustivamente valutata

BARTHEL INDEX – LINEE GUIDA

1- L'indice dovrebbe essere usato per registrare quello che un pz. fa realmente, NON quello che potrebbe fare.
2- Lo scopo principale è di stabilire il grado di indipendenza da qualsiasi aiuto, fisico o verbale, per quanto minimo o per qualsiasi ragione.
3- La necessità di supervisione rende il pz. NON indipendente
4- La prestazione del pz. dovrebbe essere stabilita usando i migliori dati disponibili. Le fonti abituali saranno domande dirette al pz., ad amici/parenti ed ad infermieri, ma sono anche importanti l'osservazione diretta ed il buon senso. Non è necessario un esame diretto.
5- Di solito è importante la prestazione nelle precedenti 24 – 48 h ma occasionalmente saranno rilevanti anche periodi più lunghi.
6- I pz. in stato di incoscienza dovrebbero ricevere un punteggio "0" in tutte le voci, anche se non ancora incontinenti.
7- Le categorie intermedie implicano che il pz. partecipa ad oltre il 50% dello sforzo.
8- L'uso di ausili per essere indipendenti è permesso.

ALIMENTAZIONE
5= è necessario un aiuto (es. taglio del cibo)
10= pz. autonomo, anche utilizzando ausili per raccogliere il cibo

FARE IL BAGNO
5= pz. indipendente se è in grado di svolgere tutte le operazioni richieste SENZA supervisione

IGIENE PERSONALE
5= pz. in grado di lavarsi viso, denti, mani; l'uomo deve essere in grado di farsi la barba gestendo autonomamente rasoio elettrico o lametta, la donna deve essere in grado di truccarsi

VESTIRSI
5= il pz. necessita di aiuto nell'indossare/togliere/abbottonarsi ma deve svolgere almeno metà del lavoro necessario e compierla in un tempo ragionevole. Per le donne non è necessario valutare anche l'uso del reggiseno o ventriere a meno che non siano capi di vestiario prescritti.
10= pz. in grado di indossare qualunque tipo di indumento con qualsiasi allacciatura

CONTROLLO RETTO
5= il pz. necessita di aiuto nell'usare supposte o clisteri, oppure presenta occasionalmente episodi di incontinenza
10= il pz. non presenta episodi di incontinenza, può utilizzare. supposte o clisteri se necessario

CONTROLLO VESCICA
5= occasionale incontinenza, non riesce ad attendere la padella o ad arrivare in tempo al bagno, necessita di aiuto per eventuale dispositivo esterno
10= nessuna incontinenza, gestione autonoma di eventuale dispositivo esterno

TRASFERIMENTI NEL BAGNO
10= pz. indipendente se è in grado di svestirsi/vestirsi da solo utilizzando appropriatamente WC (o eventuale padella) e carta igienica senza richiedere aiuto

TRASFERIMENTI SEDIA/LETTO
5= il pz. è in grado di mettersi a sedere sul letto senza aiuto, ma deve essere portato fuori dal letto, oppure il trasferimento letto/carrozzina richiede un notevole aiuto
10= qualche piccolo aiuto in alcune fasi di questa attività, oppure il pz. necessita di suggerimenti o supervisione
15= pz. del tutto indipendente

DEAMBULAZIONE
5= pz. non in grado di camminare ma che muove autonomamente la carrozzina per almeno 45 m
10= cammina per almeno 45 m con aiuto di un'altra persona o con supervisione
15= cammina per almeno 45 m senza aiuto o supervisione; può usare ausili ad eccezione del girello

SALIRE/SCENDERE LE SCALE
5= necessità di aiuto o supervisione
10= aiuto o supervisione non necessari, il pz. può usare corrimano o bastone

Tabella 2 Modified Rankin Scale [3]

Grado	Descrizione
0	Nessun sintomo
1	Qulche sintomo, ma nessuna disabilità significativa; in grado di ottemperare agli usuali doveri e di svolgere le normali attività
2	Disabilità lieve; incapace di eseguire in modo complete tutte le attività precedenti, ma capace di provvedere a se stesso senza assistenza
3	Disabilità moderata; richiede qualche aiuto, ma è capace di camminare senza assistenza
4	Disabilità moderatamente grave; incapace di camminare e di accudire al proprio corpo senza assistenza
5	Disabilità grave; costretto a letto, incontinente, richiede attenzioni e cure constanti

Oltre a quelle previste nella scala di Barthel, riportiamo un esempio di quelle che sono ritenute attività indispensabili per la vita quotidiana da altri autori.

Attività della vita quotidiana

Le *attività della vita quotidiana* sono le attività di base rivolte ad accudire se stessi (mangiare, lavarsi ecc.); le *attività strumentali della vita quotidiana* sono quelle comunque usuali, ma più complesse, che possono anche essere delegate ad altri (cura degli affari, cucinare ecc.) (Tabella 3).

Tabella 3 Cura di sé [4]

Attività della vita quotidiana
Fare il bagno, la doccia
Provvedere ai bisogni corporali
Vestirsi
Mangiare
Alimentarsi
Muoversi in modo funzionale
Cura dei propri strumenti
Igiene personale
Attività sessuale
Dormire/riposare
Attività strumentali della vita quotidiana
Prendersi cura degli altri (ivi compresa la scelta e la gestione dei curanti)
Cura degli animali domestici
Cura dei bambini
Uso degli strumenti di comunicazione
Mobilità all'interno della comunità
Cura degli affari
Cura della salute
Cura della casa
Preparazione dei pasti e pulizia
Mantenimento della sicurezza e capacità di gestire l'emergenza
Capacità di fare acquisti

La Tabella 4 presenta in termini puramente descrittivi un esempio di possibili criteri di valutazione dei deficit linguistici da lesione cerebrale. Questi parametri considerano non solo la comprensione linguistica, ma anche l'abilità del paziente di produrre simboli linguistici comprensibili e appropriati, e possono essere applicati sia per l'afasia sia per altre alterazioni della comunicazione linguistica, come l'agrafia, l'alessia o l'acalculia.

Disturbi del linguaggio

Tabella 4 Disturbi del linguaggio [5]

Descrizione	Invalidità %
Minimi deficit di comprensione e di produzione dei simboli linguistici necessari per le attività della vita quotidiana	0-15
Moderata compromissione della comprensione e della produzione dei simboli linguistici necessari per le attività della vita quotidiana	20-45
Incapacità di comprendere i simboli linguistici con una produzione linguistica incomprensibile o inappropriata per far fronte alle attività della vita quotidiana	50-90
Assenza totale di comprensione o di capacità di simboli linguistici sufficienti per le attività della vita quotidiana	95

Deficit delle funzioni esecutive

I disturbi delle funzioni esecutive derivano da ben note sindromi cerebrali di natura organica. I deficit possono riguardare l'orientamento, la capacità di concepire o di comprendere concetti astratti; la memoria, sia immediata sia remota; la capacità di giudicare; la capacità di avviare un atto volontario e di eseguire serie di azioni pianificate; l'idoneità a mantenere un comportamento sociale adeguato (v. Cap. 20).

Tabella 5 Deficit delle funzioni esecutive [5]

Descrizione	Invalidità %
Lieve compromissione delle funzioni cerebrali complesse con mantenimento delle capacità di svolgere gran parte delle attività della vita quotidiana, come prima dell'evento lesivo	5-15
La compromissione delle funzioni cerebrali complesse richiede qualche controllo o direttiva nelle attività della vita quotidiana	20-45
La compromissione delle funzioni cerebrali complesse è tale che le attività quotidiane devono essere dirette e sono possibili solo se confinate entro il luogo di residenza	50-90
Il grado di compromissione delle attività cerebrali complesse integrate è tale da rendere l'individuo incapace di prendere cura di se stesso in qualsiasi modo o situazione	95

Bibliografia essenziale

1. Mahoney F. Barthel D (1965) Functional evaluation: the Barthel Index. Md Med J 14:61-65
2. Granger CV, Devis LS, Peters MC, et al. (1979) Stroke rehabilitation: analysis of repeated Barthel Index measures. Arch Phys Med Rehabil 60:14-17
3. van Swieten JC, Koudstaal PJ, Visser MC, et al. (1988) Interobserver agreement for the assessment of handicap in stroke patients. Stroke 19:604-607
4. Youngstrom MJ (2002) The Occupational Therapy Practice Framework: the evolution of our professional language. Am J Occup Ther 56(6):609-639
5. Engelberg AL (ed) (1988) The Nervous System in: Guide to the Evaluation of Permanent Impairment. 3rd edition. American Medical Association, Chicago, pp 95-102

Indice analitico

Printed in the United States
By Bookmasters